低侵襲心臓手術の基本と実践

始めたいひとも、始めたひとも

編集 日本低侵襲心臓手術学会

責任編集 宮本伸二 柴田利彦

南江堂

■ 編集
日本低侵襲心臓手術学会

■ 責任編集

| 宮本　伸二 | みやもと しんじ | 大分大学心臓血管外科 |
| 柴田　利彦 | しばた としひこ | 大阪市立大学心臓血管外科 |

■ 執筆（執筆順）

澤　　芳樹	さわ よしき	大阪大学心臓血管外科学
岡本　一真	おかもと かずま	明石医療センター心臓血管低侵襲治療センター
四津　良平	よづ りょうへい	原宿リハビリテーション病院
柴田　利彦	しばた としひこ	大阪市立大学心臓血管外科
荒井　裕国	あらい ひろくに	東京医科歯科大学心臓血管外科
北村惣一郎	きたむら そういちろう	ロボット心臓手術関連学会協議会
西　　宏之	にし ひろゆき	大阪警察病院心臓血管外科
泉谷　裕則	いずたに ひろのり	愛媛大学心臓血管・呼吸器外科
松宮　護郎	まつみや ごろう	千葉大学心臓血管外科
伊藤　敏明	いとう としあき	名古屋第一赤十字病院心臓血管外科
田端　　実	たばた みのる	東京ベイ・浦安市川医療センター心臓血管外科
都津川敏範	とつがわ としのり	心臓病センター榊原病院心臓血管外科
菊地　慶太	きくち けいた	一宮西病院心臓血管外科
中島　康佑	なかじま こうすけ	心臓病センター榊原病院臨床工学科
杭ノ瀬昌彦	くいのせ まさひこ	川崎医科大学総合医療センター総合外科
中村　喜次	なかむら よしつぐ	千葉西総合病院心臓血管外科
伊藤雄二郎	いとう ゆうじろう	千葉西総合病院心臓血管外科
村上　貴志	むらかみ たかし	大阪市立大学心臓血管外科
永田　和之	ながた かずゆき	心臓病センター榊原病院臨床工学科
山内　尚也	やまうち なおや	千葉西総合病院臨床工学科
三浦　　崇	みうら たかし	長崎大学病院心臓血管外科
江石　清行	えいし きよゆき	長崎大学病院心臓血管外科
浅井　　徹	あさい とおる	滋賀医科大学心臓血管外科
坂口　太一	さかぐち たいち	兵庫医科大学心臓血管外科
岡　　徳彦	おか のりひこ	群馬県立小児医療センター心臓血管外科
米田　正始	こめだ まさし	医誠会病院心臓血管センター
藤田　知之	ふじた ともゆき	国立循環器病研究センター心臓外科
石川　紀彦	いしかわ のりひこ	ニューハート・ワタナベ国際病院
渡邊　　剛	わたなべ ごう	ニューハート・ワタナベ国際病院
大塚　俊哉	おおつか としや	東京都立多摩総合医療センター心臓血管外科
宮本　伸二	みやもと しんじ	大分大学心臓血管外科

巻頭言

このたび，日本初の本格的な低侵襲心臓手術（minimally invasive cardiac surgery：MICS）のテキストが，日本低侵襲心臓手術学会から世に送り出されることとなりました．MICS に特化した貴重な情報満載のテキストです．

昨今の心臓血管外科領域では手術術式がより低侵襲化の方向に進んでおり，種々のデバイスの発展がこの傾向にさらに拍車をかけております．欧米などでも右小開胸僧帽弁手術が普及しており，robotic surgery や種々のデバイスの開発なども急速に進んでいて，全世界的にも MICS へのニーズは高まりつつあると考えられます．その勢いは 1990 年代に MICS が初めて紹介されたときとは比べものにならないほどになっています．

この状況を鑑み，2012 年に有志とともに大阪にて心臓血管外科医，循環器内科医，麻酔科医，メディカルスタッフの方々などすべての MICS に関わる方々を対象とした研究会を West Japan MICS Summit として開催し，2013 年にはそれを全国規模に発展させた Japan MICS Summit を立ち上げて，Japan MICS Summit in Osaka を開催しました．その後，さらに多数の世話人に参加いただき，Japan MICS Summit の組織の規模をさらに拡大し，2015 年には「一般社団法人 日本低侵襲心臓手術学会」を設立して，さらなる活動を続けております．

MICS が日本においても脚光を浴びる中，今後も一層の発展を目指し，心臓血管外科領域における安全な普及に努め，より一般的な治療へと確立していくことが，我々の使命と考えております．そのためには，実際の臨床にもすぐに役立つことを目的とした僧帽弁や大動脈弁，冠動脈領域での MICS を中心に，術式だけでなくピットフォールの情報共有が重要と考えており，このテキストはそのような思いの中で生まれたものです．

本書は MICS の科学的なエビデンスに基づくバックグラウンドから実際の手術手技，ピットフォールまで，留意すべきポイントをすべて網羅しております．術式も，最もポピュラーである MICS 僧帽弁形成術だけでなく，大動脈弁置換術，三尖弁形成術，さらに MICS 冠動脈バイパス術や心房中隔欠損手術，孤立性心房細動に対する手術まで，あらゆる MICS 手術を網羅したうえで MICS 関連器具やエキスパートの先生の実際のセットアップまで含まれていますので，即，臨床応用可能なテキストとなっています．

本テキストが日本の心臓血管外科の将来を担う，専門医，指導医，若手研修医の先生方に広く活用され，MICS の安全な普及に少しでも役に立つことを願ってやみません．

最後に，宮本伸二先生・柴田利彦先生をはじめとする，忙しい業務の合間を縫いつつも編集・執筆に携わってくださった MICS に情熱を燃やす多くの先生方，編集に携わってくださった南江堂の方々に深い感謝の意を申し上げます．

2019 年 1 月吉日

一般社団法人日本低侵襲心臓手術学会 代表理事
大阪大学大学院心臓血管外科学 教授

澤　　芳樹

目　次

巻頭言 ———————————————————— 澤　芳樹 ———————— iii

I. MICS の歴史と近年の展開

1. 日本における MICS の歴史 ———————————— 岡本一真・四津良平 ———— 2
2. 保険収載にあたって ———————— 柴田利彦・荒井裕国・北村惣一郎 ···· 5

II. MICS の特長：正中切開との比較

1. 周術期・創部・疼痛および社会復帰期間の比較 ———— 西　宏之 ———— 10
2. コストおよびデメリット，患者選択 ————————— 西　宏之 ———— 14

III. アプローチ

A. 胸骨部分切開 ——————————————————————— 18
1. 胸骨上部部分切開法：MICS-AVR を例に ———————— 泉谷裕則 ———— 18
2. 胸骨下部部分切開法：方法と適応 ————————— 松宮護郎 ———— 23

B. 右小開胸による僧帽弁手術 ————————————————— 27

B-①　開胸器あり ————————————————————— 27
1. 内視鏡補助直視下による右小開胸僧帽弁形成術 ———— 岡本一真 ———— 27

B-②　開胸器なし ————————————————————— 33
1. 完全内視鏡下アプローチ：3-port 法 ———————— 伊藤敏明 ———— 33
2. ポート分散型の内視鏡下僧帽弁手術 ————————— 田端　実 ———— 37

C. 右小開胸による大動脈弁手術 ——————————————— 41
1. 右腋窩切開内視鏡補助下大動脈弁置換術 ————————— 伊藤敏明 ———— 41
2. 右肋間小開胸大動脈弁置換術：前方切開と前側方開胸 ———— 都津川敏範 ———— 44

D. 左小開胸による直視下 MICS-CABG の術野展開 ———— 菊地慶太 ———— 47

IV. 症例選択基準

A. 僧帽弁（右小開胸アプローチ） ——————————————— 52
1. リスク評価の基準 ——————————— 伊藤敏明・岡本一真 ———— 52
2. 総合的なリスク評価 —————————— 伊藤敏明・岡本一真 ———— 56
［コラム］MICS の患者説明と同意取得 ————————— 伊藤敏明 ———— 57

B. 大動脈弁（右小開胸アプローチ） —————————————— 58
1. 体外循環の視点からの MICS-AVR 症例選択 ———— 中島康佑・杭ノ瀬昌彦 ———— 58
2. 大動脈弁と周辺の解剖，冠動脈硬化，redo 症例について ———— 中村喜次・伊藤雄二郎 ———— 62

V. 手術器械のあれこれ

A. MICS 手術器械総論 ────────── 西　宏之 ────────── 66

　[コラム] 内視鏡のワンポイントアドバイス ········· 柴田利彦 **67**

B. 施設別の MICS 手術器械セット ──────────────── **68**

　1. 大阪市立大学の MICS 手術器械セット ········· 柴田利彦 **68**

　2. 千葉西総合病院の MICS-AVR セット ········· 中村喜次 **77**

　3. 名古屋第一赤十字病院の MICS 手術器械セット ········· 伊藤敏明 **80**

　4. 一宮西病院の MICS-CABG における使用機器 ········· 菊地慶太 **84**

VI. 糸結びのさまざまな工夫

　1. 二人で行う結紮① （大阪市立大学） ············· 村上貴志・柴田利彦 **90**

　2. 二人で行う結紮② （名古屋第一赤十字病院） ········· 伊藤敏明 **96**

　3. 一人結び ··· 中村喜次 **100**

VII. MICS における体外循環の実際

　1. 心臓病センター榊原病院における MICS 体外循環 ········· 永田和之・中島康佑 ········· **106**

　2. MICS 体外循環の実例 ··························· 永田和之・中島康佑 ········· **108**

VIII. 手術方法・手術手技

A. 大動脈弁の手術 ──────────────────── **112**

　1. 腋窩切開による MICS-AVR ················· 伊藤敏明 ·············· **112**

　2. 前側方開胸による MICS-AVR ················· 都津川敏範 ·············· **115**

　3. MICS-AVR の体外循環 ················· 中村喜次・山内尚也 **121**

B. 僧帽弁の手術 ──────────────────── **125**

　1. ループテクニックによる MICS 僧帽弁形成術 ········· 柴田利彦 **125**

　2. 内視鏡下僧帽弁形成術① （東京ベイ・浦安市川医療センター） ········· 田端　実 **130**

　3. 内視鏡下僧帽弁形成術② （名古屋第一赤十字病院） ········· 伊藤敏明 **138**

　4. 顕微鏡下僧帽弁形成術 ················· 三浦　崇・江石清行 **142**

　5. 変性性僧帽弁閉鎖不全に対する MICS による形成術 ········· 浅井　徹 **149**

C. 三尖弁の手術：MICS 三尖弁形成術 ────────── 岡本一真 ────── **153**

D. 冠動脈バイパス術 （CABG） ──────────────── **156**

　1. MICS-CABG ① （一宮西病院） ················· 菊地慶太 **156**

　2. MICS-CABG ② （兵庫医科大学） ················· 坂口太一 **163**

E. 心房中隔欠損症手術 ──────────────────── **168**

　1. 心房中隔欠損孔閉鎖 ························· 岡本一真 **168**

　2. 心房中隔欠損：小児における MICS ········· 岡　徳彦 **172**

vi 目 次

IX. ピットフォールと打開策，合併症と予防策

A. 総論：右小開胸弁膜症手術におけるヒヤリハット報告事例の解析 – 江石清行 —— 176

B. 各論：独自の理論と打開策 —— 180

  1. MICS における出血コントロール ………………… 岡本一真 ………… 180

  2. 末梢血管カニュレーションの工夫と合併症の回避① （大阪市立大学） ……………… 村上貴志・柴田利彦 ………… 183

  3. 末梢血管カニュレーションの工夫と合併症の回避② （千葉西総合病院） ……………… 中村喜次 ………… 187

  4. 右小開胸 MICS 後の片側性肺水腫とその対策 ……… 坂口太一 ………… 191

  5. 右小開胸 MICS における空気塞栓症とその対策 …… 米田正始 ………… 194

X. ロボット補助下僧帽弁形成術

  1. 国立循環器病研究センターのロボット手術 ……… 藤田知之 ………… 198

  2. ニューハート・ワタナベ国際病院のロボット手術 ……… 石川紀彦・渡邊 剛 ………… 204

XI. 孤立性心房細動に対する MICS

  1. ポートアクセス完全内視鏡下手術（Wolf-Ohtsuka 法）……… 大塚俊哉 ………… 210

  2. Wolf-Ohtsuka 法の成績 ……………… 大塚俊哉 ………… 216

編集後記 ——————— 柴田利彦 —— 218

エピローグ ——————— 宮本伸二 —— 219

索 引 ——————— 220

謹告
　編集者・著者ならびに出版社は，本書に記載されている内容について最新かつ正確であるように最善の努力をしております．しかし，治療法や手術用医療機械・器具は，医学の進歩や医療機器の開発・モデルの更新等により変わる場合があります．治療に際しましては，読者ご自身で十分に注意を払われることを要望いたします．

株式会社　南江堂

MICSの歴史と近年の展開

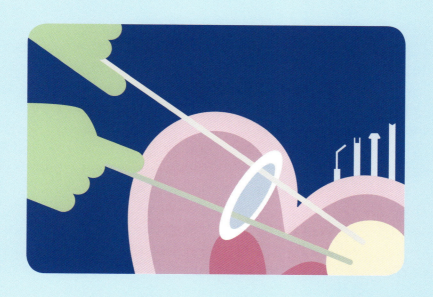

1 日本における MICS の歴史

岡本一真・四津良平

日本では腹部・消化器外科，婦人科，泌尿器科などの領域での鏡視下手術は目覚ましい発展を遂げた．対して心臓外科領域における鏡視下手術の発展と普及は比較的低調であった．しかしながら，2018（平成30）年診療報酬改定において胸腔鏡下弁形成術，胸腔鏡下弁置換術，そして胸腔鏡下弁形成術（内視鏡手術用支援機器を用いる場合）の3つの新規技術が収載され，日本における低侵襲心臓手術（minimally invasive cardiac surgery：MICS）の本格的普及が始まった．MICS が市民権を得るまでにはまだまだ時間が必要であるが，実は，日本における低侵襲心臓手術への挑戦はかなり早い段階から始まっている．

a. MICS の黎明期と第一の波

1992年の慶應義塾大学の前原らの動脈管開存症に対するクリッピング[1]で日本の MICS の幕が開けた．10 mm のフレキシブル胸腔鏡と4つのトロッカーを用いて動脈管へのクリッピングを成功させた本症例は，まだ世界でも10例程度の手術成績が学会発表されたばかりの黎明期での症例であり，世界に遅れることなく本邦でも MICS を開始したという点で大きな意義がある．

その後世界においては，血管輪に対する手術や，ペースメーカ電極の植込み，AICD 植込み，心タンポナーデ解除などに適応が拡大されてきた[2]．もう少しメジャーな心臓手術においても適応が広がり，内胸動脈グラフト採取，僧帽弁手術，心房中隔欠損孔閉鎖術などで MICS が利用されてきた．

1997年から2002年にかけて慶應義塾大学の四津，申，前原らのグループが内視鏡支援下小切開アプローチによる僧帽弁置換，大動脈弁置換，心房口隔欠損孔閉鎖術[3]を報告している．この当時のアプローチは胸骨小切開や傍胸骨小切開が主であったが，その後右小開胸アプローチが MICS の主たるアプローチとして定着した（図1）．背景として，僧帽弁手術や心房中隔欠損孔閉鎖術は心臓外科黎明期には右開胸アプローチで施行されたので，僧帽弁手術において右小開胸アプローチが導入されることには大きなハードルがなかったためと推測される．

MICS を手がけたのは慶應義塾大学以外では1998年に大阪大学の松田，澤らが，小開胸アプローチを用いた冠動脈バイパス術や胸骨部分切開による僧帽弁手術，大動脈弁手術などの21例を報告している[4]．既にこの論文の中で MICS の優位性が議論されており，胸骨正中切開群と比較して，出血量，輸血率，術後呼吸器管理時間，サイトカイン濃度（IL-8）が低いことが述べられている．また，術後の疼痛に関しても MICS 群のほうが有利であるとしている．

MICS の急激な発展を支えたのは体外循環の進歩である．大腿動静脈へのカニュレーションによる体外循環を確立するために陰圧吸引脱血の安全な施行が普及した[5]．また，1991年に Heartport 社により開発された MICS システムは，主として米国のスタンフォード大学で開発されたもので，closed chest で心臓手術を行うことを目標として開発された．port-access システムは，大腿動脈から経カテーテル的に上行大動脈に留置したバルーンで大動脈遮断と心筋保護液注入を行う endoaortic clamp が核となるテクノロジーであった．日本での port-access システムの普及を目的に慶應義塾大学，大阪大学，埼玉医科大学などが，心臓外科医，麻酔科医，体外循環技師などからなるチームを作り，米国でそのノウハウを勉強してきた．しかし Heartport 社のシステムの価格

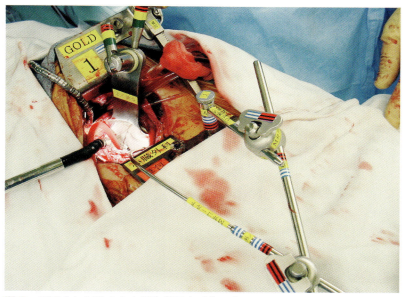

図1　2004年当時の右小開胸僧帽弁手術の術野

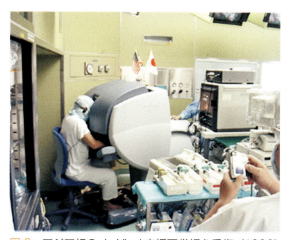

図2　アジア初の da Vinci 支援下僧帽弁手術（1998）

やバルーンの固定の難しさ（migration で左室に入り込んだりする），大動脈解離の発生などで市場での普及にまで至らず，日本では販売されなかった．当時を振り返っての四津の回想を以下に記す．「慶應病院では Heartport 社による Port-access システムを用いて 52 例ほどの心臓手術を行ったが，僧帽弁手術時に僧帽弁鉤で視野を出すと End バルーンが migration を起こし手術野が一瞬のうちに血液で一杯になり大変なことになっていました」[6]．

手術支援ロボットも 1990 年代に日本に導入されている．1998 年に慶應義塾大学でアジア発の da Vinci を用いた僧帽弁形成術や内胸動脈剥離が実施された（図2）．しかし，輸入代理店のサポートや国内の薬事承認などの問題が解決せず，その後の普及にはつながらなかった．

これら，日本の MICS 黎明期というのは 1996 年に Cosgrove が MICS による大動脈弁置換術のシリーズを報告した[7]直後の時期であり，米国に遅れることなく日本へ MICS が導入されたといえる．すでに 1998 年 8 月には内視鏡外科学会の機関誌である JSES 内視鏡外科において「心臓血管外科領域における内視鏡下手術」という特集[3, 8-10]が組まれ，この時代の熱気が垣間見られる．1997 年には日本低侵襲小切開心臓手術研究会が，2000 年には日本低侵襲手術研究会が設立され，日本における MICS 普及の土台が整備された．研究会の設立とともに初期 MICS のテキストともいえる『低侵襲心臓外科手術』[2]が発行された．

b. MICS が低調になった時期

しかし，その後，off-pump 冠動脈バイパス術の登場とともに，外科医の関心は MICS から多

枝病変に対する off-pump 冠動脈バイパスに移ってしまい，主に前下行枝に対する単枝バイパスをターゲットとしていた MICS バイパスの役割は急激に小さくなってしまった．僧帽弁手術など弁膜手術においても日本における MICS は 21 世紀に入って一度低調な時期を迎えた．

このような状況となり，一時期には MICS を行う施設は慶應義塾大学以外にはほとんどなくなった．筆者らは，MICS 独自の手術器具を開発するなどして，誰もができる MICS を目指して継続して行っていた．四津はこのころ学会で MICS をやっていた他施設の仲間に会った際に「まだやってるの」と冷ややかに言われたことを，悔しい思いとともに忘れがたい思い出として持っている．

c．2010 年代の第二の波

一方で，世界を見渡すと内視鏡下心臓手術に対する情熱は消えることがなく，Vanermen[11] や Mohr[12] らによって大きく発展した．筆者の岡本は四津の指示でベルギーの Vanerman のもとに留学したが，帰国後には再び日本での MICS の関心は高まり，深くなっていった．日本においても MICS の発展した技術が学会などで紹介され出すとともに，慶應義塾大学では誰でもできる MICS の普及を目的に「Mini Mitral Workshop」と題してライブ手術と解説をするワークショップを 3 回にわたって行い，その普及に努めた．ワークショップには麻酔科医，体外循環技師，看護師のチームで参加してもらった．筆者らは『Mini-Mitral Surgery』を 2012 年にまとめている（図 3）．

このように，2010 年代に入って MICS の 2nd wave が起きた．再度 MICS に関する研究会が設立され，2015 年の日本低侵襲心臓手術学会の設立をもって日本における本格的な MICS 普及が始まったのである．

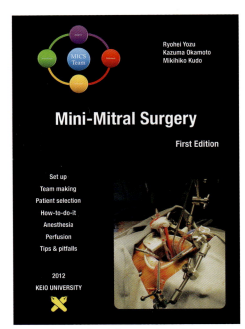

図 3 『Mini-Mitral Surgery』の表紙

文献

1) 前原正明ほか：胸腔鏡下動脈管遮断術（本邦初例）を施行した動脈管開存例の 1 例．日胸部外会誌 1993；41：1522-1557
2) 尾本良三ほか（編）：低侵襲心臓外科手術．診断と治療社，2002
3) 四津良平ほか：心臓血管外科領域における内視鏡下手術　内視鏡支援下僧帽弁手術　Video-assisted Mitral Valve Surgery. JSES 内視鏡外科 1998；3：274-282
4) Matsuda H, et al : Minimally invasive cardiac surgery : current status and perspective. Artificial Organs 1998；22：759-764
5) Shin H, et al : Vacuum assisted cardiopulmonary bypass in minimally invasive cardiac surgery : its feasibility and effects on hemolysis. Artificial Organs 2000；24：450-453
6) 又吉　徹ほか：Port-Access による心臓手術　Endo CPB system を用いた体外循環．体外循環技術 1999；26：12-17
7) Cosgrove DM 3rd, et al : Minimally invasive approach for aortic valve operations. Ann Thorac Surg 1996；62：596-597
8) 尾本良三：心臓血管外科領域における内視鏡下手術　心臓血管外科領域における内視鏡下手術の現況．JSES 内視鏡外科 1998；3：264-268
9) 前原正明ほか：心臓血管外科領域における内視鏡下手術　内視鏡下動脈管遮断術．JSES 内視鏡外科 1998；3：287-291
10) 澤　芳樹ほか：心臓血管外科領域における内視鏡下手術　内視鏡下心房中隔欠損症手術．JSES 内視鏡外科 1998；3：283-286
11) Schroeyers P, et al : Minimally invasive video-assisted mitral valve surgery : our lessons after a 4-year experience. Ann Thorac Surg 2001；72：S1050-1054
12) Walther T, et al : Minimally invasive mitral valve surgery. J Cardiovasc Surg 2004；45：487-495

2 保険収載にあたって

柴田利彦・荒井裕国・北村惣一郎

a. 保険収載された術式

これまで低侵襲心臓手術（MICS）は通常の保険点数で行われてきた．心房中隔欠損手術や僧帽弁手術は40年も前から大きな右開胸で行われてきており，新たな手技と受け取られていなかったことも一因であろう．現在では数 cm の創部からこれらの手術ができるようになったが，高度技術に対する保険点数が加味されずにいた．心臓外科関連諸学会の働きかけにより，2018（平成30）年4月からMICSが保険収載されることとなった．ここで注目すべきは，いわゆる「MICS加算」ではなく正式な手術としての「K コード」がついた点である．従来の弁形成・弁置換に比べれば30万円増額された手術点数となっている．新たに保険収載された5項目を表1に示す．

b. 保険収載に関わる要件

1）算定要件

保険収載に関わる要件を表2に示す．要件で注意しなければならないのは，大動脈弁置換を胸骨部分切開で行った場合には，これに該当しないということである．また，傍胸骨切開（胸骨を切らない）場合では，直視下での手術となるため「主たる手術操作を胸腔鏡下に行う」という要件を満たさなくなる．胸骨部分切開でのAVRは通常のAVRとして算定する．

また，弁形成・弁置換という術式に限定されているため，小開胸で行ってもASDや左房粘液腫単独ではこのKコードを適応できない．三尖弁形成を併施した場合には算定可能と思われる．すなわちMICS-ASD単独手術の手術点数は正中切開でのASD閉鎖術として算定することになる．

2）施設基準

新たな保険点数を適応するためには，表3に該当する医療機関は地域厚生局への届け出が必要である．この届け出がない場合には，当該手術を行っても正中切開時と同等の保険点数しか請求できない．

c. ロボット支援心臓手術

1）K554-2 胸腔鏡下弁形成術（内視鏡手術用支援機器を用いる場合）

「内視鏡手術用支援機器」とは現時点では da Vinci Surgical System（Intutive Surgical. Inc）を意味する．da Vinci を用いた心臓手術はすでに治験が完了し医療機器として認められているが，こ

表1 MICS で新たに保険収載された5項目

K554-2.1：胸腔鏡下弁形成術（1弁のもの）109,860 点
K554-2.2：胸腔鏡下弁形成術（2弁のもの）123,170 点
K554-2 ：胸腔鏡下弁形成術（内視鏡手術用支援機器を用いる場合）
K555-3.1：胸腔鏡下弁置換術（1弁のもの）115,500 点
K555-3.2：胸腔鏡下弁置換術（2弁のもの）130,200 点

表2 保険収載に関わる要件

ア 右小開胸手術であること．
イ 胸骨温存手術であること（胸骨部分切開を行うものは当該手術に含めない）．
ウ 主たる手術操作を胸腔鏡下に行っていること．

6　I．MICS の歴史と近年の展開

表3　新たな保険点数が適応となる施設基準

(1) 心臓血管外科および麻酔科を標榜している保険医療機関であること．
(2) 体外循環を使用する手術を年間 50 例以上（心臓弁膜症手術 30 例以上を含む）を実施していること．
(3) 5 年以上の心臓血管外科の経験および専門的知識を有する常勤の医師が 2 名以上配置されており，そのうち 1 名以上は 10 年以上の心臓血管外科の経験を有していること．
(4) 経食道心エコーを年間 100 例以上実施していること．
(5) 常勤の臨床工学技士 2 名以上が配置されており，そのうち 1 名以上は手術における体外循環の操作を 30 例以上実施した経験を有していること．
(6) 当該手術を実施する患者について，関連学会と連携のうえ，手術適応等の治療方針の決定および術後管理等を行っていること．

表4　ロボット手術の施設基準

＜告知＞
緊急事態に対応するための体制その他当該療養を行うにつき必要な体制が整備されていること．当該療養を行うにつき十分な専用施設を有している病院であること．当該保険医療機関内に当該療養を行うにつき必要な医師および看護師が配置されていること．

＜通知＞
(1) 区分番号「K554-2」胸腔鏡下弁形成術に係る施設基準*を満たしていること．
(2) 胸腔鏡下弁形成術（内視鏡手術用支援機器を用いる場合）を術者として 5 例以上実施した経験を有する常勤医師が 1 名以上配置されていること．
(3) 体外循環を使用する手術を年間 100 例以上（心臓弁膜症手術 60 例以上を含む）実施していること．
(4) 区分番号「K554-2」胸腔鏡下弁形成術又は当該手術を 20 例以上実施していること．
(5) 緊急手術が実施可能な体制が整備されていること．
(6) 当該療養に用いる機器について，適切に保守管理がなされていること．
(7) 関連学会の定める指針に基づき，当該手術が適切に実施されていること．

*表3 参照．

れまで保険収載されておらず自費（あるいは病院負担）での手術しかできなかった．今回，ロボット支援心臓手術に K コードがついたが，これ独自の手術手技料としての保険収載はない．そのため，胸腔鏡下弁形成術としての保険点数内（K554-2）でロボット支援手術を行わなければならない．ロボットを使っても通常の MICS と同額である．今後，ロボット支援心臓手術が通常の MICS 手術に比べて医療上（質・医療費）で優意性が証明されれば，独自の保険収載金額を認められる可能性がある．

また，今回は K554-2 という弁形成の分類に入っていることから，ロボットを用いた弁置換術や ASD 閉鎖術は保険収載外であり自費診療である．ただし，ロボットを用いた弁形成術が弁置換術に conversion となった場合，弁置換術をロボットを用いずに MICS で行えば，MICS 弁置換として保険算定される．

施設基準（告知，通知）について，表4 にまとめる．K554-2：胸腔鏡下弁形成術（内視鏡手術用支援機器を用いる場合）にはまず，胸腔鏡下弁形成術の施設基準（表3 参照）をクリアしたうえに表4 の通知（2）～（7）の基準を満たさなければならない．

まず，5 例以上ロボット支援心臓手術（僧帽弁形成）を実施した常勤医師がいなければならない（通知 2）．つまり新規に行う施設では当初 5 例は自費（あるいは病院負担）で行う必要がある．そして「K554-2」胸腔鏡下弁形成術または当該手術を 20 例以上実施したうえでやっと地域厚生局に申請し，その施設では保険診療として認可され「K554-2」胸腔鏡下弁形成術と同じ金額の保険請求ができることになる．すなわち「K554-2」胸腔鏡下弁形成術が 15 例必要となる．

表4 の通知（4）についての解釈が問題である．2018（平成 30）年 4 月以前に MICS をしていてもこの 20 例としてその手術件数は算定できない．わざわざ「K554-2」胸腔鏡下弁形成術と銘記してあるのがポイントであり，この K コードは平成 30 年 4 月に初めてできたものであるか

ら，（4）の基準を満たすためには平成30年4月以後に行われた胸腔鏡下弁形成術のみがカウント対象となる．また胸腔鏡下弁形成術であるからには胸腔鏡下弁置換は入らないしMICS-ASD，MICS-CABGも算定できないと解釈できる．

ロボット支援弁形成手術5例が必要であるので，ロボット支援弁形成手術5例＋胸腔鏡下弁形成術15例の合計20例でこの要件を満たすことができる．この20例要件をクリアするためには早くても半年以上要する施設がほとんどであり，保険診療としてのロボット支援心臓手術への道のりは厳しい．申請に関する詳細は地方厚生支局に問い合わせし確認を要する．

2）関連学会の定める指針

表4の通知（7）に関連学会の指針に従うことが記載されている．ロボット心臓手術関連学会協議会（Robot-Assisted Cardiac Surgery Council）のホームページに心臓外科におけるda Vinci支援手術のための指針が掲載されている[1]．2018（平成30）年12月時点で全国で16施設がロボット心臓手術関連学会協議会認定施設となっている[2]．

ホームページには症例実施までのプロセスが載っている．

①ロボット心臓手術関連学会協議会での施設基準をクリアして協議会に認定申請．
②企業トレーニング（e-ラーニング，機器操作練習，アニマルラボ，Cadaver training）
③ロボット心臓手術関連学会協議会から認定施設として認められる．
④内胸動脈剥離をまず経験する．
⑤ロボット支援僧帽弁形成術開始（当初5例は自費）（初期3例はプロクター招聘が必要）
⑥厚労省からの要件をクリアして厚生局への届け出をする．

ロボット支援弁形成術は，新規高難度技術にあたるため特定機能病院（大学病院）では病院内医療安全委員会での申請を済ませておくべきである．また，保険適応の有無にかかわらず，「すべてのロボット心臓手術はJCVSD-NCDに事前登録を要する」ことが義務づけられている．

文献
1) http://racsc.jp/policy/
2) http://racsc.jp/flow/

MICSの特長：正中切開との比較

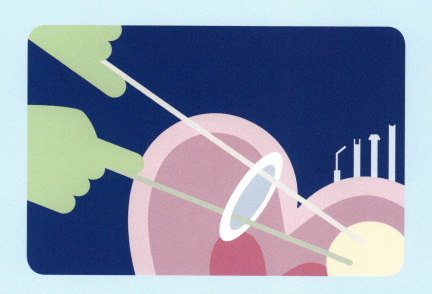

1 周術期・創部・疼痛および社会復帰期間の比較

西　宏之

a. 本邦における報告

　心臓血管外科における MICS（minimally invasive cardiac surgery）を行う際には，そのメリットやデメリットを正しく理解することが重要である．本邦における MICS と正中切開を比較した報告のうち最も大きなシリーズとして，筆者らが 2014 年に発表した日本成人心臓血管外科手術データベース（JCVSD）のレジストレーションを用いた検討がある[1]．これは，2008 年から 2012 年の JCVSD に登録された初回単独僧帽弁形成術 6137 例中，MICS 僧帽弁形成術を施行した 756 例を対象とし，正中切開 5381 例と周術期成績についての比較検討を行ったものである．この報告では，MICS 僧帽弁形成術が選択されやすい症例の因子を選定して，背景因子をできるだけ一致させるように propensity analysis を行い，MICS 群（M 群）750 例，正中切開群（S 群）750 例を選定し，比較検討した．

　propensity analysis では，M 群において有意に手術時間（317±85 分 vs 272±72 分，$p<0.01$），体外循環時間（190±64 分 vs 141±47 分，$p<0.01$），大動脈遮断時間（132±49 分 vs 102±36 分，$p<0.01$）の延長を認めたが，術後在院日数は有意に短い（14±11 日 vs 17±9 日，$p<0.01$）結果であった．在院死亡（0.5% vs 0.3%），脳合併症，腎機能障害，人工呼吸時間，縦隔炎に有意差はなかった．出血再開胸は M 群で有意に多く，心タンポナーデは S 群で多い傾向にあった．60 歳未満症例のみの propensity analysis では，死亡例は 0 で ICU 滞在日数や術後在院日数は M 群で有意に短かった．さらに MICS の high volume center では在院死亡はなく両群間で再開胸止血術の差は認められず，ICU 滞在日数や術後在院日数が有意に短くなる一方で，low volume center では死亡例を認め，M 群で再開胸症例が有意に多いという結果も得られた．

　この研究では，本邦における MICS は，手術時間や人工心肺時間，大動脈遮断時間の延長を伴うが，術後在院日数は有意に低下する術式であり，術後心房細動の発症率の低下の可能性があり，縦隔炎の発症の危険性がないことが証明されている．

b. 海外における検討（僧帽弁手術）

　海外での報告では，大きく分けて，①単施設での検討，②レジストレーションでの検討，③レビューやメタアナリシスよる検討の 3 つに分けられる．

1）単施設での検討

　Goldstone らはペンシルヴァニア大学での僧帽弁形成術における 556 例の MICS と 455 例の正中切開症例の比較検討を報告しており，さらに 201 例の propensity score matching を行い，両群間の比較検討をしている[2]．結果は，体外循環時間や心停止時間は MICS 群で有意に長く，MICS 群で resection and suture が少なく人工腱索の使用頻度や flexible ring の使用率が有意に高かった．アウトカムとしては両群間に死亡率や合併症に差はなく，輸血率が MICS で低かったと報告している．

　一方，Lange らは German Heart Center における MICS 僧帽弁形成術 501 例と正中切開僧帽弁形成術 244 例の比較を行い，propensity analysis をした結果，人工心肺時間や心停止時間は MICS 群で有意に長くなるが，死亡率や合併症の発生率，輸血率，挿管時間は両群間に差はな

表 1 International Society of Minimally Invasive Cardiac Surgery（ISMICS）からの Statement

・大動脈遮断時間は MICS が長い．（MICS vs Conventional；95 min vs 74 min）	(level B)
・人工心肺時間は MICS が長い．（MICS vs Conventional；144 min vs 112 min）	(level B)
・手術時間は MICS が長い．（MICS vs Conventional；4.5 hr vs 3.7 hr）	(level B)
・人工呼吸時間は MICS が短い．（MICS vs Conventional；13 hr vs 20 hr）	(level B)
・術後 ICU 滞在期間は MICS が短い．（MICS vs Conventional；1.6 day vs 2.4 day）	(level B)
・在院日数は MICS が短い．（MICS vs Conventional；7 day vs 9 day）	(level B)
・30-day mortality には差がない．（MICS vs Conventional；1.2% vs 1.5%）	(level B)
・stroke のリスクは MICS が高い．（MICS vs Conventional；2.1% vs 1.2%）	(level B)
・aortic dissection のリスクは MICS が高い．（MICS vs Conventional；0.2% vs 0%）	(level B)
・横隔神経麻痺は MICS が多い．（MICS vs Conventional；3% vs 0%）	(level B)
・大腿部の創部トラブルは MICS が多い．（MICS vs Conventional：2% vs 0%）	(level B)
・縦隔炎の頻度は MICS が低い．（MICS vs Conventional：0% vs 0.3%）	(level B)
・輸血量は MICS が少ない．（MICS vs Conventional 1.5 RBC unit vs 3.5 RBC unit）	(level B)
・Af 発症率は MICS が低い．（MICS vs Conventional 18% vs 22%）	(level B)
・他の morbidity（腎障害，肺障害，再入院，心不全）は差がない．	(level B)
・遠隔期成績（再入院，再手術，1 年および 8 年生存率）は差がない．	(level B)

- ■：MICS が優位
- ■：Conventional が優位
- ■：差はなし

（Falk V, et al：Innovations（Phila）2011；**6**：66–76，改変）

く，さらに遠隔期の成績に関しても 2 群間で同等と報告している[3]．

2）レジストレーションでの検討

海外での大きなレジストレーションでの検討としては，Society of Thoracic Surgeons（STS）のデータベースを使用した報告がある[4]．この検討では MICS を大腿動脈送脱血を行った僧帽弁手術を定義しており，実際の右小開胸の MICS 僧帽弁形成術のみの比較と若干異なる点では注意を要するが，MICS 4322 例と正中切開 23831 例の比較となっており，有用な情報を提供していると言える．

結果は MICS 群において，心停止時間が 26 分，体外循環時間が 40 分，手術時間が 48 分延長するが，死亡率は両群間で差はなかった．また，MICS 群において術後心房細動の発症率が低く，輸血率が低いものの，術後の stroke の発生率や再開胸止血術の頻度，長期挿管を要する症例の割合が高いと報告されている．

3）メタアナリシスによる検討

メタアナリシスによる検討で最も大きなものは International Society of Minimally Invasive Cardiac Surgery（ISMICS）からの報告で[5]，MICS 群としては右小開胸だけでなく，傍胸骨アプローチや sub-xyphoid アプローチとやや広範囲となるが，35 文献のレビューとなっており，最大級の比較研究である．

この検討では，MICS では手術時間，体外循環時間，心停止時間が有意に延長するが，術後人工呼吸時間や ICU 滞在期間，術後在院日数は MICS 群が有意に短いと報告されている．また，死亡率は両群間で差は認められなかったが，術後 stroke のリスクと大動脈解離のリスク，横隔神経麻痺のリスクは MICS 群で高い結果となった．MICS のメリットとしては縦隔炎の発生頻度，輸血量，術後心房細動の発症頻度が有意に低い一方で，他の morbidity については両群間で差は認めていない．この検討では遠隔期成績にも触れており，両群の間では大きな差がないことが示されている．これをもとに ISMICS は Statement を述べている（表 1）．

MICS 群として右小開胸の症例のみとし，45文献をまとめた Sündermann らのレビュー[6]では，stroke についても両群間で差はないとしている点が前回とは異なる点である．

4) 大動脈弁置換術における検討

Chanta らは，STS データベースに登録されているデータから MICS-AVR 群 442 例と通常の正中切開による AVR 1341 例の比較検討を行っており，両群間では死亡率や主たる合併症の差は認められなかったと報告している[7]．この報告では MICS 群において，挿管時間の短縮や輸血量の軽減が得られ，術後早期に退院できる患者の割合も高いとされている．Shehada らの MICS 群と正中切開群で propensity analysis をした 9 文献のレビュー[8]では，MICS 群の人工心肺，心停止時間の延長を認めるものの，主要合併症の差がなく，MICS 群では術後心房細動の発症が減るが，ペースメーカの必要頻度は両群間で差がなかったと報告している．

c. 創部からみた MICS のメリット

MICS のメリットを論じるときは胸骨を切開するかしないかが大きなファクターとなる．小開胸アプローチの最大の利点は胸骨を切開しないことで，このため，胸骨に関与する合併症は皆無となる．さらに，通常の胸骨正中切開における 2～3ヵ月の激しい運動や車の運転の制限も避けることができ，早期リハビリテーション，退院，社会復帰が可能となるのも大きなメリットである．

もう 1 つのメリットは美容面である．特に女性では乳房で傷が隠れるのでその美容効果は絶大で，MICS の最大のメリットと言える．

d. MICS における疼痛，早期社会復帰

MICS における疼痛に関しては，創部が小さくなり，胸骨正中切開を避けることができるので疼痛管理が容易とする意見と，肋間開胸に伴い疼痛が増大するという意見がある．Walther らは，MICS 群のほうが最初の 2 日間は疼痛の訴えが強いが，離床が多くなる 3 日目以降は MICS 群のほうが痛みの感じ方が軽減すると報告している[9]．Cheng らのレビューによる検討でも，明らかな両群間での疼痛スコアの差はないが，回復が MICS 群でより早いと報告されている[10]．MICS 群は早期の疼痛は強いが，離床を始める時期には疼痛は胸骨正中切開より軽減してリハビリテーションが進み，30 日後の改善度は MICS 群でよいこととなる．

術後早期疼痛を軽減する取り組みとしては，開胸器による開大が原因となると考え，開胸器は使用せずに wound retractor のみを使用することにより，疼痛軽減を図る試み[11]や，創部から肋間に向けて硬膜外用のカテーテルを挿入して鎮痛薬を投与する方法，肋間神経を術中に冷凍凝固する方法[12]などが試みられている．また，麻酔科との協力によって傍脊柱管ブロック[13]や硬膜外麻酔を積極的に行う方法もある．

最近では，QOL や早期社会復帰についての検討も増えてきており[14-16]，MICS 群のほうが退院後の再入院が少なく，社会復帰している人の割合が多く，QOL も高いと報告されている．

文献

1) Nishi H, et al : Propensity-matched analysis of minimally invasive mitral valve repair using a nationwide surgical database. Surg Today 2015 ; **45** : 1144-1152
2) Goldstone AB, et al : Minimally invasive approach provides at least equivalent results for surgical correction of mitral regurgitation : a propensity-matched comparison. J Thorac Cardiovasc Surg 2013 ; **145** : 748-756
3) Lange R, et al : Right Minithoracotomy versus full sternotomy for mitral valve repair : A propensity matched comparison. Ann Thorac Surg 2017 ; **103** : 573-579
4) Gammie JS, et al : Less-invasive mitral valve operations : trends and outcomes from the Society of Thoracic Surgeons Adult Cardiac Surgery Database. Ann Thorac Surg 2010 ; **90** : 1401-1408
5) Falk V, et al : Minimally invasive versus open mitral valve surgery : a consensus statement of the international society of minimally invasive coronary surgery (ISMICS) 2010. Innovations (Phila) 2011 ; **6** : 66-76
6) Sündermann SH, et al : Mitral valve surgery : right lateral minithoracotomy or sternotomy? A systematic review and meta-analysis. J Thorac Cardiovasc Surg 2014 ; **148** : 1989-1995
7) Ghanta RK, et al : Minimally invasive aortic valve replacement provides equivalent outcomes at reduced cost compared to conventional aortic valve replacement : A "Realworld" Multi-institutional Analysis. J Thorac Cardiovasc Surg 2015 ; **149** : 1060-1065
8) Shehada SE, et al : Minimal access versus conventional aortic valve replacement : a meta-analysis of propensity-matched studies. Interact Cardiovasc Thorac Surg 2017 ; **25** : 624-632
9) Walther T, et al : Pain and quality of life after minimally invasive versus conventional cardiac surgery. Ann

Thorac Surg 1999 ; **67** : 1643-1647

10) Cheng DC, et al : Minimally invasive versus conventional open mitral valve surgery : A meta-analysis and systematic review. Innovations (Phila) 2011 ; **6** : 84-103

11) Westhofen S, et al : A matched pairs analysis of non-rib-spreading, fully endoscopic, mini-incision technique versus conventional mini-thoracotomy for mitral valve repair. Eur J Cardiothorac Surg 2016 ; **50** : 1181-1187

12) Hunt I, et al : Video-assisted intercostal nerve cryoablation in managing intractable chest wall pain. J Thorac Cardiovasc Surg 2010 ; **139** : 774-775

13) Ganapathy S, et al : Continuous percutaneous paravertebral block for minimally invasive cardiac surgery. J Cardiothorac Vasc Anesth 1999 ; **13** : 594-596

14) Aklog L, et al : Techniques and results of direct-access minimally invasive mitral valve surgery : A paradigm for the future. J Thorac Cardiovasc Surg 1998 ; **116** : 705-715

15) Glower DD, et al : Mitral valve operation via port access versus median sternotomy. Eur J Cardiothorac Surg 1998 ; **14**（Suppl 1）: S143-S147

16) Suri RM, et al : Quality of life after early mitral valve repair using conventional and robotic approaches. Ann Thorac Surg 2012 ; **93** : 761-769

2 コストおよびデメリット，患者選択

西　宏之

a. MICS におけるコスト

MICS におけるコスト効果についての検討については，海外からの報告がメインとなる．Iribarne らは，僧帽弁手術における MICS のコストについて，患者ケアに直接関わる費用とそれ以外での費用に分けて検討している[1]．この報告では，患者ケアに直接関わる費用だけでなく，直接ケアに関わる以外の費用の両方でコストが軽減されると報告しており，一番の理由として，患者の早期リハビリテーション，早期回復の早さから在院日数が軽減でき，コストが軽減できると分析している．具体的には，早く離床できることにより，看護やリハビリテーションに関するコストが軽減でき，さらに経過がよいので検査や X 線関係の費用も削減できると述べている．彼らは，高齢者における検討も行っており[2]，高齢者ではさらに早期離床が可能になる点が大きく，コスト軽減に寄与していると結論づけている．

b. MICS のデメリット

MICS のメリットを考える際は，デメリットについても考える必要がある．大きなデメリットとしては，既に述べているが，人工心肺時間の延長や大動脈遮断時間の延長が挙げられる．MICS における手術の視野は通常の「広くて浅い視野」から「狭くて深い視野」に変わるため手術時間は長くなる傾向は避けられない．

大腿動静脈を露出するために鼠径部を切開するので，それに伴う合併症（リンパ瘻や創部感染）についても注意しなければならない．大腿動脈や大腿静脈から右房までカニュレーションを行う際の血管損傷や大腿動脈送血側の下肢虚血にも注意が必要である．

また，MICS 特有の合併症にも注意を要する．分離肺換気に伴う肺の合併症（再膨張性肺水腫），胸腔からの出血，横隔神経麻痺，狭い視野に伴う出血点の見逃しに気をつけなければならない．最も注意すべき合併症は正中切開への conversion である．Vollroth らは 1.1％ に発生していると報告しており[3]，最も多い理由は出血で，次いで大動脈解離や肺の癒着としている．レビューの報告でも 3.7％ の頻度で起こっており[4]，注意を要する合併症である．

このような MICS のデメリットと言われる点はすべて改善することが可能である．MICS 開始当初は予測できなかったさまざまな MICS 特有の合併症が発生するにつれて，それらの対策がなされるようになってきており，デメリットを極力減らしてメリットを最大限にするための工夫や対策が重要である．

c. 適切な患者選択の重要性

最も重要なのはそのメリットとデメリットのバランスを考えて MICS を施行する症例の適応を適切に決定することである．MICS にはさまざまなピットフォールがあり，チーム全体での対処が必要で，高度な技術を要する．そのため，すべての施設でできるわけではなく，またすべての患者に MICS が適応できるわけでもないことを念頭に置く必要があり，CT 等を用いた術前の評価が重要になってくる．

僧帽弁形成術の複雑さの程度と各施設のチームの経験，術者の経験との適切なバランスをとりつつ患者選択を行うことも重要である．海外で主として報告している施設は，high volume center が大半であり，どのような僧帽弁形成術も MICS で可能と考えられるが，慣れていない施設では，

MICSで人工心肺時間や心停止時間が延長することを考慮して，無理をしないことも大切である．

このように，患者の重症度，施設，術者の熟練度，MICSのメリットやデメリットを十分に考慮しつつ，一人一人に対して適応を決定していくことが重要であり，これは僧帽弁形成術に限らず，大動脈弁置換術，心房中隔欠損閉鎖術，左房粘液腫摘出術，冠動脈バイパス術を行う際にも必要になってくる（詳細は症例選択を解説しているIV章を参照）．今後は汎用性のある評価方法の確立が求められる．

文献

1) Iribarne A, et al : A minimally invasive approach is more cost-effective than a traditional sternotomy approach for mitral valve surgery. J Thorac Cardiovasc Surg 2011 ; **142** : 1507-1514
2) Iribarne A, et al : Comparative effectiveness of minimally invasive versus traditional sternotomy mitral valve surgery in elderly patients. J Thorac Cardiovasc Surg 2012 ; **143** (Suppl) : S86-90
3) Vollroth M, et al : Minimally invasive mitral valve surgery is a very safe procedure with very low rates of conversion to full sternotomy. Eur J Cardiothorac Surg 2012 ; **42** : e13-e15
4) Cheng DC, et al : Minimally invasive versus conventional open mitral valve surgery : A meta-analysis and systematic review. Innovations (Phila) 2011 ; **6** : 84-103

アプローチ

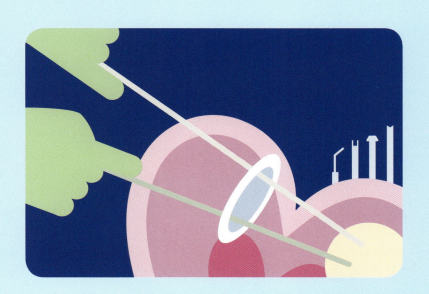

A 胸骨部分切開

1 胸骨上部部分切開法：MICS-AVR を例に

泉谷裕則

a. 胸骨部分切開の歴史とコンセプト

大動脈弁置換術（AVR）は，胸骨正中切開で行うのが標準的なアプローチであるが，1990年代から胸骨正中切開を伴わない低侵襲心臓手術（minimally invasive cardiac surgery：MICS）による AVR が行われ始めた[1]．MICS のアプローチとして，胸骨を切開しない parasternal incision や mini thoracotomy による anterior thoracotomy が行われた．また，胸骨を横切開する transecting sternotomy も行われた[2]．胸骨部分切開（partial sternotomy）としては，上方や下方（J型，L型，逆L型）切開，また日本で開発された open door method などがある[3]．術者の好みやそれぞれの方法には欠点や利点があり，今まで多くのアプローチが紹介された．これらの MICS-AVR のアプローチ法について図1にまとめた．

多くの方法の中でここでは胸骨部分切開による MICS-AVR について，特に胸骨上部部分切開（upper partial sternotomy）の手技について述べる．今後は sutureless valve の登場で MICS-AVR の需要が高まると考えられる．また胸骨正中切開手術と基本的な手技や器械が変わらないため，これから MICS を始めようと考える術者にはよい方法であり，修得しておくべき手術方法である．

b. 手術適応および禁忌

胸骨部分切開による MICS-AVR の皮膚切開は7cm を基本としている．MICS 用の開胸器または肋間開胸器を用いるため，術野の幅は4〜4.5cm 程度とする．それ以上開胸器を開くことで皮膚損傷や右内胸動静脈損傷を起こす危険性がある．幅の狭い術野での手術操作を行うため術前評価として，上行大動脈径が4.5cm 以下であること，送血管の挿入や大動脈遮断に支障をきたすような石灰化や粥腫などの動脈硬化がないことを確認する．

大動脈弁狭窄症または大動脈弁閉鎖不全症を対象とした大動脈弁置換術を行うのを標準とするが，大動脈弁閉鎖不全症に対しての大動脈弁形成術や大動脈基部に対しての Bentall 型手術も可能である[4]．手技の困難さが想定されるため初回の心臓手術を適応としている．手術適応を表1に示す．

c. セットアップと手術手技の実際

麻酔方法，患者体位やドレーピングは通常の胸骨正中切開と同様である．

第2肋骨上縁付近から尾側にかけて胸部正中に7cm の皮膚切開を行う．胸骨柄上縁の頚切痕の後面に指が入るように出血に注意をしながら十分に剥離を行う．右第4肋間を確認し肋間前面の筋肉を剥離する．肋間筋から出血がないように鉗子や電気メスを用いて肋間を胸骨後面まで慎重に剥離する．鉗子が深く入ったり外側を剥離したりすると右開胸になることがあるので注意する．これらの操作が7cm の皮膚切開で困難な場合は，上下どちらかの皮膚切開を延長することで可能になる．胸骨は通常の胸骨鋸を用いて胸骨柄上縁の頚切痕から正中を尾側に向けて切開し，途中で右第4肋間に向けて滑らかに方向を変える．胸骨鋸の長さが短く，皮膚切開部から挿入するのに苦労することがあるが，胸骨鋸本体を挿入するようにすればよい．肋間に向けての胸骨鋸の急激な方向転換は難しいので注意が必要である．うまくいかない場合は，正中の切開部に向けて肋間から切開を追加する方法もある．この場合は内胸動静脈の損傷に注意する．

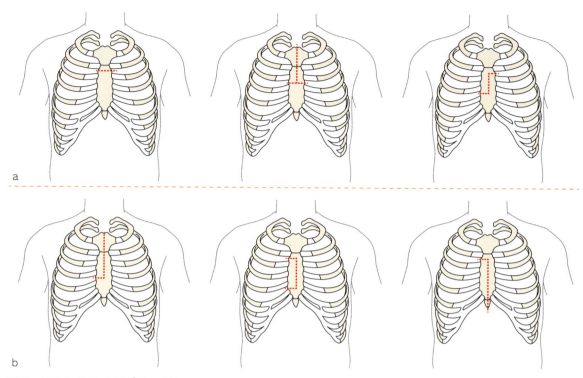

図1 MICS-AVR のアプローチ法
a：transecting sternotomy，b：胸骨部分切開

表1 胸骨部分切開による MICS-AVR の適応
- 大動脈弁狭窄症，大動脈弁閉鎖不全症が対象
- 大動脈弁置換術，大動脈弁形成術の予定手術
- 上行大動脈の高度な動脈硬化や石灰化がなく，また拡大がない（4.5 cm 以下）
- 年齢は問わない
- 初回の心臓手術である

　胸骨切開面の止血を十分に行い，開胸器をかける．胸腺の剥離と心膜切開を行うが，心膜切開の尾側は可能な範囲でとどめる．心膜切開部の左右3ヵ所，計6ヵ所に吊り上げ糸をかけ支持する．ここで一旦開胸器を外して，心膜の吊り上げ糸を引き上げて固定してから，再度開胸器をかける．これにより上行大動脈が前面に上がってくるので手術の操作性が向上する．開胸器を開く幅は前述のように 4.5 cm までにとどめる（図2）．ここまでできれば後は基本的に通常の胸骨正中切開の手術操作と大きく変わることはなく，特殊な手術器械も必要ではない．

　送血管のカニュレーションは通常の胸骨正中切開手術と同様に上行大動脈に行うことができ，これがこの手術方法の最大の利点である．後述のように，胸骨下部部分切開（lower partial sternotomy）の MICS における上行大動脈のカニュレーションは視野が制限されるため通常位置よりもやや中枢測になり，フレキシブルな送血管を選択する必要がある．脱血管は側孔のあるタイプで 29 Fr のものを選択し，上大静脈から挿入している．挿入角度の問題でできるだけ寝かせて挿入したいが，上大静脈の位置が深く困難な場合もある．その場合は右心耳から挿入する．右心耳からの挿入は容易であるが脱血管が後の手術操作の視野の妨げとなることがあるため，上大静脈からのカニュレーションを推奨する．脱血管のカニュレーションは右鼠径部の大腿静脈から挿入する方法もあるが[5]，胸部の術野だけでカニュレーションを含め手術操作可能である．

　人工心肺については，通常の回路やシステムを用いる．陰圧吸引脱血は必須であり，十分に脱血させることで後の手術操作がしやすくなる．陰圧

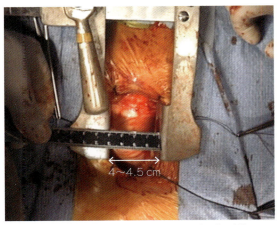

図2　胸骨上部部分切開の術野（写真上が頭側）

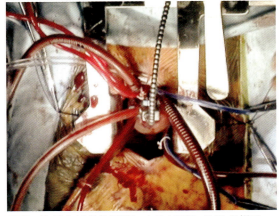

図3　胸骨上部部分切開によるMICS-AVRの様子
フレキシブル鉗子による大動脈遮断を行ったところ．

は20〜50 mmHgで調整する．左室ベントは右上肺静脈から挿入可能で通常の操作と同様である．まれに左室ベントの挿入が困難な場合があるが，陰圧吸引脱血を十分に行うことと大動脈切開から直接左室内に細めのチューブを挿入して無血視野を保つようにする．初回の心筋保護は上行大動脈の心筋保護カニューレからの順行性のみで，逆行性のカニューレ挿入は困難であるため使用しない．2回目以降の心筋保護は選択的冠灌流を行う．狭小弁輪やValsalva洞の小さい症例では，supra-annular positionの生体弁の移植後は選択的冠灌流のカニューレが冠動脈口に挿入困難な場合もあるため，生体弁を弁輪に落とし込む直前に最終の心筋保護を行うように心がけるのが安全な方法である．

　標準術式で大動脈の剝離などを行うことがあるが，大動脈の剝離やテーピングは必ずしも必要でない．大動脈と肺動脈間の剝離は最小限に行い，大動脈遮断は虚脱した肺動脈と一緒に遮断するのが簡便である．左心耳を巻き込まないようにするのは言うまでもない．大動脈遮断鉗子は通常のL型のFogarty鉗子が使用可能であるが，フレキシブルなCosgrove型の鉗子を用いることで術野空間の確保に役立つ（図3）．大動脈切開は通常の横切開あるいは斜切開で行う．

　大動脈弁置換術の手技は通常の胸骨正中切開手術と同じであるが，器械の操作は術野が狭くなる

ことでやや難易度が高くなる印象である．sino-tubular junction（STJ）が小さいあるいは狭小弁輪の症例で困難さを感じる程度で，視野が不良になったり手術の継続が困難になったりすることはない．視野展開の工夫として，大動脈切開を延長したり，交連部の吊り上げ糸をかけ前方に展開したりすることで，より良好な視野確保が可能である．

　心停止後の心筋保護は，選択的冠灌流カニューレを用いて行う．右冠動脈口は直視できないことが多いが，デンタルミラーを用いることで安全にカニューレの挿入が可能となる．大動脈弁の切除や石灰除去に対するCUSAを用いた手技は通常どおりに行うことができる．

　大動脈弁輪への糸かけは，生体弁ではsupra-annular positionにnon-everting mattressにかけたり単結節でかけたりして特に通常の方法からの変更はない．糸の結紮は狭い術野であるが，右開胸によるMICSと違いノットプッシャーなどのデバイスは必要でなく，直接指での結紮が可能である．

　大動脈切開の閉鎖は通常の方法で行うが，大動脈遮断解除後は止血のための糸かけが難しくなるため，できるだけ丁寧な運針を心がける．心腔内エアの除去は上行大動脈の心筋保護カニューレを大動脈ベントとし，体位変換をするなどして経食道心エコー下に行う．止血を十分に行い，特に胸

骨下面の出血や右第4肋間からの出血がないことを確認する．ドレーンは19 Frのブレークドレーンを1本，前縦隔に留置する．剣状突起下正中から挿入するが，術野までの距離が通常より遠いため少しやり難さを感じる．右開胸になっている場合は，胸腔ドレーンを1本追加してもよい．心膜を大きく切開していないため，心嚢に血液がとどまることはなく心嚢ドレーンは必要でない．胸骨ワイヤーは胸骨柄に2本，胸骨に2本の合計4本を使用する．一番尾側のワイヤーは第4肋間が閉まる方向，すなわち左側はやや尾側に右側はやや頭側に少し斜めにかけるのがよい．

MICSを初めて行う術者にとっては，通常より狭く深く感じる視野に手術操作の困難さやストレスを感じることがあると思われるが，針の持ち方や運針を工夫して，冷静に各操作を確実に丁寧に行うことが大切である．結果的に標準手術に比べてやや手術時間や心停止時間が延長する場合もあるが，手術が困難なために胸骨正中切開にconversionしたり許容範囲を超えるような手術時間延長となることは考えにくい．万が一不測の事態で出血のコントロールができないなどの理由で胸骨正中切開にconversionが必要な場合は，皮膚切開を延長し胸骨切開を剣状突起まで延長することで容易に通常の視野展開が可能である．このようなことも想定し，念のため手術中は胸骨鋸を清潔野に保っておくようにする．

d. 胸骨上部部分切開か胸骨下部部分切開か

ここまで胸骨上部部分切開についての手術手技を解説したが，解剖学的理由で胸骨下部部分切開が好ましい症例も存在する．胸骨下部部分切開を好んで行う術者もおり，メリットとしては大動脈弁との距離が若干近くなる点がある．しかし，大動脈弁の向きを考えると手術操作は頭側から覗き込むような姿勢になるため，上部部分切開のほうが下部部分切開に比べて大動脈弁輪をより真上から見るような位置にくる．胸骨部分切開による手術は，術野が狭いためカニュレーションがストレスになることが少なくない．特に送血管の挿入は確実に安全に行えることが必要である．この点においては，上部部分切開では上行大動脈へのカニュレーションはさほどストレスにはならない．しかし下部部分切開は，どうしても第2肋間より頭側の視野が十分でないことから送血管のカニュレーションの位置が上部部分切開に比べて中枢側になり，糸かけ操作，送血管の挿入や抜去操作，

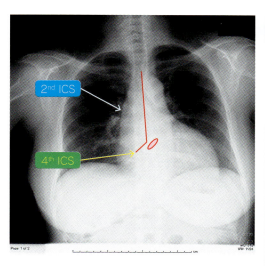
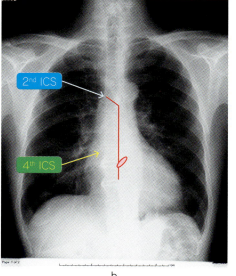

図4　胸骨部分切開の各方法が好ましい典型的な症例の胸部X線像
　　a：上部切開が好ましい例，b：下部切開が好ましい例（2nd ICS：第2肋間，4th ICS：第4肋間）．

さらに止血操作の難易度が高くなる．したがって，多くの症例では胸骨上部部分切開を行うほうが，通常の胸骨正中切開手術に近い形で施行可能である．

　胸骨下部部分切開が好ましい症例は，大動脈弁が尾側に位置しているために，上部部分切開では術野から大動脈弁が遠くなりすぎて手術操作が困難になる可能性が高い症例である．術前 CT で大動脈弁の位置を確認することができ，胸骨上部部分切開の際に胸骨を横断する右第 4 肋間の断面と大動脈弁輪の位置関係を確認できる．通常多くの症例では，第 4 肋間の断面は大動脈基部 Valsalva 洞から大動脈弁輪までの位置である．しかし第 4 肋間の断面が上行大動脈で第 5 肋骨より尾側に Valsalva 洞が位置するような場合は，胸骨下部部分切開が好ましい．

　それぞれの方法が好ましい典型的な症例の胸部 X 線像を図 4 に示す．胸骨切開ラインを想定し，送血管挿入部位や大動脈弁輪の位置を確認し，術前の CT 検査画像で十分にイメージを持つようにする．

文献

1) Cosgrove DM 3rd, et al : Minimally invasive valve operations. Ann Thorac Surg 1998 ; **65** : 1535-1538
2) Doty DB, et al : Cardiac valve operations using a partial sternotomy（lower half）technique. J Card Surg 2000 ; **15** : 35-42
3) Kasegawa H, et al : Right-sided partial sternotomy for minimally invasive valve operation : "open door method". Ann Thorac Surg 1998 ; **65** : 569-570
4) Yan TD : Mini-Bentall procedure. Ann Cardiothorac Surg 2015 ; **4** : 182-190
5) Mihaljevic T, et al : One thousand minimally invasive valve operations : early and late results. Ann Surg 2004 ; **240** : 529-534

2 胸骨下部部分切開法：方法と適応

松宮護郎

a. 胸骨部分切開法の利点と欠点

　胸骨部分切開法にはさまざまな方法があるが，主として胸骨上部部分切開（upper partial sternotomy），胸骨下部部分切開（lower partial sternotomy）の2つの方法が広く臨床応用されてきた（図1）．いずれの方法も皮膚切開長としては約8cm程度必要であるが，特に下部部分切開では胸骨頭側の傷は目立たないため，夏などに胸ぐりの深い服を着ても傷が見えないというメリットがある．また，カニュレーションを胸骨正中切開と同様にすべて術野から行うことができるので，大腿部からの送脱血管挿入に伴うトラブルを回避できる．

b. 胸骨下部部分切開の方法

　剣状突起1～2横指頭側から第3肋骨レベルに至る約8cmの正中皮膚切開を加える（図2）．皮膚切開上縁から周囲の皮下組織を剥離し，胸骨前面を露出して第2肋間上縁を左右にマーキングする．第2肋間胸骨縁に付着する大胸筋および肋間筋を剥離し，胸骨裏面に無理なく鉗子が挿入できるスペースを作製する（図3）．胸骨下縁から第2肋間のマーキングした部分まで胸骨正中切開を加え，さらに右第2肋間に向かって逆L字型の胸骨切開を完成する（図4）．胸骨を完全に横断しT字型の切開とする方法もある（図5）．

　開胸器をかける前に，鉤で胸骨を挙上し第2肋間で内胸動静脈を同定し頭尾側に向かって1肋間分程度剥離しておく．これによって開胸器をかけても内胸動脈を伸展させて損傷することなく温存することが可能となる．バイパスグラフトとして内胸動脈を使用する場合，胸骨切開縁から上部にリトラクターをかけて挙上し，頭側に向かって剥離すると第1肋間あたりまでは分枝を処理することが可能である．しかし，通常の胸骨正中切開で採取する場合に比べると頭側の分枝を数本残さざるをえないという欠点はある．

　開胸器をかけて広げ，心膜を逆T字に切開する．心膜切開縁に左右3～4本ずつの牽引糸をかけ，術野外へ引き上げ，覆布に鉗子で固定する．これにより心臓が術者側に挙上され手術操作が容易となる．心膜頭側は心膜の折り返しの部分まで切開できるのでこれに牽引糸をかけ挙上する．

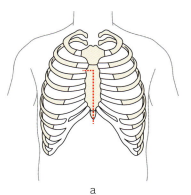 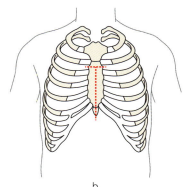

a　　　　　　　　　　　　　b

図1　胸骨下部部分切開法の例
a：逆L字型，b：T字型

III．アプローチ（胸骨部分切開）

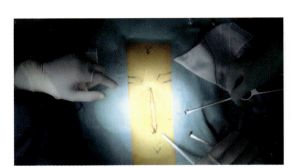

図2　第3肋骨レベルから剣状突起上約2横指レベルに至る約8cmの皮膚切開
胸骨上縁，剣状突起，第2肋間がマーキングしてある．

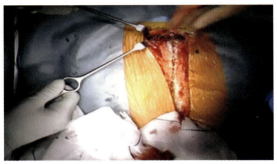

図3　右第2肋間での大胸筋，肋間筋の剥離
内胸動脈を損傷しないよう注意する．

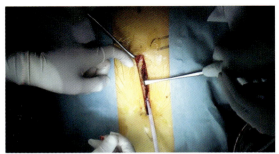

図4　胸骨下縁から第2肋間に至る逆L字型の胸骨部分切開

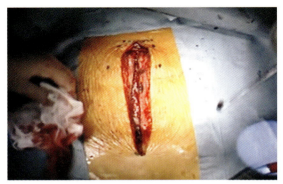

図5　胸骨下縁から第2肋間に至るT字型の胸骨部分切開
気管切開患者における術野汚染防止目的で本術式を採用しており，下方への皮膚切開は通常より長めに置いている．

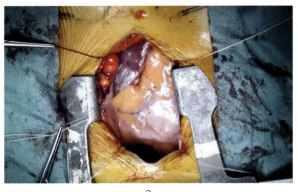 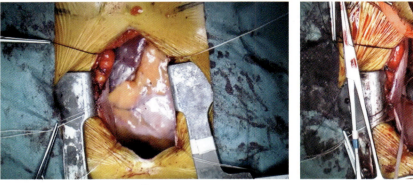

a　　　　　　　　　　　　　　　　　b

図6　逆L字型の胸骨部分切開での視野（a）とカニュレーションの様子（b）
カニュレーションはすべて術野から行うことが可能である．

　全身ヘパリン化後カニュレーションを開始する．上行大動脈表面を把持し足側に牽引すると上行大動脈の遠位部，心膜折り返し付近に容易に送血管を挿入することができる．取り回しが容易で視野の妨げにもなりにくいのでPCPS用のソフトカニューレを用いることが多い．脱血管も通常どおりの方法で術野から挿入する（図6）．下大静脈への脱血管を右季肋下の小切開口（後にドレーン挿入口として使用する）から出し，術野の妨げにならないようにする方法もあるが，筆者らはす

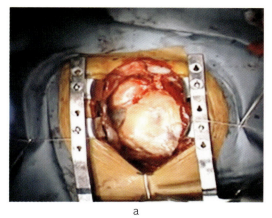 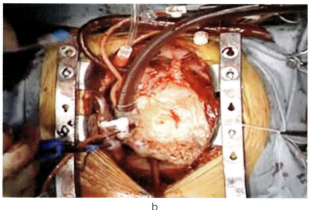

図7 T字型の胸骨部分切開での視野（a）とカニュレーションの様子（b）
カニュレーションはすべて術野から行うことが可能である．心臓の脱転も可能で，ほぼすべての心臓手術に対応可能である．

べて術野からカニュレーションすることで十分術野が確保できると考えている．左室ベント，逆行性冠灌流カニューレも通常どおり挿入できる．

その後の手術手技は通常の胸骨正中切開と変わることはない．僧帽弁へのアプローチも右側左房切開で可能であり，胸骨上部部分切開での僧帽弁手術のように上部経中隔（superior trans-septal）アプローチを採用する必要はないので，術後に洞機能不全症候群をきたす可能性は低い．

閉胸時は温存した上部胸骨と下部胸骨片との間に縦方向にワイヤーをかけ，下部の縦切開した左右胸骨片に3～4対のワイヤーをかける．まず上下の胸骨をL字またはT字に切開された角の部分を隙間がないように合わせてしっかり固定し，その後に左右の下部胸骨をワイヤーで合わせる．

c. 適応

胸骨を右下半側切開する方法では，比較的視野が限定されるので，僧帽弁，大動脈弁の単弁手術が主な適応となるが，二弁手術や，三尖弁，右冠動脈へのバイパスを含む複合手術などもこの視野から施行することは可能である．

一方で，胸骨を第2肋間で横断する方法では，心臓全体にわたって良好な視野を得ることができ（図7），また心臓を脱転することも可能になるので，基本的にはほぼすべての心臓手術が対応可能となる[1]．両側内胸動脈の採取も可能であり[2]，

off-pumpでの多枝バイパス手術を施行することもできる．

低侵襲という目的とは少し離れるが，胸骨正中切開が困難な状況であるために本術式を積極的に採用すべき適応として，気管切開施行中の患者，あるいは術後高い確率で気管切開が必要になる患者における開心術が挙げられる．創上縁から気管切開口まで通常5～6cm程度の十分な距離が保たれるため，創部の汚染から縦隔炎への進展を心配する必要がなく，有用な方法である．長期に心不全で挿管中あるいはすでに気管切開を施行して呼吸管理中といった重症患者における多弁疾患やCABGを含む複合手術，補助人工心臓装着手術などをこの方法で施行すると，術後の呼吸管理を非常にスムーズに進めることができる．

また，右小開胸による手術が禁忌あるいは困難となる症例においても対応が可能である．すべて上行大動脈への送血管の挿入が可能であることから，逆行性送血による合併症が懸念される高度動脈硬化合併症例や，右開胸手術の既往，胸郭変形などにより右小開胸MICSが非適応となる症例でも対応可能である．

d. 成績

これまで本術式の有用性を胸骨正中切開と比較した研究は多いが，手術死亡，主要な合併症には差がなく，長期成績においても生存率，再手術の

頻度には差がなかったとする論文が多い[3]．逆L字切開では術中に胸骨正中切開に移行する必要性は4％の症例であり，多くは良好な視野が得られなかったためと報告[4]されているが，T字切開ではconversionはなかったとされている[1]．

本術式の利点として出血量，術後挿管時間の削減，術後呼吸機能の維持，創痛の程度軽減において胸骨部分切開のほうが有意に良好であったという報告が多い[5]．

文献

1) Fenton JR, et al : Minimally invasive aortic valve replacement surgery through lower half sternotomy. J Thorac Dis 2013 ; **5**（Suppl 6）: S658-661

2) Yajima S, et al : Bilateral internal thoracic artery grafting via t-shaped partial sternotomy in a patient with terminal tracheostoma. J Card Surg 2016 ; **31** : 690-691

3) McClure RS, et al : Early and late outcomes in minimally invasive mitral valve repair : An eleven-year experience in 707 patients. J Thorac Cardiovasc Surg 2009 ; **137** : 70-75

4) Tabata M, et al : Conversion to full sternotomy during minimal-access cardiac surgery : Reasons and results during a 9.5-year experience. J Thorac Cardiovasc Surg 2007 ; **134** : 165-169

5) Atik FA, et al : Less invasive versus conventional double-valve surgery : A propensity-matched comparison. J Thorac Cardiovasc Surg 2011 ; **141** : 1461-1468, e4.

B 右小開胸による僧帽弁手術

B-① 開胸器あり

1 内視鏡補助直視下による右小開胸僧帽弁形成術

岡本一真

a. 手術セットアップ

麻酔導入時に右内頚静脈から中心静脈カテーテルを留置し，その中枢側に 4 Fr シースを留置する．このシースは上大静脈へ脱血カニューレを留置する際に利用する．患者は仰臥位とし，右腕は軽く開大し体に沿うように固定するが，右背部にバッグを留置し右胸部を軽く挙上することで右側胸部のスペースを広くする．

気管挿管は，気管支ブロッカーを用いるか double lumen tube により分離肺換気とする．double lumen tube の場合は確実に分離肺換気が確立できるが，手術後にチューブの入れ替えを要する．

開胸部位は胸部 X 線の上行大動脈と右房の位置を参考に決めるが，おおむね第 4 肋間を選択する．迷ったら上方の肋間を選択する．これは僧帽弁よりも上行大動脈へのアプローチを優先するためである．男性では対象肋間の直上に皮膚切開を，女性では infra-mammary fold に沿って切開する．乳腺組織と胸筋との間の創を十分に剥離してから目的の肋間に達することになるため，女性では創の長さが長くなる．

前側方部に約 5～8 cm の皮膚切開予定部マーキングを行う．また，カメラポート（メインのポートと同じ肋間で 3～4 cm 背側）と左室／左房ベントチューブ用ポート（第 5 肋間中腋窩線付近）の部位，前胸部正中ライン，両側鼠径部の皮膚皺ラインをマーキングする．

b. ポートデザイン

メインのワーキングポート（WP）内にライン類が通過しないセットアップにすると，手術器具の出し入れや糸針の裁きなど手術操作に関連した

ストレスが軽減され，WP を介した直視野が確保される．このために，手術用内視鏡，大動脈遮断鉗子，ベントチューブなどを通すためのサイドポート（SP）を余分に設けるが，SP の増設には，①胸壁出血，②傷が増える，③突起物による糸の引っかかりなどのデメリットがある．手術操作や視野確保と SP を増やすことのデメリットを天秤にかけてポート配置を決める．ポート設置は，手術操作を直視主体で行うか内視鏡視主体で行うかでも変化する．直視と内視鏡視を両方用いる筆者は，WP に SP を 2 つ追加する．SP は内視鏡と左房／左室ベントチューブに 1 つずつ割りあて，大動脈遮断鉗子と心筋保護液注入針，二酸化炭素注入ライン，心室ペーシングリードは WP 内に留置する．このうち，二酸化炭素注入ラインとペーシングリードは創縁保護用ラッププロテクターと胸壁の間に挟んでしまうため手術操作を邪魔しない．

カメラポートは WP と同肋間の中腋窩線付近に留置する．カメラポートが WP から遠いと内視鏡が患者の右上腕にあたり，可動域が制限される．

WP から 2 肋間下で WP の下縁より少し腹側の側胸部に左房／左室ベント用 SP を留置する．閉胸時に 2 つの SP を利用して心嚢内と胸腔内にドレーンを留置する．

c. ポート設置

最初にメインの作業ポートを作製する．筋肉切断時は確実に止血する．分離肺換気とし，肺を損傷しないように慎重に切開し，開胸とする．この時点で分離肺換気が完成しているのが望ましい．肋骨に損傷を与えることなく肋間を開大するために，肋間筋を背側までしっかり切離する．胸骨側

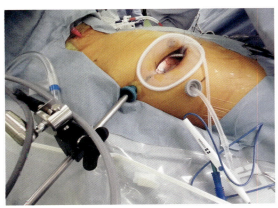

図1　ポートデザイン
メインのワーキングポートを右第4肋間に作製し，カメラポートを同肋間に留置する．ベントチューブ用のポートは2肋間下に留置する．

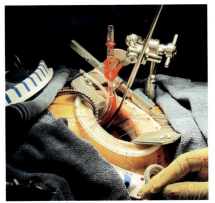

図2　僧帽弁形成術の術野
メインのワーキングポートの中を大動脈遮断鉗子，心筋保護液注入針，左房鈎が通過している．

は右内胸動脈・静脈の1 cm程度手前まで肋間筋を切断する．

　次にラッププロテクターを創内に留置する．この際に，二酸化炭素注入ラインとペーシングリードをあらかじめラッププロテクターと胸壁の間に挟み込む．左手指で胸腔内から肋間を確認しながら内視鏡とベントチューブの2つのSPを設置する．肺や横隔膜，肝臓，肋間動静脈などを損傷しないよう愛護的に行う（図1, 2）．

d. 末梢血管からの人工心肺確立

　右大腿動脈と右内頸静脈を用いて人工心肺を確立する．左右どちらの血管を用いてもよいが，下大静脈へは右大腿静脈のほうがカニューレが上がりやすいとされている．

　右鼠径部の皮膚の皺に沿って2〜3 cmの斜切開で大腿動静脈の前面のみを露出する．リンパ漏や出血などのリスクを下げるために，剝離は最小限とし，テーピングしない．下肢虚血再灌流障害を回避するため，INVOSなどの組織酸素飽和度（rSO₂）モニターで両下腿血流を監視する．大腿動脈カニューレは極力浅く留置し，遠位側への灌流を維持する．また，腸骨動脈から大腿動脈のスパズムが関与する可能性もあり，予防のために，1％キシロカイン20 mL＋ミルリノン1A（10 mg）を大腿動脈から外腸骨動脈の周囲に浸潤させている．同じ考え方で，麻酔の導入時の血圧低下に対

して，ノルアドレナリンなど血管収縮薬の使用を避ける．

　送脱血カニューレを留置する際には，経食道心エコー（TEE）下でガイドワイヤーをゆっくり進め，ガイドワイヤーの存在を監視しながらカニューレを進める．抵抗がある場合は，それ以上進めず，原因を検索する．右大腿動静脈から進めたガイドワイヤーは容易に腎動静脈などの腹部血管に迷入したり，腸骨領域で大きくたわんだりする．異常を感じたらガイドワイヤーの種類を変更したり，透視を使用するなどの対策を講じる．

　大腿動脈へカニュレーションする前には大腿動脈に動脈硬化がないことを確認する．TEEで下行大動脈内にガイドワイヤーを認識しながら行う．浅めに留置するため，カニューレが抜けないよう皮膚に確実に固定する．

　僧帽弁手術では大腿静脈からの1本脱血で手術可能だが，左房鈎による展開でカニューレ先端が移動し脱血性能が変化する．安定して良好な脱血を得るために右内頸静脈を加えた2本脱血とするほうがよい．無血視野を得るためには余裕ある脱血能力を確保したい．

　下大静脈へカニューレを進める際にはTEEのbicaval viewで右房と上大静脈を同時に観察しながらカニューレを進める．ガイドワイヤーが卵円孔を介して左房へ迷入，三尖弁を通過して右室に先端がある，肝静脈に迷入するなどは合併症につ

ながるため，確実にガイドワイヤー先端を認識する．

上大静脈へは麻酔導入時に留置したシースを利用して 16 Fr もしくは 17 Fr の脱血カニューレを留置する．ガイドワイヤーを用いてもダイレーターによる静脈穿孔などの合併症が起きうるため，上大静脈と鎖骨下静脈の合流部付近を内視鏡で監視しながら操作する．折れ曲がりにくい材質のガイドワイヤーの使用も検討する．刺入部の皮下組織をしっかり剝離しておくとよい．カニューレの先端は上大静脈と無名静脈の合流部付近とする．

逆行性送血開始時には，TEE で逆行性大動脈解離や粥状硬化の遊離などの異常がないことを確認しつつ，徐々に流量を増やす．送血圧が 300 mmHg を超える場合は送血を停止し，両側大腿動脈カニュレーション，右鎖骨下動脈送血や人工血管を用いた送血など他の方法に切り替える．体外循環が確立されたことを確認して，心膜の切開に進む．

e. 心膜切開

体外循環を開始し，十分脱血した後に，横隔神経から離れた場所で心膜を開放する．最低 2 cm 離すが，なるべく横隔神経から離れた部位で下端は下大静脈付近，上端は上行大動脈上方まで切開する．この両端付近で横隔神経損傷リスクが高まるため慎重に操作する．胸腺組織や心膜表面の脂肪からの出血は電気メスでは止血が難しく，吸引凝固嘴管サクションボール・コアギュレーター（山科精機）を用いたソフト凝固が有効である．

心膜の手前側（背側）に牽引糸を 3 本かけ，内視鏡用ポートより背側で胸壁を貫通させ，心膜を牽引して胸壁に鉗子で固定する．肋間動静脈の損傷を回避するために，まず Adams-Yozu イントロデューサー・トロッカー（GEISTER 社）で胸壁を貫通した後に，その中にターニケット内筒を通過させ，糸を引き出す．

心膜の前側端は，心膜の尾側側と上行大動脈付近に 1 本ずつ牽引糸をかけ，WP から出して牽引する．

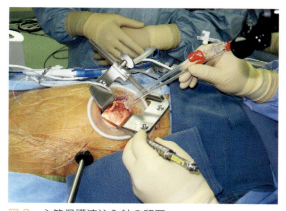

図 3　心筋保護液注入針の留置
上行大動脈まで距離があるため，通常より長めでトリプルルーメンのタイプを用いる．

f. 心筋保護液注入針留置

上行大動脈への心筋保護液注入針の留置および抜去は最も注意を要する．トラブルを回避するために WP から上行大動脈にストレートにアプローチできる場所を選ぶと側壁よりとなるが，問題はない．上行大動脈への糸かけには，注入針抜去時に糸の縛りこみができ，断裂のリスクの少ない Gore-Tex 糸（CV-5）を用いる．心筋保護液注入針も通常より長いものを使用する．心筋保護液注入中の圧がモニタリングできるダブルルーメンもしくはトリプルルーメンの製品を使用する．女性や若年者では注入針刺入時に大動脈後壁を損傷しないよう慎重を期する（図 3）．

g. 上行大動脈遮断・心筋保護

大動脈遮断は，Adams-Yozu Cygnet（AY Cygnet）遮断鉗子を transvers sinus に挿入して行う．左心耳を挟んでいないか，心膜を挟み込んでいないかを確認したのち，人工心肺の流量を落として，上行大動脈圧を下げたうえで大動脈遮断し，心筋保護液を注入する．AY Cygnet は Chitwood clamp のような胸壁貫通型大動脈遮断鉗子より自由度が高い．肺動脈と上行大動脈の間の剝離，あるいは，肺動脈よりも頭側の上行動脈背側の鈍的剝離でも遮断部位を確保できる．上行大動脈が短い場合，右心耳が上行大動脈に覆い被

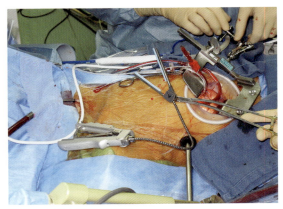

図4　上行大動脈の遮断
シャフトがフレキシブルなタイプの遮断鉗子をメインのワーキングポートを通過させ，上行大動脈を遮断する．

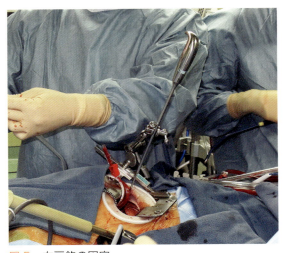

図5　左房鉤の固定
左房鉤はメインのワーキングポートの中を通過させ，小開胸用開胸器に接続したアームによって固定する．これにより自在に鉤を動かすことができ，左房展開の自由度が高くなる．

さっている場合や，遮断鉗子で左心耳を挟み込みそうな場合は，頭側での上行大動脈遮断を選択する（図4）．

　心筋保護液注入中は大動脈弁逆流がなく，大動脈基部圧が上がっていることを確認する．心筋保護液追加時は僧帽弁輪にかけた糸や左房鉤による展開などで大動脈弁が変形し，大動脈弁逆流が出現することがある．これに気づかないと心筋保護が不十分になる．

h. 左房切開

　右小開胸では僧帽弁へは右側左房切開が基本である．右の上下肺静脈起始部と右房の間にある粗な組織であるSondergaard's planeを，左房の上に乗った右房を蝶番となる心房中隔までめくりあげるイメージで，心房中隔に向けて可能な限り奥まで剥離する．メスやメッツェンバウム型剪刀などを用い，電気メスは使用しない．

　大動脈遮断後，順行性心筋保護液を注入しながら，マーキングしたラインで左房を切開する．心筋保護液を注入中に右室の横隔膜面に心筋リードを留置する．心筋リードは必ず心停止中に留置する．

　左房切開線の頭側は右上肺静脈起始部の頭側端で止める．足側は右下肺静脈と僧帽弁輪の間に達するまで切開する．頭側切開が下大静脈の裏まで達すると縫合閉鎖が困難になるが，足側は左房背側まで切開して差し支えない．

i. 僧帽弁鉤による展開

　胸壁貫通型の左房鉤は内胸動静脈や肋間動静脈からの出血が懸念される．対して，小切開創の中にシャフトを通すタイプの左房鉤は可動域が広く，合併症も少ない．左房鉤はベッドに固定した手術器具把持器で把持するオプションもあるが，ハンドリングが悪い．筆者らは小開胸用開胸器に左房鉤保持アームが接続できるタイプの開胸器（Adams-Yozu Mini Valve System，GEISTER社）を採用している（図5）．小さめの左房鉤を1つ使用して左房を展開し，僧帽弁を確認する．同時に僧帽弁全体を良好に視認するのは難しく，操作対象部位を中心に展開し，途中で左房鉤を移動して視野展開する．

　P2からP3にかけての視野展開が難しいことがある．左房鉤を追加し2つの鉤で展開するオプションもあるが，WP付近に突起物がありすぎて縫合糸が引っかかるなどの問題が起こる．

　人工腱索再建などで乳頭筋の視野展開が必要な場合は細めの左房鉤に変更し，先端を僧帽弁の左室側に入れて左室壁を上方に展開する．乳頭筋の視野展開は，胸骨正中切開アプローチより右小開

1 内視鏡補助直視下による右小開胸僧帽弁形成術　31

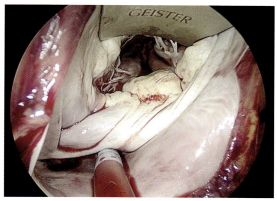

図6　左房鉤による乳頭筋の視野展開
左房鉤で僧帽弁前尖を圧排することで乳頭筋が良好に視認できる．

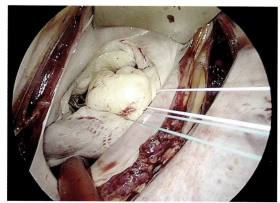

図7　左房鉤による後交連付近の展開
左房鉤を後交連外側に移動して後交連付近の視野を展開する．

胸アプローチのほうが容易である（図6）．

j. 弁輪への糸かけ

　僧帽弁の全貌を一度に把握することにこだわらず，弁輪に糸をかけながら僧帽弁を徐々に展開する．後尖の中央，P2の弁輪から反時計回りにP2，P3，PCと弁輪の糸をかけていく．この場面では左房鉤で後交連の外側を牽引し，P2からPCまでの僧帽弁輪を直線化するイメージで視野展開する．この間，先にかけた糸を鑷子で把持し弁輪の位置をコントロールしながら運針を進める．先に運針した糸をスーチャーガイドにしっかり把持させることで，徐々に僧帽弁が展開される（図7）．

　右線維三角に糸をかけるまで達したら，次はP1からACの弁輪への糸かけに移る．このときに，僧帽弁鉤を一度ゆるめ，前交連の外側を牽引し，ACからP1，P2が直線化するようにする（図8）．最初は前尖弁輪に左房鉤をかけておくと展開がよく，交連付近の運針時に左房鉤を弁外側に移動させると交連や左線維三角付近に糸を刺入しやすい．

　partial bandを用いる場合はこれで糸かけが終了するが，full ringの場合でも両側の線維三角に糸がかかってしまうと，僧帽弁鉤で軽く左房壁を展開するだけで前尖弁輪が視認でき，この部分の糸かけに難渋することはない．

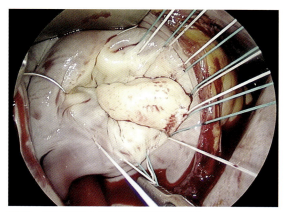

図8　左房鉤による前交連付近の展開
左房鉤を前交連外側に移動し，弁輪にかけた糸を牽引することでP1付近の弁輪を直線化し，運針しやすいようにする．

　左房内操作は内視鏡画像による観察や操作のほうが容易な部位もある．内視鏡下の操作にこだわる必要はないが，ある程度慣れておくと，小切開手術の幅が広がるうえに手術記録の点でも有益である．

k. 左房閉鎖・体外循環離脱

　左房閉鎖法は正中切開の際と比較して特段の違いはない．ベントチューブの吸引を中止してから左房の閉鎖を開始する．大きめの針の糸（Prolene 4-0 SHなど）で足側断端から右側左房切開線の中央まで縫い上げる．次に糸を替えて頭側端から連続縫合し，中央で結紮する．

左房閉鎖が終了したら，terminal warm blood cardioplegia を順行性に投与しそのまま control reperfusion に移行し心拍動が始まるまで継続し，心拍動のある状態で大動脈遮断解除する．本法で，大動脈遮断解除後の心室頻拍や心室細動が少なくなる．切開創が小さいため除細動用パドルを創内に入れ，適切に除細動するのは容易ではないため，遮断解除後に心室性不整脈の起きにくい心筋保護戦略を採用している．

右冠動脈への空気迷入の防止は重要である．心腔内に残存空気がないよう工夫し，遮断解除時には心筋保護液注入針にポンプ吸引ラインを接続して，軽く陰圧をかけながら遮断解除する．

心筋保護液注入針を抜去する操作は危険を孕んでいる．人工心肺の流量と血圧を下げた状態で抜去し，一度ターニケットでスネアしてから外側に purse string suture を追加しこれをスネアする．この方法で最初の内側の縫合糸を減圧した状態で結紮できるため，糸の断裂などが防げる．

l. 残存空気の除去

心腔内に残存した空気を除去するためには tips があるが，そもそも右小開胸アプローチでは胸腔内を二酸化炭素で充満させているため，心腔内には空気が残存しにくい．心腔内残存空気除去の第一歩は心腔内に空気を入れないことである．腔内の血液を吸引し続けることを避け，左房閉鎖時にベントチューブを停止するのもこれと関連がある．大動脈遮断解除後，左一側の片肺換気を開始し，ボリュームを戻し始める．ベッドを左右上下に回転させながら左室の空気を除去する．左室内の空気を除去したら，ベントチューブを左房に引き戻す．特に右肺静脈付近や左心耳内に空気が溜まっていることが多いため，スパチュラなどで押して，空気のたまりを除去する．

空気除去で重要なのは肺循環にしっかり血液を回して肺内の残存空気を追い出すことである．また，十分ボリュームを入れると左室内の残存空気は上行大動脈に排出され，そこから除去される．

m. 止血確認

出血しうるポイントは上行大動脈の心筋保護液注入針抜去部，左房切開線，心膜切開部とその周囲の脂肪組織，そして胸壁である．ターゲットを絞った止血操作を行う．可能な限り右肺を虚脱し内視鏡で丹念に観察する．胸壁を貫通させた牽引糸の刺入部など動静脈を損傷するリスクのある部分はしっかりチェックする．

n. 閉胸

心膜を開放したままにしていると心臓ヘルニアが起こる可能性があるとされているため，心嚢内に Blake ドレーン 19 Fr を留置し，心膜を 1 針閉鎖する．胸腔に 24 Fr の Blake ドレーンを留置し閉胸する．女性の場合は乳房の変形予防のため筋肉縫合時に乳腺を巻き込まないように注意する．

文献
1) 岡本一真：まい・てくにっく—MICS 僧帽弁手術における右胸壁機器配置のコツ．胸部外科 2017；70：175
2) 岡本一真ほか：本邦における低侵襲心臓手術の現況—MICS 僧帽弁形成術のルーチン化．日外会誌 2016；117：124-129
3) 岡本一真：低侵襲手術の最前線—心臓血管領域 右小開胸による直視下僧帽弁手術．胸部外科 2016；69：603-606

B-② 開胸器なし

1 完全内視鏡下アプローチ：3-port法

伊藤敏明

本法はすべての操作を完全内視鏡下に行いつつ，術創が小さくなることによる操作性の低下を左右器具を小さな独立ポートから挿入して解消しようとするものである．さらに穿刺創（stab wound）の数を最小限として出血リスクの軽減を図る．

a. ポートの配置

鏡視下手術ではカメラが目の代わりとなる．よい視野は手術遂行のため最優先事項であり，カメラポートの位置決めが最優先される．3-port法では，内視鏡ポートを中心とした三角形に左右操作ポートを配置する．3D Endo-MICSでは右利きの場合（筆者は右利き），通常第4肋間にwound protector（Alexis wound protector XS～S）を用いた主創，第4肋間背側にカメラポート，第3肋間に左手器具用トロッカーを配置する（図1）．ポートの位置は，患者の体形によりこれより1肋間頭側，あるいは尾側が適正な場合もある．

b. ポート位置決めの手順

ポートの位置は術中に何度も試行錯誤することはできないので，位置決めは慎重に行う．

手術室において体位取りの後，呼気位で心臓の傍胸骨長軸像を経胸壁心エコーで描出する（図2）．僧帽弁はプローブ位置の直下にあり，この方法は術前CTから予想するよりも簡便で正確に麻酔導入や体位変換の影響下での実際の僧帽弁の位置を同定できる．プローブの断面方向が心臓の長軸となる．プローブ位置から右に水平線を引く．この長軸線と水平線の間に3ヵ所のポートを配置すると常に適正な角度から僧帽弁にアプローチできる（図3）．

カメラポートをまず最優先して挿入する．操作ポートより背側から内視鏡を挿入する場合，腋窩

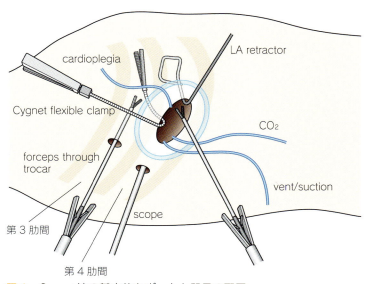

図1 3-port法の基本的なポートと器具の配置

Ⅲ．アプローチ（右小開胸による僧帽弁手術：開胸器なし）

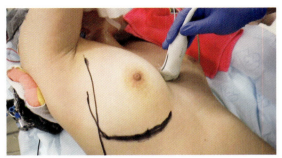

図2　経胸壁心エコーによる僧帽弁位置の同定
エコープローブを胸壁に対し垂直に保持し，傍胸骨長軸像が得られる位置をマーキングする．プローブの断面方向が心臓長軸となる．

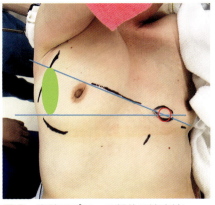

図3　胸壁アプローチ部位の決定法
僧帽弁長軸ラインと僧帽弁位置から体軸断面方向のライン（青）に囲まれた範囲（緑）に3-portを配置する．特にこの範囲より尾側に切開がずれないよう気をつける．

中線上が背側すぎず適正である．トロッカー挿入時には左肺を含め，陽圧換気を止めてもらって肺の損傷を防ぐ．

　直視下MICSで優先される主創の位置は鏡視下MICSでは2番目の優先度となる．主創は同一肋間の前方に作製する．主創の背側端はカメラポートから3cm離れた部位とし，そこから前方に3～5cmの長さとする．創のサイズを大きくしたい場合は前方に創を伸ばすことになる．左手操作用のポートはカメラを挿入した肋間より1肋間頭側から挿入する．女性の場合は，主創の皮膚切開は乳腺外側の縦切開とする．

c. 術者，助手，スコピストの立ち位置

　このように内視鏡の位置決めをすると内視鏡本体と術者の立ち位置との取り合いが生じる．干渉を避けるため，術者は手術台からやや離れ半身の姿勢で手術を行い内視鏡は右脇を通し，スコピストは術者よりやや後ろに立つ．3Dモニターは患者の左側に置き，助手も含め全員が患者の右側に立つ（図4）．モニターの視認性を最優先し，術者はルーペ，ヘッドライトを着けない．モニターへの光の反射を避けるため無影灯は1基のみ点灯し器械台に向けておく．リングへの糸かけ等非鏡視下操作を要する場合だけ無影灯を術野に向ける．

　3D内視鏡は30°斜視鏡を見下ろしで用いる．

d. 各ポートへの器具の配置

　カニューレ類は3ヵ所のポートのいずれかを経由して挿入する．手術中に常に器具を動かすworking portは作製してもnon-working port（単にカニューレやクランプを通すだけ）は作製しないことを原則とする．stab woundの数を最小限とすることでMICSの主要合併症の1つである胸壁出血のリスクを減らす．stab woundから出血した場合，出血点を目視しにくいため電気メスによる止血は容易でない．大動脈遮断鉗子はflexible shaftにretractable sheathが付いたもの（Cygnet clamp）を用いる．左房鉤は主創から挿入するタイプ（MERA製）を用いる．Chitwood鉗子と胸壁貫通型左房鉤を用いるよりもstab woundを2ヵ所減らすことができる．主創の有効面積が低下するが，1cm主創を大きくすればこれらは十分代償でき，そのほうが止血面でも美容面でも有利である．図1のように主創からすべてのカニューレやクランプを挿入する方法のほかに，左手ポートを2cmほどの皮膚切開としてwound protectorのXXSを用い，基部カニューレと大動脈遮断鉗子をこちらに配置することもできる（windows technique，図5）．

　手前の心膜吊り上げ糸はカメラポートより背側の胸壁を通す．出血を避けるために最初から心膜

1 完全内視鏡下アプローチ：3-port 法　35

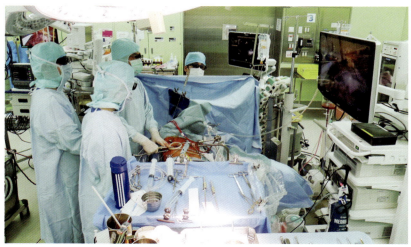

図4　術者，助手の立ち位置
術者は最も頭側，中央のスコピストは一歩下がり助手は尾側に立つ．スコピストと助手を兼ねて2名で行うこともできる．患者の左側には誰も立たず，術者，助手とも同一のモニターを同一方向から見て手術を行う．無影灯は1基のみ点灯し，器械台を照らしている．

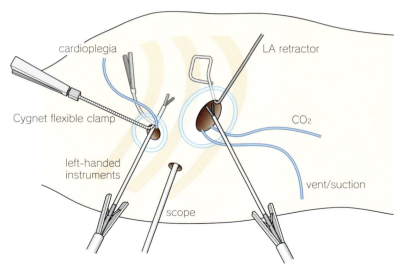

図5　3-port（2-window plus one-port）法
大動脈遮断鉗子と大動脈基部カニューレを極小切開創とした左手ポートから挿入すると，最短距離で素直に到達でき，操作の邪魔にもならない．代わりにさらに主創をさらに小さくすることができる．

吊り上げ糸の1本に小さくたたんだ酸化セルロースニットを通しておく．2本の牽引糸はまとめてエンドクローズでキャッチし，1ヵ所から胸壁外に牽引する（図6）．閉胸時には心膜にかけた部分から電気メスで牽引糸を外し胸壁に酸化セルロースニットを圧着させ止血する．糸は綿球を枕にして体外で結紮しておき翌日抜糸する．酸化セルロースニットだけが胸腔内に残る．

e. 止血閉胸と疼痛コントロール

主創から壁側胸膜と内肋間筋の間にセルジンガー法で用いるダイレーター（細）を背側に向かい誘導する．アナペイン（ropivacaine hydrochloride hydrate）20 mL を局注した後，硬膜外用カニューレを留置しアナペイン 200 mL を3〜5 mL/hr の速度で持続注入する．正しく誘導さ

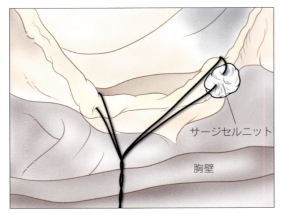

図6　心膜牽引糸胸壁貫通部の止血
あらかじめたたんだサージセルニット片を心膜吊り上げ糸の1本に通しておく．手前側2本の糸は1ヵ所の孔から胸壁を通す．最後に心膜をカットして糸を外しサージセルニットで胸壁をタンポン止血する．

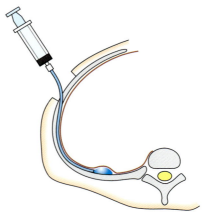

図7　胸膜下への局所麻酔薬注入
カニューレ挿入用ダイレーターの細いサイズのものを主創より壁側胸膜下を通し，できるだけ背側まで誘導する．局所麻酔薬（アナペイン）を20 mL局注しスペースを作製した後，ダイレーターの内腔を経由し硬膜外チューブを胸膜下に留置する．

れれば傍脊椎ブロックと同等の部位に留置ができ，術後早期の疼痛管理に有効である（図7）．

　鏡視下MICSの場合，数日後の退院時にはほとんど疼痛はないため肋間神経の冷凍によるブロックまでは必要ない．

2 ポート分散型の内視鏡下僧帽弁手術

田端 実

a. コンセプト

当院（東京ベイ・浦安市川医療センター）のMICS僧帽弁手術アプローチの特徴は以下のとおりである．
- 周辺ポートを複数置き，メイン創部から入れるモノを最小限にする．
- 斜視鏡を使用して，器械と干渉せずに視野を出す．

b. 体位，開胸，ポート留置

1) 体位

仰臥位から右背下に枕等を置き，右胸部を挙上させる．次に右上肢をベッド脇で床方向に下げて，布等でベッドに固定する．この際右肘を曲げることが重要で，これによって腋窩周辺が後腋窩線まで良好に露出される（図1）．

女性患者の場合，乳房を左肩方向に十分引き，ドレープで固定する．乳房をしっかり挙上固定することで，乳腺組織を切りこまずに第4または第3肋間へのアクセスが可能になる．

2) 皮膚切開，肋間開胸

男性の場合，乳頭の外側から肋間に沿って皮膚切開を置く．女性の場合，あらかじめinframammary foldにマーキングをしておき，乳房を挙上固定したうえでマーキングの1 cm頭側を乳房に沿って切開する．男女ともに外縁が前腋窩線上になるように切開することが多い．創の大きさは3～5 cmで，体格や手術難易度で調整している．男女ともに胸壁前後距離が短いほど，内側（胸骨寄り）からのアプローチは胸骨が操作の邪魔になるため，外側（腋窩寄り）からのアプローチが必要になる（図2）．

原則第4肋間開胸を行うが，横隔膜が高い場合は第3肋間で開胸することもある．横隔膜位置は，術前の冠状断CT像が参考になるが，術中にまず小さく開胸して，指で横隔膜位置を確認する方法もある．もし開胸部の真下かそれより頭側に横隔膜を触れれば，1つ上の肋間に変更する．良

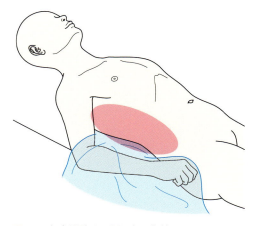
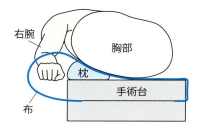

図1 右小開胸MICS時の体位
右肘を軽く屈曲することで後腋窩線まで露出しやすくなる．

III．アプローチ（右小開胸による僧帽弁手術：開胸器なし）

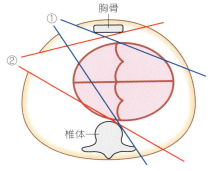
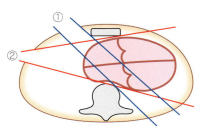

図2　胸郭形状とアプローチ（a：前後径が大きい，b：前後径が小さい）
前後径が大きいと，創が①内側寄りでも，②外側寄りでも胸骨－椎体間に十分なワーキングスペースがあり，僧帽弁，三尖弁ともにアクセスしやすい．
前後径が小さいと，創が①内側寄りだと胸骨によるワーキングスペース制限が大きくなる．特に三尖弁にはアクセス不可になる．②外側寄りだと狭いながらも胸骨－椎体間をフルに使えて弁にアクセスしやすい．

好な僧帽弁視野を得るうえで横隔膜に近づきすぎないことが重要である．女性患者でも乳房の挙上固定をしっかり行えば，皮膚切開直下に第4肋間を確認することができる．第3肋間の場合は，乳腺組織を大胸筋筋膜から剥離したうえで肋間開胸を行う．

メイン創には wound retractor（Sサイズ）を留置し，皮下脂肪の厚い患者では wound retractor の上から開創器で皮下脂肪組織を広げることがある．

3）ポート留置

左手器械用の5 mm ポートは wound retractor で肋間がまったく広がらない場合に置く．女性ややせた男性の場合は，メイン創から器械2本分のスペースが確保できるため左手ポートは留置不要のことが多い．メイン創から器械を2本入れる場合は，左右の手同士が干渉しないように左右の器械の長さを変える．

ポートの位置（図3），目的を以下に記す．
① カメラポート：メイン創よりも1または2肋間下の前腋窩線上に5 mm ポートを置く（横隔膜が十分尾側であればメイン創からの操作スペース重視で2肋間下に入れている）．
② CO_2 およびベントポート：第5または第6肋間の中鎖骨下線上に5 mm の切開を置き，CO_2

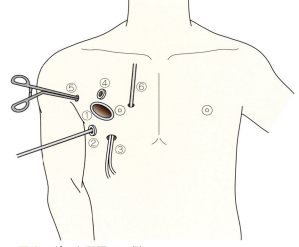

図3　ポート配置の一例
① メイン創（第4肋間：3〜5 mm）
② カメラ用5 mm ポート（第5または第6肋間：5 mm）
③ CO_2，ベントチューブ（第6肋間：5 mm）
④ 左手用5 mm ポート（第3肋間：5 mm）
⑤ 遮断鉗子（第3肋間：5 mm）
⑥ 心房リトラクターアーム（第3肋間：5 mm）
　メイン創が wound retractor で十分広がる場合，④の左手用ポートは留置しない．

とベントチューブを直接入れる．
③ 遮断鉗子ポート：第3肋間前腋窩線上に5 mm の切開を置き，経胸壁大動脈遮断鉗子を直接入れる（メイン創が第3肋間の場合は第2肋間から入れることもある）．
④ リトラクターポート：第3肋間傍胸骨（内胸動

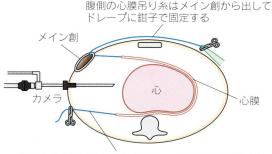

図4 心膜吊り糸

脈をカメラで確認しながらその外側に入れる）に5mmの切開を置き，リトラクターアームを直接入れる．

30°斜視鏡を使用するため，メイン創の2肋間下から挿入してもメイン創から正面視しているような視野が得られる．遮断鉗子ポート，メイン創，カメラポートを離すことで，機器同士の干渉が避けられる．

周辺ポートを増やすことのメリットとして，メイン創に十分なスペースを残し操作を容易にすることができる．デメリットとしては，孔が多くなることで胸壁出血リスクが高くなり，十分な止血が必須である．

c. 心膜切開と吊り上げ

心膜は体外循環確立後に切開する．横隔神経損傷を回避するために神経から3cm以上離して切開するのがよい．胸腔側の心膜は血管が豊富であり，先に電気メスで血管を焼灼したのちに剪刀で切開する．脱血良好であることを確認のうえ心臓や大血管に注意しながら電気メスで直接切開してもよい．心膜外の脂肪組織から出血することが多いため，脂肪組織を切開・切除する場合はその際に十分止血することが重要である．

背側心膜は2ヵ所に吊り糸を置き，エンドクローズで胸壁から体外に牽引する．その際，糸がカメラ視野の邪魔にならないようにカメラポートよりも背側に出すことが重要である．また，肋間動脈の損傷を回避するために肋骨頭側直上からエンドクローズを入れる．動脈性の出血が見られた場合は，一度糸を抜いて止血を得てから再度心膜吊り糸を牽引する．

腹側にも2本の吊り糸を置き，メイン創から出して牽引する（図4）．

d. 内視鏡システムと操作

4K内視鏡システムと5mm径30°斜視の硬性鏡を使用している．

2Dは3Dに比べてターゲットまでの距離感がつかみにくいという欠点があるが，高解像になればなるほど立体感が出て距離がつかみやすくなる．一方，2Dの利点として，斜視が360°どの方向でも回転させて使えること（3Dは0°と180°方向のみ）である．3Dシステムより安価であり，立体視メガネが不要であること，ルーペを装着できるため想定外の事態や鏡視下で見えづらい場合に直視への切り替えが容易であることが挙げられる．5mm径30°硬性鏡は10mm径に比べて省スペースであり，また斜視であることから直視とは別方向からターゲットを正面視することができる．特に胸壁止血では小径斜視鏡が有用である．

カメラはサージカルアーム等で把持するが，助手が持って操作してもよい．斜視を利用して，器械とターゲット（たとえば，持針器で持った針と弁輪，心筋保護カニューレの先端と大動脈縫合糸部位など）の両方が見えるように適宜操作をする（図5）．

e. 止血，ドレーン，心膜閉鎖

内視鏡をメイン創部から挿入し，斜視鏡を下から見上げるようにして胸壁のすべての孔を確認する．出血があれば電気メスで焼灼止血する．この際，電気メス先端を90°に曲げ，煙を吸引しながら焼灼するとよい（図5）．ドレーンはポート創よりブレークドレーンを心嚢腔と右胸腔に留置している．心膜は2，3針でラフに縫合する．CO_2ベントポートからブレークドレーンを心嚢内（横隔膜上）に，カメラポートから右胸腔内に留置する．

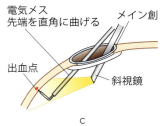

図5 斜視アングルを利用した視野出し
a：斜視アングルの例①
lateral 側の操作を行うときは，カメラを medial 側に置き，斜視を lateral 側に向けることで器械と干渉することなく器械先端とターゲットを映すことができる．
b：斜視アングルの例②
medial 側の操作を行うときは，カメラを lateral 側に置き，斜視を medial 側に向ける．b のようにカメラポートを尾側に置いた場合はカメラと器械の干渉を避けるために背側から見上げるか腹側から見下ろすように斜視アングルを調整する．
c：斜視アングルを利用した胸壁止血
メイン創に近い胸壁の止血は wound retractor を外してから行う．

文献

1) 田端 実：低侵襲僧帽弁手術 – 私のやり方（2）．低侵襲手術の最前線．胸部外科 2016；**69**（増刊号）：612-617

C 右小開胸による大動脈弁手術

1 右腋窩切開内視鏡補助下大動脈弁置換術

伊藤敏明

内視鏡下,補助下 MICS-AVR はまだ世界的にも一般的ではなく,あくまで MICS 僧帽弁手術に慣れた前提での応用編の手術である.開胸器を使用する方法[1]について報告したが,開胸器を使用しないで行うことも可能である.

a. 手技

1) 体位,皮膚切開と開胸

ベッドマット下に腋窩枕を入れ,上体を 30〜45°半左側臥位とし腰部は仰臥位とする.右上肢は前屈内転し患者の顔の前に位置させ,パッド付き台座に載せる.胸腹部大動脈瘤手術時の体位のミラーイメージに近い(図 1).

胸郭に対する大動脈弁の位置は個人差があるため,僧帽弁 MICS の場合と同じく経胸壁心エコーで傍胸骨長軸像が直下に得られる位置をマーキングする.僧帽弁 MICS に適正と思われる肋間を同定し(p33 参照),それより 1 肋間頭側が鏡視下 MICS-AVR では適正な開胸肋間となる.これはほとんどの場合第 3 肋間であり,縦長な胸郭の場合や上行大動脈の高度延長がある場合に,

ときに第 4 肋間が適正となる.粘着ドレープを皮膚に貼る際に右側胸部の皮膚をできるだけ左方に引っ張って固定する.

皮膚切開は胸部外科手術における基本的な開胸法の 1 つである腋窩縦切開法に準ずる.前腋窩線に沿い皮膚を 5 cm ほど縦切開し,大胸筋後縁に沿って脂肪組織を切開すると主要筋群をまったく切開することなく骨性胸郭に達する.長胸神経と外側胸動脈を損傷しないようこれらは背側によける.この部位の第 3 肋間では大胸筋裏面は骨性胸郭と疎な結合をしているのみであり,裏面を前方に肋軟骨に至るまで容易に剥離できる(図 2).

第 4 肋骨上縁にて第 3 肋間開胸を行う.肋間開胸は背側には延長せず腹側のみ切開し,wound protector(S サイズ)を用い創を開大する.第 3 肋間はもともと間隔が広いため開胸器を用いなくとも十分な開創が得られる(図 3).創縁を左方に向けサージカルアームに付けた筋鈎で牽引する.このような創展開により皮膚切開は目立ちにくい腋窩にあっても,前側方からアプローチできる(図 4).

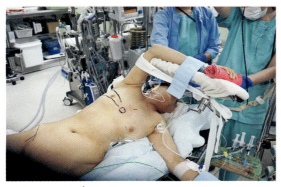

図 1 腋窩アプローチ AVR の体位
上体は半左側臥位とし,腰は仰臥位とする.肩関節を十分前方に回し右上肢は前屈内転し顔の上に位置させる.腋窩が広く術野に入る.

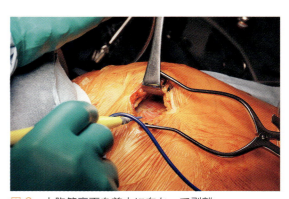

図 2 大胸筋裏面を前方に向かって剥離
深い筋鈎で大胸筋を挙上し,前方に向かって骨性胸郭を現す.通常第 4 肋骨上縁で第 3 肋間開胸する.

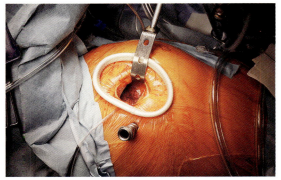

図3　開創部写真
Sサイズのwound protectorを用いるだけで十分な開創が得られる．サージカルアームに付けた筋鉤で創を左方に移動させる．

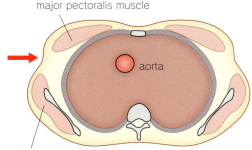

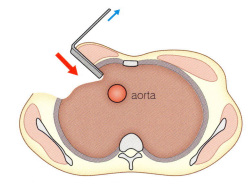

図4　アプローチイメージ図
a：仰臥位では皮膚切開部は右体側となる．
b：肩関節の前方移動，大胸筋の牽引により大動脈の右前側方からアプローチできる．

2）内視鏡と操作ポートの挿入

内視鏡補助の場合は2D可変斜視内視鏡（Endo-CAMelelon，Karl Storz社）を用い，完全鏡視下の場合3D内視鏡を用いる．大動脈弁手術は縫合線や弁輪が三次元的な抑揚を示すため2D内視鏡による完全鏡視下操作は困難である．内視鏡は開胸肋間の背側，通常第4肋間腋窩中線付近から挿入し助手が手持ちでコントロールする（図5）．AVRでは創から人工弁を挿入しなければならないため主創にある程度のサイズが必要となり，結果的に主創からすべての操作を行うことができる．

3）なぜ前胸部アプローチでなく腋窩アプローチなのか

前胸部第3肋間に小切開を置くと，より大動脈が近く操作が容易となると思われるかもしれないが，鏡視下手術にはアクセスポートと対象臓器との間に適正な空間が必要となる．Volaら[2]はsutureless valveを用い前胸部にポートを置いた完全鏡視下AVRの報告をしているが，やはり胸骨と大動脈前面距離2cm以上が適正なワーキングスペースを得るため必要と述べている．腋窩アプローチでは前側方からアクセスするため，胸骨と大動脈が近い症例も含め適正なワーキングスペースが得られる（図6）．あえて大動脈弁までの距離をおくためノットプッシャーによる糸結紮が必

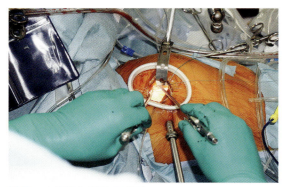

図5　内視鏡と器具の配置
主創の背側から内視鏡を挿入する．

須となるが，ぎりぎりの距離で用手的に深部結紮するよりもノットプッシャーの操作に慣れるほうが常に安定した結紮が可能となる．

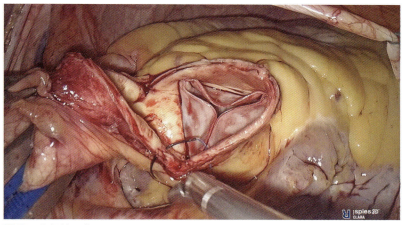

図6　内視鏡画像
大動脈左側にも十分なワーキングスペースがあり，他のアプローチでは視野不良となる大動脈左側を含め右房から心尖部付近まで心臓全体を視野におさめることができる．

b. トラブルシューティング &tips

1）死角が生じ内視鏡による観察ができない場合

腋窩アプローチからは，胸骨部分切開や前胸部肋間切開 AVR の場合に視野不良となりがちな右冠尖，右冠動脈口の視野は良好である．可変斜視鏡を用いればすべての弁輪の観察は容易であるが，30°斜視鏡では無冠尖の視野が不良となることがある．この場合カメラポートからの挿入にかかわらず，主創から一時的に内視鏡を挿入すると無冠尖の観察ができる．

2）皮膚切開のサイズ

腋窩皮膚は柔軟でしわがあり，5 cm ほどの皮膚切開で他の部位よりも大きく皮膚が開く．さらに皮膚が移動しやすいので，皮膚切開の延長をする場合は尾側に伸ばす必要はなく頭側に延長するだけでよい．実際は大きめの皮膚切開を置いても上腕により創が隠れるため美容的結果はそれほど変わらない．他のアプローチと比べ，皮膚切開の長さにあまりこだわらなくてもよいのが腋窩MICS のメリットである．

3）鏡視下から直視下への移行

限定された創からは操作困難と判断した場合，開胸器を用いた肋間開胸に移行する．腋窩縦切開をそのまま主に頭側に伸ばし肋間の開胸を背側，腹側に広げる．前方で第4肋軟骨を切離するとさらに視野展開は改善する．M サイズの wound protector に変更し小開胸器をかける．腋窩縦切開を 15 cm ほどの長さまで広げると胸腔内に手を入れることができる．もしそこまで広げることがあっても，術後創はあまり目立たず主要筋群もすべて温存できる．

4）正中切開 conversion

ベントによる左室損傷や大動脈基部出血などの場合は，右開胸からは止血困難であるため正中切開 conversion の適応である．

5）術後疼痛管理

背側胸膜下への局所麻酔薬持続投与が有効である（詳細は p35 参照）．

文献

1) Ito T, et al : Right infraaxillary thoracotomy for minimally invasive aortic valve replacement. Ann Thorac Surg 2013 ; **96** : 715-717
2) Vola M, et al : First in human totally endoscopic Perceval valve implantation. Ann Thorac Surg 2016 ; **102** : e299-301

2 右肋間小開胸大動脈弁置換術：前方切開と前側方開胸

都津川敏範

今日，世界で数多くの MICS-AVR が行われているが，そのほとんどが第 2 または第 3 肋間の前方切開である．本邦における MICS-AVR は，2007 年 5 月に杭ノ瀬によって当院（心臓病センター榊原病院）で行われたが[1]，やはり当時は前方切開による MICS-AVR であった．その後 2012 年 9 月より，伊藤らの腋窩切開による MICS-AVR[2] を参考に，前側方開胸で MICS-AVR を行っている[3]．本項では前方切開と前側方開胸を比較するとともに，MICS-AVR でよい視野を得るための肋間開胸について解説する．

a. 前方切開と前側方開胸のメリット・デメリット

世界標準である前方切開の最大メリットは，肋間開胸から上行大動脈および大動脈弁までの距離が短いことである．上行大動脈に送血管を挿入することも可能で，人工弁の縫着も指で結紮することができる．また，僧帽弁手術のように軽度側臥位にする必要もなく，単純な仰臥位で手術を開始できる．一方デメリットとしては，前胸部の手術創のため，小切開といっても美容的に不利なことである．また，上行大動脈や大動脈弁が左に位置している症例（図 1）では，胸骨が邪魔で手術視野が著しく悪くなる．そのため，CT による術前評価において，胸骨右縁レベルで上行大動脈の半分以上が右側にシフトしていることが推奨されている．その他，切開が胸肋関節に近いため大きく開胸しにくいこと，それに伴って肋軟骨を切離することが多いこと，右内胸動脈を切離することなどが挙げられる．

前側方開胸のように肋間開胸を側方に移動させると，創から大動脈弁までの距離は延長する．そのため，人工弁の縫着にノットプッシャーを要するようになり，これが最大のデメリットと言える．前方切開を主としている欧米で受け入れられない理由でもある．しかし，側方に開胸をシフトさせることで，上行大動脈から大動脈弁までを俯瞰する視野となり，胸壁の薄い症例や大動脈弁が左にシフトしている症例でも良好な視野を得られ，幅広い症例で MICS-AVR が可能となるのが大きなメリットである．そのため，当院では上行大動脈や大動脈弁の解剖学的位置を患者選択の条件には入れていない．また，肋間開胸が僧帽弁手術の切開創とほぼ同じになるため，僧帽弁手術や不整脈手術などの合併手術も可能になってくる．前側方開胸であれば，ラジオ波クランプを用いて左肺静脈隔離術を行うことも可能である[4]．

b. MICS-AVR の手術視野，手術難度に影響する因子

右肋間小開胸による僧帽弁手術では胸骨椎体間距離が手術難度に最も影響を与えるが，MICS-AVR ではそれ以外にも多くの因子が影響する．

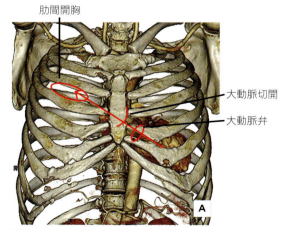

図 1 大動脈および大動脈弁が左に位置している症例での 3D-CT を用いた肋間開胸の設定

表1　MICS-AVR の手術視野，手術難度に影響する因子

1. 体型
   体格の大きい症例では大動脈弁までの物理的距離が長く，手術難度が高くなる．
2. 胸骨椎体間距離
   胸骨椎体間距離が短い場合，開胸肋間を側方にシフトさせないと手術視野が出にくい．
3. 上行大動脈および大動脈弁の位置
   当然ながら，右側に位置している症例のほうが手術は容易である．
4. 上行大動脈径
   上行大動脈が細い場合は視野がかなり制限される．二尖弁で上行大動脈が軽度拡張している場合，大動脈弁の視野は良好である．
5. 上行大動脈の弯曲
   高齢者女性に多い horizontal aorta では，大動脈弁が側方に向くため，開胸肋間が低くても視野は良好である．一方，弯曲の少ない上行大動脈では，上方から大動脈弁を見下ろすように，開胸肋間を高めに設定しないと手術視野が悪くなる．
6. 開胸肋間の位置，大きさ
   MICS-AVR の導入直後は，大きめに皮膚を切開して手術することをお勧めする．
7. 大動脈切開
   開胸肋間が低くても，大動脈基部を切開することで大動脈弁の視野は良好になる．ただし，大動脈縫合部から出血すると止血が困難になることもある．

MICS-AVR の手術視野，手術難度に影響する因子を表1に示すが，これらは互いに密接に関係している．その中でも，開胸肋間から大動脈弁までの物理的距離が手術難度に最も影響すると思われる．物理的距離の最も短いアプローチが前方切開であり，腋窩切開では最も長くなる．筆者らが採用している前側方開胸はその中間くらいで，大動脈弁が左にシフトしている症例でも MICS-AVR は可能であり，大動脈縫合部分の結紮も指が届く．最もバランスのよいアプローチと考えているのが採用している理由である．また，近年では腋窩切開アプローチでも物理的距離を短くするような工夫も報告されており[5]，これも有用な方法と言えるだろう．

c. 3D-CT による開胸肋間の決定

MICS-AVR のやりやすさは開胸肋間の場所で決まると言っても過言ではない．最初は第4肋間で開始した前側方開胸であるが，最近はほとんどが第3肋間開胸になっている．第4肋間からのアプローチでは大動脈切開の中枢側の大動脈壁が邪魔になり，大動脈弁（特に右冠尖）の視野がよくなかったためである．女性で第3肋間の前側方開胸を行う場合，皮膚切開はまさに腋窩切開である．また，2016年5月から男性でも腋窩切開でアプローチするようになった．ただ，後述の手技によって開胸部位を前方にシフトさせているた

め，前側方開胸という表現を使い続けている．

肋間開胸の設定には 3D-CT が有用である．筆者らは，透析症例であっても術前に必ず造影CTを撮影し，至適肋間を判断している．具体的には，胸腹部造影CTで胸骨と肋骨を合わせた3D画像を構築する．正面像で大動脈弁，大動脈切開，肋間開胸が一直線になるよう開胸肋間を設定する（図1）．以前は大動脈切開の高さをメルクマールに第4肋間で開胸していたのだが[3]，この方法で開胸肋間を設定すると第3肋間開胸が多くなる．大動脈弁が側方に向く horizontal aorta では開胸肋間が低くても視野は良好だが，開胸肋間をどちらにするか悩む場合，高めの肋間を選択するとうまくいくことが多い．

d. 実際の開胸方法

前方切開と前側方開胸の実際を解説する．

前方切開は単純な仰臥位で手術を開始する．開胸肋間直上に皮膚切開を加え，大胸筋を筋線維に沿ってスプリットし，肋間筋を切離して開胸する．このとき，胸肋関節が近くて大きく開胸できないため，肋軟骨を意図的に切離することも多い．また，胸骨に近い前方切開では右内胸動脈を切離することが多い．

前側方開胸の場合，僧帽弁手術と同様に，軽度左側臥位で手術を行う．前腋窩線に沿って7〜8 cm の皮膚切開を加えるが，そこから手術創を

Ⅲ．アプローチ（右小開胸による大動脈弁手術）

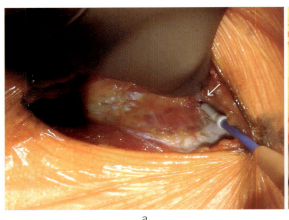 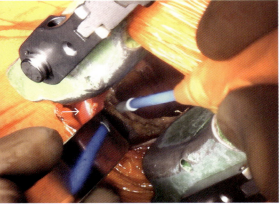

a　　　　　　　　　　　　　　　　　　　　　b

図2　前側方開胸のポイント
a：大胸筋肋骨付着部（矢印）の切離
b：小胸筋（矢印）をヘラでよけながら肋間筋だけを切離

前方にシフトさせる方法を述べる．まず大胸筋外縁を切離し，大胸筋と小胸筋の間から大胸筋の裏側に入り，内側の大胸筋の肋骨付着部を広く切離する（図2a）．この処理により，大胸筋が前方に移動しやすくなる．その後，小胸筋はできるだけ切離しないようにしながら，肋間筋だけ背側まで大きく切離する（図2b）．その後 Alexis Wound Protector/Retractor（SまたはMサイズ，Applied Medical社）をかけるが，小胸筋を温存することで wound protector の後方への広がりをブロックできる．この2点の工夫で手術創が前方にシフトする．また，肋間筋を背側まで大きく切離することも重要である．肋間筋を長く切離することで，開胸による肋骨局所の負担が軽減され，骨折防止や術後疼痛軽減に有用と考えている．

文献

1) Totsugawa T, et al : Port-access aortic valve replacement. Circ J 2008 ; **72** : 674-675, 2008
2) Ito T, et al : Right infraaxillary thoracotomy for minimally invasive aortic valve replacement. Ann Thorac Surg 2013 ; **96** : 715-717
3) Totsugawa T, et al : Anterolateral approach for minimally invasive aortic valve replacement. Gen Thorac Cardiovasc Surg 2014 ; **62** : 290-295
4) Totsugawa T, et al : Clamp ablation of pulmonary veins during minimally invasive aortic valve replacement. Ann Thorac Surg 2017 ; **104** : e471-e473
5) Yamazaki M, et al : Efficacy of the stonehenge technique for minimally invasive aortic valve replacement via right infraaxillary thoracotomy. Ann Thorac Cardiovasc Surg 2017 ; **23** : 45-48

D 左小開胸による直視下 MICS-CABG の術野展開

菊地慶太

　MICS-CABG では，いわゆる従来の低侵襲冠動脈バイパス手術（MID CAB）とは異なるアプローチを行う．MID CAB では左第4肋間胸骨近傍を切開する[1]ことが多いが，MICS-CABG ではより左外側の開胸を行う[2]．特に多枝バイパスを行う MICS-CABG ではどこを切開し開胸するかが極めて重要であり，手術のやりやすさを左右するものである．正しい部位を切開し術野展開を行うことは，その後の内胸動脈（ITA）採取をはじめ上行大動脈への中枢側吻合や末梢側吻合の出来具合を決める重要な因子である．

　開胸から術野展開で重要なのは以下の4点である．
①術前評価
②正しい体位と切開開胸
③開胸器の選択と術野の形成方法
④胸骨裏面の胸腺遺残脂肪組織を広範囲に胸骨から剥離する

a. 術前評価

　最初に1 mm のスライスによる高速造影 CT 検査とその3D 構築を行う．造影 CT 検査では上行大動脈の性状や鎖骨下動脈の狭窄，弓部から下行大動脈の性状などが確認できる．3D-CT 検査では，ITA の長さと心臓の位置関係，左室と肋骨や胸骨との位置関係が把握できる．筆者は左室と肋間の関係から切開部位を決定している（図1）．特に左室心尖部の位置の把握は重要である．通常では左室心尖部から約2 cm 上の肋間を開胸する．また症例によって心尖部が胸骨に近い場合と外側に向いている場合がある．これにより切開部位を変えることもある．

b. 正しい体位と開胸部位

　手術体位は上半身右側臥位30～40°としている．このとき左肩甲骨の下に動脈ラインに用いる加圧バッグをタオルで挟み，タオルの端が患者の右側上半身により固定されるようにすると術中にずれることがない．また手術用のベッドは褥瘡予防のためマットがとても柔らかく，加圧バックを膨らませても体が持ち上がらずに沈んでしまう．そのため，上半身には硬い板などをベッドマットの上にあらかじめ敷いておくと患者の上半身の角度が保ちやすくなる（図2）．正中切開への移行を必要とする場合には加圧バックの空気を抜くとよい．

　消毒はアルコール入りポピドンヨードにて行う．通常の CABG と同様に行うが，左側は後腋窩線までしっかりと消毒する．ドレープは両側鎖骨下動脈，正中，心窩部，両側大腿動静脈および大伏在静脈が確保できるようにかける．

　開胸する肋間は術前に行った3D-CT 検査もしくは胸部 X 線検査で決定しておく．自験例の80％の症例では第5肋間を開胸している．第4または第5のいずれの肋間を開胸すべきか迷う場合には，第5肋骨に沿って皮膚切開を行い，第5肋

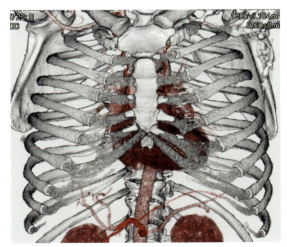

図1　術前 CT 検査

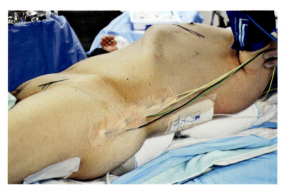

図2　体位作成

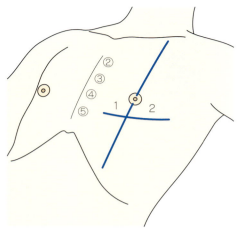

図3　皮膚切開（丸数字は肋間の位置）

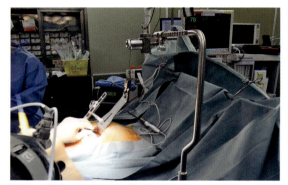

図4　開胸器を吊り上げる術野形成

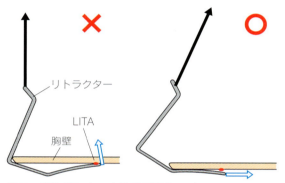

図5　開胸器による内胸動脈損傷予防

間を少し開胸して指を挿入し左室心尖部を触る位置で切開を決めることがある．人差し指を第2関節まで胸腔内に挿入してどこに心尖部があるか確認する．尾側に触れればその肋間を，頭側に触れれば1つ上の肋間を開胸する．

皮膚切開は開胸する肋間において乳頭を基準に1：2の割合で外側を多めに8〜10 cm切開する[3]（図3）．また術前3D-CT検査や胸部X線検査で心尖部が胸骨に近いようであれば1：1の割合で切開する．開胸したらThoraTrak MICS Retractor System（Medtronic社）を用いて少し肋間を開き，肋間筋を背側に向かい十分に止血を行いながら約8 cm切開する．この操作により肋骨骨折を予防する．

c. 開胸器の選択と術野の形成方法

開胸後はThoraTrakを用い肋間を徐々に広げていく．ThoraTrakのブレードは，長い歯のついた①番と短い歯の⑤番を用いている．MICS-CABGではTractator Neo IMA Crane Retractor（GEISTER社）やケント鉤などを用いてThoraTrakを吊り上げて術野を形成することが特徴である（図4）．筆者は通常IMA Crane Retractorを患者の右側のベッドレールに固定している．この場合切開開胸部の直上ではなく，少し頭側に（患者のあごの位置の高さ）に固定するとよい．ThoraTrakを頭側に牽引しないとThoraTrakの長い歯が胸壁にあたってしまいLITAを損傷する可能性があるからである（図5）．

d. 胸骨裏面の胸腺遺残脂肪組織を広範囲に胸骨から剥離する

開胸後にThoraTrakを広げ頭側右側に吊り上げたところで胸骨裏面の脂肪組織を電気メスにて剥離する．この操作は脂肪組織で胸骨に固定されている心膜を胸骨から解放することが目的であ

る．この操作を行うことにより心臓の可動性は格段に向上する．逆に言うとこの操作を怠ると心膜が胸骨に固定されたままであるので心臓の脱転は極めて困難になる．RITA 採取の有無にかかわらず多枝バイパス時には必ず行うべき処置である．脂肪組織の剥離は，頭側は無名静脈まで，尾側は横隔膜面を越えた心窩部まで，また右側は内胸静脈が目視できるまで行っている．通常の IMA 採取時に行う操作と同様に，胸骨裏面の胸骨に沿って行うと容易である．

またThoraTrakを吊り上げる方向はLITA，RITA 採取で異なる．LITA 採取時は左側頭側へ，RITA 採取時は右側頭側へ牽引する．特に RITA 採取時はこの操作により胸骨を持ち上げることで，胸骨にさらに角度をつけ RITA の術野を確保している．

文献

1) Calafiore AM, et al : Left anterior descending coronary artery grafting via left anterior small thoracotomy without cardiopulmonary bypass. Ann Thorac Surg 1996 ; **61** : 1658-1665
2) McGinn JT Jr, et al : Minimally invasive coronary artery bypass grafting: dual-center experience in 450 consecutive patients. Circulation 2009 ; **120**（Suppl 1）: S78-S84
3) 菊地慶太：両側内胸動脈を用いた低侵襲冠動脈バイパス術（MICS CABG）．J Jpn Coron Assoc 2016 ; **22** : 70-77

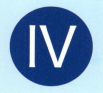

症例選択基準

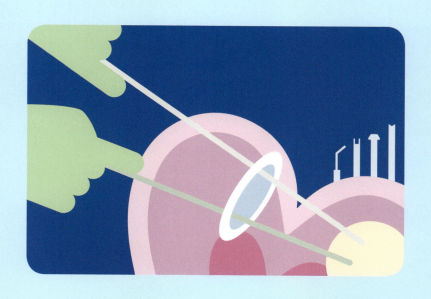

A 僧帽弁（右小開胸アプローチ）

1 リスク評価の基準

伊藤敏明・岡本一真

右小開胸による僧帽弁手術を安全に行うために最も重要なファクターは適切な患者選択である。右小開胸アプローチを選択することで，通常の胸骨正中切開アプローチで手術を行うよりも格段にリスクが上がるような症例を術前検査で的確に除外する。

右小開胸アプローチを避けるべき対象を簡単に列挙すると表1のようになる。

これら，右小開胸アプローチのexclusion criteriaについて解説を加えるにあたり，リスク評価の基準を3つのカテゴリーに分類する。

まず重視するのは，①体外循環確立，心筋保護が確実に施行できるのかという点である。この選択基準をカテゴリー1とし，術者の習熟度にかかわらず選択基準が大きく変わることはない。そして，このカテゴリーの選択を誤ると大きな問題に直面することが予想される。

次に，患者の持つリスクファクターや体型による手術難易度という観点からの選択基準がある。②対象患者の手術困難度による選択基準で，これをカテゴリー2とする。

カテゴリー3は，③手術対象疾患による手術難易度に関する選択基準である。僧帽弁閉鎖不全症

の原因となる病変の複雑さや部位，三尖弁形成を併施するのかどうか，心房細動に対するMaze手術を行うのかなどがこのカテゴリーに入る。

a. カテゴリー1：術者の習熟度にかかわらず選択基準が変わらない項目

1）末梢血管からの体外循環確立に関連するもの

①下行大動脈，腹部大動脈，腸骨動脈の著明な石灰化，動脈硬化，狭窄，動脈瘤
②小口径の大腿動脈
③低体重
④極端な高体表面積

右小開胸アプローチによる心臓手術の最大の特徴であり胸骨正中切開アプローチと最も異なるのは，末梢の血管を用いて体外循環を確立する点である。通常は大腿動脈へのカニュレーションによる逆行性送血を確立する。この際に動脈硬化が強い患者はまず除外すべきである。カニュレーション時のガイドワイヤー操作や逆行性送血に起因する粥腫による脳塞栓症や逆行性大動脈解離が起こりうる。同様の理由で，腹部大動脈瘤，腸骨動脈瘤，腸骨動脈狭窄などの動脈硬化性病変がある場合も除外すべきである。

少し患者像が違うが，体格の小さな女性の場合，大腿動脈の径が小さく，大腿動脈用送血カニューレの16 Frが余裕を持って留置できないことがある。総大腿動脈が内径で6 mmあることが大腿動脈へカニュレーションできるかどうかの目安となる。

逆に体格が大きい患者は片側の大腿動脈に20 Frの送血カニューレを留置するだけでは十分な体外循環流量を出せない可能性があり，その場合は両側大腿動脈カニュレーションや，大腿動脈

表1 右小開胸アプローチを避けるべき患者

- 重度動脈硬化
- 体重＜40 kg
- 低心機能
- 大動脈弁逆流
- 冠動脈疾患
- 呼吸機能障害
- 胸郭の変形
- 心臓手術の既往
- 右開胸の既往
- 緊急手術
- 複雑心奇形

に人工血管を端側で吻合しての送血，鎖骨下動脈に人工血管を端側で吻合しての送血などを追加する，さらには冷却して体外循環流量を減じるなどの戦略を採用するという判断を瞬時に下すだけの経験と知識を持っていないのであれば，最初は除外すべき症例である．

●検査モダリティ

これらの除外判断を的確に下すためには術前の造影 CT 撮影が不可欠である．胸部，腹部，骨盤の全領域について撮像し，動脈硬化や動脈径などを綿密にチェックする．

また，動脈硬化などがまったくなく，一見問題のない動脈に見えるが，動脈の攣縮傾向がある場合も注意が必要である．この傾向は若い女性に見られるが，男性でも起こりうる．造影 CT で大動脈や腸骨動脈が全体的に細い場合，冠動脈 CT や冠動脈造影で冠動脈が細々としている場合は，リスクがあると考えてよい．

造影 CT のほかには，経食道心エコーによる弓部下行大動脈の動脈硬化チェック，頭部 MRI/MRA，頚動脈ドプラエコーなども動脈硬化の重症度を測るモダリティとして重要で，術前の手術計画を立てる時点ですべて施行しておくべきである．

2）心筋保護に関連するもの
①上行大動脈の石灰化，動脈硬化
②中等度以上の大動脈弁閉鎖不全症
③重症冠動脈病変

右小開胸では心筋保護液注入時に大動脈基部圧を触知し，十分な基部圧がかかっていることを確認できない．また，順行性心筋保護液注入中に大動脈弁逆流による左室の過膨張を認める危険がある．左室を手で押さえて過膨張を予防することもできない．よって，術前から moderate 以上の大動脈弁逆流がある場合は右小開胸の対象から除外すべきである．

上行大動脈に石灰化や動脈硬化による壁肥厚を認めている場合，大動脈遮断部位に病変がある可能性がある．指による触知，あるいは epiaortic echo で問題のない箇所を特定することが右小開胸では困難である．上行大動脈に心筋保護液注入針を安全に留置し，大動脈遮断鉗子で安全に大動脈遮断するためには，上行大動脈に動脈硬化性病変がないことを造影 CT で確認する．

重度の冠動脈病変がある場合も順行性心筋保護液投与では心筋保護が不十分になるリスクがあり，その弱点を補完する役割の逆行性冠灌流カニューレの留置も右小開胸では容易ではない．つまり，心筋保護に支障をきたしそうな冠動脈病変がある場合は右小開胸アプローチを回避すべきである．逆に言うと，冠動脈病変があっても重要ではない枝の場合や，狭窄が甘い場合など，心筋保護に問題がないと予想される場合は適応となる可能性がある．

●検査モダリティ

造影 CT による上行大動脈の動脈硬化チェック，冠動脈造影（低リスク群では冠動脈 CT），心エコーで心筋保護が確実に施行できるかどうか検討する．

3）右肺の癒着
①肺切除後
②右肺気胸の既往
③開心術後
④心不全後

右小開胸アプローチでは右肺の高度癒着は手術に多大な困難をきたす．心不全に伴う炎症や気胸の既往による軽度の癒着なら，小開胸後に癒着剥離して通常どおり手術を進めることができる．しかし，開胸による右肺切除後や，開心術の既往があり，右胸腔が開胸になった既往があるなどの場合は右肺が高度癒着している可能性が高い．癒着という観点だけでなく，右肺切除後なら，肺機能が落ちていることが予想されるし，開心術後は胸腔だけでなく心嚢内の癒着も懸念され，右小開胸アプローチには適さない．

●検査モダリティ

病歴の詳細な聴取と確認が重要である．加えて，胸部 CT で胸膜の肥厚などをチェックすることで肺の癒着が予想できる可能性があるが，確定的な判断は困難である．

b. カテゴリー2：患者背景に関連した選択基準

このカテゴリーの項目は術者の習熟度によって術者ごとに選択基準が変わる可能性がある.

1) 術前リスクファクター

①低肺機能
②間質性肺炎
③慢性閉塞性肺疾患

右小開胸アプローチの場合, 体外循環確立前と体外循環確立後に片肺換気の時間ができる. この時間, 片肺換気で耐えられるのかどうかが鍵である. 全体的な肺機能が落ちていて片肺換気では呼吸循環が維持できないと判断されれば, 右小開胸アプローチは避けるべきであろう. CTで評価して, 重症の間質性肺炎や慢性閉塞性肺疾患（COPD）の場合は右小開胸の適応にならない.

ただし, 術後の疼痛コントロールが良好であれば右小開胸のほうが術後の離床が早くなり, 術後肺炎を惹起しにくいという考え方もある. 術中の換気を良好にコントロールでき, 手術時間を胸骨正中切開の場合と同等に抑えられるのであれば, 低肺機能であっても右小開胸のほうが有利な可能性もある. 術者や手術チームの成熟度次第であろう.

●検査モダリティ
スパイログラムで呼吸機能を検査する. CTの肺野条件で肺の状態をチェックすることも不可欠である.

2) 患者の体型

①薄い胸郭
②漏斗胸
③側弯症

漏斗胸の場合, 胸骨と椎体の間の距離が極端に短いと僧帽弁鈎による左房壁の展開が困難で, 僧帽弁の視野展開が難しくなる. 特に右小開胸アプローチでも直視下で手術操作を進める場合は, 僧帽弁を視認するのが難しい. 一方, 内視鏡視野で視認することは比較的簡単なこともあり, 内視鏡下での手術操作に慣れている術者であればそれほどストレスなく手術操作を進めることができる.

また, 側弯症などの胸郭変形がある場合も, 心臓が患者の左側に寄っていることがあるなどの理由で手術操作が困難になる.

●検査モダリティ
CTで胸郭変形の有無を確認する.

3) 極端な肥満

開胸操作に支障をきたすほどの肥満患者も注意を要する. 正確な肋間のカウントが困難であったり, 肋間に設置する内視鏡ポートが通常の長さのものでは足りない, 肋間開胸用開胸器がかからないなど, さまざまな問題が起こりうる. また, 体外循環確立の観点からみても, 大腿動脈の径が体表面積に比して小さいことも珍しくはなく, 注意深い患者選択が必要である.

●検査モダリティ
CTで胸壁の脂肪層の厚みをチェックする.

c. カテゴリー3：対象疾患による選択基準

このカテゴリーの項目は術者の習熟度によって術者ごとに選択基準が変わる可能性がある. 事前に施行する手技の難易度や予想されるトラブルを想定し, それに右小開胸アプローチのまま対処することが可能か検証しておかねばならない.

1) 僧帽弁複雑病変

a) 前尖病変

右小開胸アプローチは小さな作業空間, 長尺手術器具を用いた作業, 特別な手術セットアップ, 助手の補助を得られないなど, 手術操作にとって不利な点が多い. また, 僧帽弁形成術の中でも前尖病変に対する手術操作は後尖単独病変より難易度が高いとされている. よって, 右小開胸による僧帽弁前尖病変の形成は注意深く適応を決めるべき対象である.

そもそも, 僧帽弁形成術そのものが術者の手術に対する習熟度に高度に依存する手術である. 習熟度の低い術者が, 手術操作が制限されて時間を

要する右小開胸アプローチによる僧帽弁形成を行うとさらに僧帽弁形成が困難になる．よって，右小開胸アプローチによる僧帽弁形成は，通常の胸骨正中切開アプローチでの僧帽弁形成を十分経験している術者のみが限定的に施行すべき手技である．

b）両尖病変

前尖病変と同様に両尖病変も形成の難易度が高いことがある．特に Barlow type と言われる両尖が高度に変性している病変では形成困難なことが多い．これらの場合も，右小開胸による僧帽弁形成の経験が豊富な術者であれば右小開胸アプローチの適応になるが，複雑なデザインによる弁切除が必要になる病変の場合は適応とするのは難しい．

2）三尖弁輪拡大

a）三尖弁形成の追加

三尖弁形成を施行するには上大静脈と下大静脈を安全にテーピングできることが必須である．上大静脈を血管クリップで閉鎖し，下大静脈はテーピングせずに陰圧脱血に心内吸引を追加して右房内の操作を加えることは可能であるもののリスクが高い．基本は上下大静脈をテーピングして脱血をコントロールできるのがよい．狭い小開胸視野の中でのテーピングはその方法についてよく知っていなければ，心大血管の損傷，出血などのリスクを伴う．また，右房切開の位置や三尖弁の視野展開についても僧帽弁の場合と異なる独特の方法があるため，これらについての知識を得ておくことが必要である．逆に，大静脈のテーピングと三尖弁独特の視野の出し方さえ理解していればそれほど難易度の高い手技ではない．

3）心房細動

a）Maze 手術の追加

心房細動に対する外科手術が拡大しており，右小開胸による弁膜症手術に Maze 手術を追加する

ことも珍しくはなくなっている．胸骨正中切開で用いるラジオ波焼灼用デバイスなどは右小開胸の視野で自在に動かすのは困難で基本的には使用せず，カテーテルを自在に変形できるタイプのクライオアブレーションカテーテルを用いることが多くなっている．技術的には右小開胸から full Maze 手術を施行することが十分可能ではあるが，やはり心停止時間，体外循環時間が長くなるため，注意が必要である．

b）左心耳閉鎖

塞栓予防のための左心耳に対する手技だが，左心耳を心外膜側から切断することは右小開胸からは困難である．よって，右小開胸アプローチでは心内膜側から左心耳を縫合閉鎖することになる．心内膜側から左心耳を閉鎖する際に問題になるのは縫合が不十分で左心耳への血流が再疎通してしまうことと，左冠動脈回旋枝の損傷・狭窄である．これらを回避するためには，右小開胸アプローチであっても正確な運針が可能な技量を持っている術者であることが条件となる．特に左冠動脈口優位の症例は注意を要する．

4）複雑心奇形

a）心内膜欠損症・房室中隔欠損症

房室弁逆流が心内膜欠損症もしくは房室中隔欠損症と関連している場合がある．このような疾患では弁尖のクレフト閉鎖を中心とした弁形成戦略をとるが，それ以外の心内異常を合併していることも多く，右小開胸アプローチには適さない．

b）左上大静脈，部分肺静脈還流異常症

心内外構造物の修正が難しいだけでなく，大腿静脈および右内頸静脈を用いた有効な脱血環境が確立できない場合もある．術前の CT で心大血管の異常を detect する以外にも，術前の経食道心エコーで肺静脈の還流について 4 つの肺静脈がすべて左房に還流していることを確認しておくべきである．

2 総合的なリスク評価

伊藤敏明・岡本一真

a. 手術ハイリスク群

そもそも心臓血管外科手術を行うにあたってのハイリスク群が存在する．腎機能障害，糖尿病，肝硬変などが該当するが，これらのグループは手術操作に時間がかかったり，僧帽弁形成のやり直しなどのトラブルが起こったりすると，途端に大きな合併症を併発する危険性が高まる．よって，このグループに対する右小開胸アプローチの妥当性を考えるうえでは，術者と手術チーム全体の成熟度が重要なファクターとなる．また，高齢も心臓血管外科手術のリスクファクターと言えるが，前述のリスクがなければ，年齢だけで右小開胸アプローチを回避する理由とはならない．

また，前項で解説した術前の評価をすべて施行するのが困難という意味で，緊急手術例は右小開胸アプローチの対象となりにくい．

b. 望ましい患者の例

以上の議論を総合すると，最初に右小開胸アプローチによる僧帽弁形成術を施行するにあたって理想的な患者像は，
①比較的やせ型だが胸板は厚めな30〜50歳代の男性
②持病はなく，活動度も高い
③僧帽弁病変は後尖のP2病変
④CTで動脈硬化性病変なし
である．

十分な術前検査をもとに慎重に症例選択することで右小開胸アプローチによる僧帽弁形成術が安全に施行できる．p52以下で解説したカテゴリー1は，術者の習熟度と関係なく最も注意深くリスク分析が必要になる項目である．対して，カテゴリー2とカテゴリー3については術者や施設の経験をもとに十分な議論の後に症例を選択するべきである．

MICS の患者説明と同意取得

　MICS を希望して来院した患者であっても，ここまで解説した基準に従うと MICS が禁忌，もしくは難症例と判断される場合も少なくない．禁忌の場合はもちろん説明により MICS を断念していただくが，基本的には禁忌例でなければ十分な説明と同意のもと，工夫して MICS を行えばよい．通常の弁膜症手術の説明に必要な呼吸不全，腎不全，消化管合併症，出血，脳障害，感染などの発症率に加えて，MICS の場合さらに以下の可能性を，具体的なパーセント記載により説明しておく．

・正中切開 conversion 率
・下肢虚血の可能性

　筆者は通常例ではそれぞれ 1％，0.5％ と説明しているが，条件の悪い場合はさらに高い値を説明する．大事なことは，起こりうる合併症の説明にあたって単に項目だけや「まれに生じる」など，どのようにも受け取れる表現でなく，必ずパーセントで提示することであり，これは万一術後に係争となった場合でも数値で記入してあると非常に有力な証拠とされる．説明に 1 時間も費やすよりも，数値で記載することのほうがはるかに重要である．

　また，その数値は過去のデータの単純平均や文献的データによるものではなく，今回の手術に際して個別に予想される数値であるべきであり，説明用紙も最初から一律に合併症率がプリントされた形式を用いてはならない．死亡率，合併症率の算定には Japan score や STS スコアなどは客観性があり，用いるのが望ましい．

　特に，大開胸や正中切開への conversion についてよく説明しておくことは，術中に遅滞なく的確な判断をするためにも重要である．MICS はそもそも制限がある術式であり，万一危機的な状況になった場合に切開を conversion するのは恥でも何でもなく外科医として取るべき当然の判断であるが，説明が不十分であると躊躇が生じ，患者をさらなる危険にさらす状況になりうる．

【伊藤敏明】

B 大動脈弁（右小開胸アプローチ）

1 体外循環の視点からの MICS-AVR 症例選択

中島康佑・杭ノ瀬昌彦

手術時の末梢動静脈からの送脱血による血管損傷・逆行性解離・下肢循環障害・脳梗塞，不確実な心筋保護，片肺換気による再膨張性肺水腫といった特有の合併症が存在することが判明してきている．これらの合併症を回避できればMICSは患者の満足度も高く，今後も発展が見込める手術であるが，予防できなければその利点は大いに損なわれる結果となる．

右小開胸大動脈弁手術（MICS-AVR）における症例選択とさまざまなカニューレ選択基準，また術中の合併症予防について体外循環の視点から解説する．

a. MICS-AVRの適応および禁忌

MICSの実施を検討するにあたって，①冠動脈疾患の併存，②上行大動脈の拡大・石灰化，③体外循環に使用する動脈（大腿動脈・腋窩動脈など）の性状不良，④右肺の癒着，⑤左肺の低機能および大静脈系に異常がある場合は適応困難と考えている．具体的には大腿動脈より中枢の動脈に高度石灰化や狭窄，瘤状変化や粥状変化などの病変が存在する，左肺片肺換気に耐えられない，上大静脈・下大静脈が右房に開口していないなどが挙げられる．左大静脈遺残（PLSVC）に関しては，右房を開ける必要がないMICSでは問題となることが少ない．術前に全例胸腹部CT（単純および造影）を施行し評価する．

大動脈弁狭窄症（AS），大動脈弁閉鎖不全症（AR）どちらの症例に関してもMICS-AVRは可能であるが[1]，小開胸からの視野で，確実な心筋保護が困難と予想される場合は避けるべきである．MICS-AVRは従来の胸骨正中切開法と比較したところ，大動脈遮断時間および体外循環時間が有意に延長することがわかっている[2]．したがって，著しく心機能が低下した症例や弁輪の高度石灰化，弁輪拡大が必要となる狭小弁輪症例は避けるべきである．

b. 送脱血管の選択

基本的なコンセプトは温度を下げることなく適正灌流量を確保できる送脱血管の選択である．

送血管は，送血部位の動脈直径の約70％以下になる送血管を選択し（図1），送血部位の末梢側への虚血に対する配慮を行っている．これらの基準を満たせない場合は，両側大腿動脈送血や，腋窩動脈・大腿動脈の分離送血などで対応している．このため泉工医科工業社製のMERA PCKCシリーズを偶数（14・16・18・20 Fr），Medtronic社製のBio-Medicusを奇数（15・17・19・21 Fr）採用し，細やかな送血管選択をしている．

脱血管に関しても各社カタログ値を参照し，最小サイズで最大限の適正灌流量を確保できる脱血管の選択を基本としている．MICS-AVRに関しては1本脱血を基本としているため右大腿静脈から挿入し，先端を上大静脈内に位置するよう調節

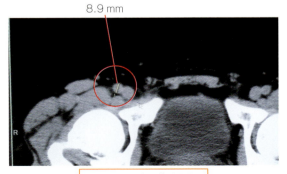

図1 送血管選択の基準

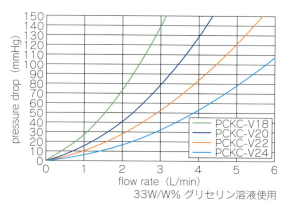

図2 MERA PCKC 脱血管 pressure flow 曲線

している．Edwards lifescience 社製の Quick Draw，Medtronic 社製の Bio-Medicus，Maquet 社製の HLS カニューレなど MICS や ECMO に特化した新しいカニューレなどが使用できるが，挿入の容易さ，良好な脱血という点から泉工医科工業社製の MERA PCKC シリーズ（図2）を選択している．

c. 脳梗塞の予防法

症例選択の際に，腸骨動脈から下行大動脈に粥状変化を伴い大腿動脈からの送血のみでは脳梗塞のリスクが高いと判断された場合，MICS-AVR の適応から除外されるのが通例である．粥状変化病変または動脈硬化病変のある症例において脳梗塞のリスクは，予測因子として逆行性送血使用が多く認識され，順行性送血と逆行性送血を比較し，逆行性送血で有意に脳梗塞のリスクが高かったと報告されている[3]．

これらの症例に対して上行送血に切り替えて行うことも可能であるが，MICS の狭い視野では危険を伴う．そこで筆者らは大腿動脈送血に加えて腋窩動脈送血を追加し，mixing zone の考え[4]を利用した分離送血により，今まで除外基準であった症例や高齢者で MICS を行ってきた．2007年から2016年までの MICS-AVR 症例109例において80歳以上の高齢者を38例経験しているが，脳梗塞は1例も経験していない．また全体では1例（0.9％）であった．

d. 送血管における合併症対策

主に送血側下肢虚血障害と逆行性解離への備えである．送血部位の血管径の約70％以下のサイズの送血管を選定し，末梢側の下肢虚血に対策を講じても一定の割合でしびれなどの下肢トラブルは発生している．これに対しては人工心肺下でも，組織の酸素飽和度を監視することが可能である経皮モニター（NIRS）を下肢に貼付することで下肢の循環障害を早期に予測してトラブルを回避できている．モニターの組織酸素飽和度が手術開始時の基準値より30％以上低下した場合に適正灌流量を上げる，または血圧を上げることで回復する症例も多い．また施設によっては低体温，さらには溶存酸素を上げて対応している報告もある．

一方，これらの方法においても対応不可能な場合は，送血部位の末梢灌流を追加（7 Fr 以上のシースからの送血）し，組織酸素飽和度の回復を促し，下肢循環障害の予防に努めている（図3）．2009年から2015年までの連続487例の MICS 症例に対し，経皮組織酸素飽和度モニター（NIRO-200NX）を使用した227例と使用していなかった260例で3日以上続く送血側下肢の神経障害の発生率を比較した結果では，NIRS 使用群での発生は1例（0.4％）であったが，使用していなかった症例群では14例（5.5％）に神経障害が発生していた．ほとんどの症例で一過性にしびれは軽快しているものの，リハビリテーションの期間が延長し MICS のメリットが損なわれていた．これらの結果を踏まえてプロトコールを作成し対策を講じている（図4）．

また2012年10月から2016年3月までの MICS 症例連続289例の検討では，血管径と送血管のサイズ，またはその割合において有意差がないにもかかわらず，若年者に送血部位末梢下肢の神経障害が有意に多いという結果であったことから，腸骨・大腿動脈などのスパズムが原因であろうと推測し，特に注意が必要であると考えている．術前には判断がつかない症例においてもリアルタイムで情報を伝えてくれる NIRS モニターは

IV．症例選択基準（大動脈弁　右小開胸アプローチ）

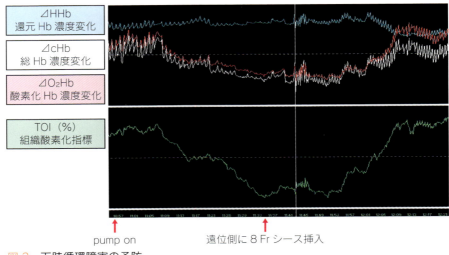

図3　下肢循環障害の予防

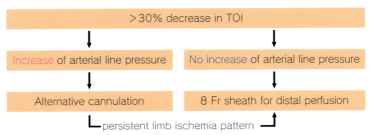

図4　下肢循環障害に対するプロトコール

有用である．

　大腿動脈から腸骨動脈への走行には特に注意するべきである．送血管を深く入れたために外腸骨動脈屈曲部分（図5）に先端が位置し，送血圧が上昇して逆行性解離をきたした1例を経験した．術前の解剖学的な情報を共有し，送血管の先端の位置をあらかじめ決めておくことが重要である．

e．心筋保護

　各施設が行っている通常の開心術と同じ方法で行えることが望ましい．筆者らが行っているのは，順行性心筋保護液注入を大動脈基部のカニューレから注入し，十分な圧がかかっていることが確認できれば予定量を注入している．大動脈弁逆流がある症例では心拍動中は注入するが心室細動や心静止になったところで大動脈を切開し選択的に心筋保護液を入れている．通常，左冠動脈口は容易に確認できるのでこちらに十分量を注入

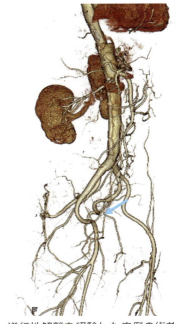

図5　逆行性解離を経験した症例の術前CT画像

したのち右冠動脈口を探している．一度確認したらペンで印をつけておくと次からの注入や大動脈縫合の際の目印になるので有用である．

現状では逆行性の心筋保護は採用していないので冠動脈入口部周辺に石灰化病変，起始異常など選択的注入が困難な場合は MICS-AVR の適応から外している．

文献

1) Totsugawa T, et al : Port-access aortic valve replacement. Circ J 2008 ; **72** : 674-675
2) Hiraoka A, et al : Minimally invasive aortic valve replacement surgery. Circ J 2011 ; **75** : 1656-1660
3) Murzi M : Antegrade and retrograde arterial perfusion strategy in minimally invasive mitral-valve surgery : a propensity score analysis on 1280 patients. Eur J Cardiothorac Surg 2013 ; **43** : e167-172
4) 後藤　武：PCPS 施行中の Mixing Zone に関する数値シミュレーション．体外循環技術 2012 ; **39** : 47-50

2 大動脈弁と周辺の解剖，冠動脈硬化，redo 症例について

中村喜次・伊藤雄二郎

AVR の手術対象となるのは動脈硬化の進行した高齢，high risk 症例が多くなり，MICS-AVR の対象も必然的に動脈硬化の進行した症例となる.

low risk 症例に関して，MICS は正中切開の AVR と比較し手術死亡率を増加させず，術後挿管時間，ICU 滞在時間，入院期間の短縮心房細動の発症率低下が得られるという点から適応拡大が進んでいるが[2,3]，高齢者，high risk 症例への MICS 導入に関しても，同様の報告が散見されるようになっている[4,5].

しかしながら，どの報告でも MICS-AVR の適応を各施設，各外科医で厳密に考慮しており，胸骨正中切開との選択が重要なポイントである.

a. 大動脈弁と周辺の解剖からの検討

MICS では，ノットプッシャーでの結紮，深い術野，retrograde 心筋保護の使用が困難など，胸骨正中切開での心臓手術と比較し遮断時間が延長する傾向にある. 手術の適応としては解剖学的にシンプルなほうが望ましい（表 1）.

1）胸郭

当院（千葉西総合病院）では右腋窩アプローチを MICS の標準アプローチとしているが（図 1），前胸部アプローチでもほぼ同様の適応となる. 扁平な胸郭は視野不良であり，ワーキングスペースが狭いため，手術操作に難渋する可能性が高い. CT axial 画像で胸骨–椎体間の距離を測定し，7 cm 以下の症例に関してはよい適応とは言えない. 6 cm 以下は適応外としている.

右胸腔の手術歴，肺野の炎症像，肺炎の既往は肺の癒着が予想される. 心不全の既往に関しても胸水貯留に伴う胸腔内の癒着を認める可能性がある. 限られた視野の中での癒着剥離が必要となるため，導入期の MICS 症例としては適さない.

2）上行–弓部大動脈

a）上行大動脈の性状

安全に遮断可能か，大動脈切開部の縫合が安全

表 1　MICS-AVR の禁忌の概要

条件		相対的禁忌	絶対的禁忌
胸郭	胸骨椎体間距離	7 cm 以下	6 cm 以下
上行大動脈	性状	操作を加えない部分の石灰化	高度な動脈硬化，血栓の付着
	位置	上行大動脈が胸骨よりも左側に位置	
	拡大	40 mm 以上	上行置換を併施する症例
Valsalva 洞		45 mm 以上	高度な動脈硬化・石灰化
大動脈弁			活動性心内膜炎 （弁下部への感染の波及，弁輪部膿瘍形成）
弁輪		狭小弁輪 （弁輪拡大が必要となる可能性）	
冠動脈病変		シンプルで PCI に適した病変 （high risk 症例であれば MICS＋PCI 考慮）	PCI 不適な病変
redo 症例		人工血管置換術後 AVR 後	CABG 後 （特にグラフト開存症例）

2　大動脈弁と周辺の解剖，冠動脈硬化，redo症例について　　63

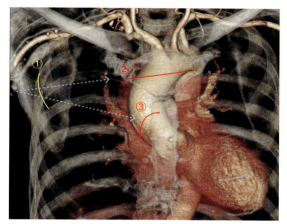

図1　右腋窩アプローチによるMICS-AVR
①皮膚切開（第3肋間），②大動脈遮断部位，③大動脈切開

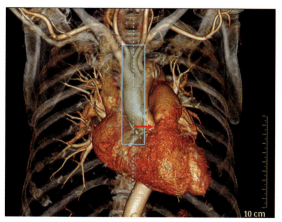

図2　上行大動脈が左側に存在する症例

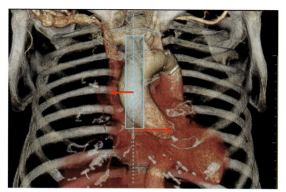

図3　上行大動脈が右側に張り出している症例

に可能か判断に重要である．遮断は右肺動脈の頭側のレベル，つまり弓部と上行の境界線あたりで行う．大動脈切開はfat bandのレベルから右側を下に切り込む形で行う（図1）．したがって，この2ヵ所に石灰化がある症例は適応外である．

また epiaortic echo での上行大動脈の評価は難しく，術前CT，術中経食道心エコーでの判断に頼らざるをえない．上行大動脈の性状が不良な症例は適応外とすべきである．

　b）上行大動脈の位置

胸骨に対して上行大動脈が極端に左側に位置する症例は深い位置での手術操作となるため，操作に難渋する可能性が高い．CTで上行大動脈全体が正中ラインより左側に存在する症例は右開胸アプローチの相対的適応外としている（図2）．また，大動脈弁閉鎖不全症例では上行大動脈が長軸方向に延長している症例があり，そのような症例では上行大動脈は右側に張り出しているが，大動脈弁自体は大きく左側に偏位していることがあるため注意を要する（図3）．

　c）大動脈基部，上行大動脈拡大

上行置換など出血のリスクを増加させる手技は適応外としている．上行大動脈，大動脈基部の径に関しては45 mmを超える症例は上行置換併施を考慮しなければならないため，原則的にはMICSを行っていない．

3）Valsalva洞

高度の動脈硬化や全周性の石灰化のあるValsalva洞の症例では人工弁の留置，右冠動脈への選択的冠灌流，ノットプッシャーでの結紮などの際に石灰の脱落やValsalva洞の損傷の可能性があるため，相対的禁忌としている．

4）複合手術

isolated AVRのみでなく，僧帽弁手術，三尖弁手術，Maze手術までは併施している．しかしながらMICSでの手術は手技的には可能であるが，手技が増えれば人工心肺時間も長時間となるため，導入期のMICS症例としては適さない．

活動性心内膜炎の場合は弁下部への感染の波及が危惧される症例，膿瘍形成している症例に関しては弁置換のみで終わらず拡大手術となる可能性が高いため，禁忌としている．

5）狭小大動脈弁輪

　十分なサイズの人工弁が入らない可能性が考えられる症例に関しては，弁輪拡大手技が必要となる可能性があるため，正中切開を選択している．

b. 冠動脈病変とredo症例について

1）冠動脈病変

　手術適応となる大動脈弁疾患に有意な冠動脈病変を合併している場合，正中切開で冠動脈バイパス術を併施するのが現在のスタンダードな治療選択である．冠動脈疾患がシンプルでPCIに適した病変であり，かつ胸骨正中切開のリスクが高い症例に限り，MICS＋PCIという選択肢を考慮する．具体的にはLADの末梢病変，LCX，RCAの一枝病変などが挙げられる．この場合術後のDAPTの内服が必要となるため，胸骨正中切開に伴う侵襲と双方のリスクを十分考慮し，また年齢，frailtyなども含め総合的な適応判断が必要となる．

2）redo症例

　アプローチ側となる右胸腔の癒着は癒着剥離に難渋する可能性，あるいはアプローチ不可能となることがあり相対的禁忌となるが，心臓手術のredo症例に関しては適応外とはしていない．特にMICS-AVRであれば上行大動脈のみの剥離となるため心臓の癒着が問題となることは少なく，適切な症例選択を行えば，再胸骨正中切開でのAVRよりも容易に手術が可能となることもしばしばある．

　僧帽弁手術後のredoは，僧帽弁手術時の上行大動脈への操作は送血管，root ventの挿入のみであり癒着が軽度であることが多く，MICS-AVRを積極的に考慮しうる症例である．大動脈の人工血管置換術後に関しては，人工血管の置換範囲，人工血管の種類，前述の上行大動脈の位置から総合的に判断する．一般的には正中切開がhigh riskな症例に限定すべきであり，適応は慎重に行う必要がある．AVR後のredoに関しては，初回手術時の大動脈切開が高位である症例，また比較的大きいサイズの弁を使用した症例であれば考慮しうるが，人工血管置換術後同様，正中切開がhigh riskな症例に限る．CABG術後はMICSでは原則retrogradeの心筋保護が行えないこと，LITAの遮断の必要性などからMICSでの手術は困難である．

　当院では2014～2017年に10例のredo AVRを施行（うち3例は複合弁膜症手術）しており，この中で4例にMICS-AVRを施行している．初回手術はAVRが2例，上行置換が1例，MVRが1例であった．4例とも術中術後問題なく経過した．

文献

1）Eveborn GW, et al : The 16. evolving epidemiology of valvular aortic stenosis. the Tromsø study. Heart 2013 ; **99** : 396-400

2）Phan K, et al : A meta-analysis of minimally invasive versus conventional sternotomy for aortic valve replacement. Ann Thorac Surg 2014 ; **98** : 1499-1511

3）Tokoro M, et al : Trans-right axillary aortic valve replacement: propensity-matched comparison with standard sternotomy approach. Interact Cardiovasc Thorac Surg 2017 ; **25** : 521-525

4）Fudulu D, et al : Minimally invasive aortic valve replacement in high risk patient groups. J Thorac Dis 2017 ; **9** : 1672-1696

5）Santana O, et al : Aortic valve replacement in patients with a left ventricular ejection fraction ≦ 35 % performed via a minimally invasive right thoracotomy. J Thorac Dis 2017 ; **9**（Suppl 7）: s607-s613

6）Mihos CG, et al : Staged percutaneous coronary intervention followed by minimallyinvasive mitral valve surgery versus combined coronary artery bypass graft and mitral valve surgery for two-vessel coronary artery disease and moderate to severe ischemic mitral regurgitation. J Thorac Dis 2017 ; **9**（Suppl 7）: S563-S568

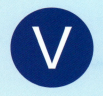

手術器械のあれこれ

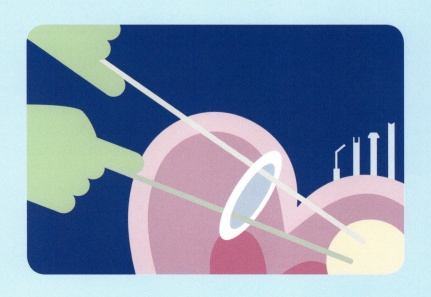

A MICS 手術器械総論

西 宏之

本項では，器械を選ぶ際のコツについて簡潔に示す．

a. MICS 用開胸器

弁膜症 MICS では柄の部分が曲がるタイプが使用しやすく，装着可能な左房鉤の有無や，ブレードの形態と種類によって選択する．MICS-CABG にはブレードが内胸動脈を剥離できるものと交換可能でスタビライザーが装着できるものがよい．

b. MICS 用の鋼製小物

持針器は大小の針が持てる汎用性高い基本的なものを用意する必要があり，鑷子では，通常の大きさと小さいものを把持するものの2種類が必要で，先端が直線か弯曲付きかは各自の好みである．MICS 用のハサミと深い所の糸裁きができるフックも必要で，2セットずつあるとよい．

c. ノットプッシャー

先端が細くて糸を引っかけるタイプのものと，はさんで落とし込むタイプがある．前者は狭いところでも結紮でき，後者はある程度スペースが必要である．最もよく使われているのは，おにぎり型のもので，すべて金属製のものから，プラスチック製，先端にゴムがついているものなどそれぞれの特色がある．

右手で結紮するか左手で結紮するか，助手をどう利用するかで微妙に使用方法が異なるので，実際に結紮を行ってみてから決定することをお勧めする．

d. MICS のカニューレ

送血管は太さと先端の穴の多さがポイントで，下肢虚血を避けるためには穴が多いとよい．脱血管も同様に太さ，ヘパリンコーティングの有無を見て決定する．それぞれのメーカーによって，穴の開いている場所が違うので注意を要する．

e. 左房鉤

創部挿入型か胸壁貫通型で選ぶ必要がある．創部挿入型は微調整ややり直しが容易であるが，傷が小さいと視野に難がある．胸壁貫通型は視野の妨げにならないが最初の位置決めが重要である．角度が変わる機能や後交連側の視野を出すシステムも付随しているものがあり，特徴を理解する必要がある．

MICS 僧帽弁手術では後交連側の視野展開が不良なことが多く，この部分の展開法を意識した左房鉤選びが重要である．

f. スコープホルダー

胸壁貫通型の左房鉤や胸腔鏡を保持するホルダーはあったほうがよい．手動のものと高圧窒素ガスを利用して可動固定するものがある．

g. 大動脈遮断鉗子

胸壁貫通型の Chitwood 型と胸部から挿入するフレキシブル型がある．フレキシブル型のほうがインサーターがあるので大動脈に愛護的で大動脈と肺動脈損傷のリスクも少ないが，視野を若干妨げる．Chitwood 型は視野の妨げにはならないがやや固いので脆弱な組織には注意を要する．

以上が最低限必要な MICS 関連機器である．その他にもさまざまなデバイスがあり，術式のバリエーション，好みによって徐々に増やすとよい．重要なのは実際に自分で試して comfortable に使用できるものを選択することである．

内視鏡のワンポイントアドバイス

医療機器安全管理指針では，内視鏡システム装着部の漏れ電流の多さによってBF型とCF型に分けられている（図1）．心臓手術には漏れ電流の少ないCF型のみが認められている．胸腔鏡下弁形成術・弁置換術を行うにあたり，各施設において使用している内視鏡システムがCF型であることを必ず確認すべきである（図2）．

【柴田利彦】

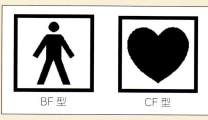

図1　BF型とCF型の表示
機器本体に付けられている．

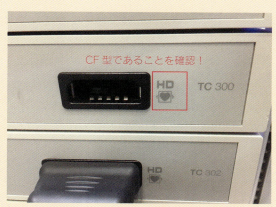

図2　内視鏡システム本体の装着部のマークの確認

B 施設別の MICS 手術器械セット ―――

1 大阪市立大学の MICS 手術器械セット

柴田利彦

本項では筆者が使用している硬性器械について解説する．取り上げる器械の一覧を表1に示す．MICS の実施にはここで触れない種々の消耗品および内視鏡環境の整備も必要である．

a. 開胸器

MICS を始めた当初は皮膚切開が8～9cm 程度と大きめであり，直視下 MICS をしていたため開胸器を使用していた．直視下に両眼立体視するためには肋間を開大させて視野確保するとともにその創部から器具挿入を容易にする Adams-Yozu 開胸器（図1）を用いていた．この開胸器は，創部から挿入するタイプの左房展開鈎を取り付けられるのみならず，サイドアームを付けることにより別途心房壁牽引鈎等を把持できるようになる．

一方，開胸器を使用して肋間を大きく開くと肋骨骨折が生じて術後疼痛の原因となるため，開胸器の使用は最小限にすべきである．現在，3D 内視鏡下での手術操作をメインにするようになってからは，wound retractor をかけた後に，肋間を少しだけ開く目的で最初の一時だけ開胸器を使用し，TSI 開胸器 ULTRAVISION（Century Medical 社）の開胸器を使用している（図2）．この開胸器はさまざまな大きさ・深さのブレードを取り付けることができ，患者体型等を考慮して色によってその選別が可能である．通常は緑色のブレードを用いている．その後は開胸器をはずして，wound retractor のみで手術を行う．小さな肋間開胸になると開胸器があること自体が操作の邪魔になる．

表1 MICS に用いる器械の一覧（大阪市立大学）

No	製品名	メーカー	図番号
1	Adams-Yozu 開胸器＋開胸器用ミニアーム	GEISTER	1
2	TSI 開胸器 ULTRAVISION	TSI	2
3	バルブゲート持針器，鑷子	GEISTER	3
4	Andrews-Pynchon Suction Tube	Delacroix	4
5	Adams-Yozu Introducer trocar	GEISTER	5
6	バルブゲートトロッカー	GEISTER	5
7	Adams-Yozu ノットプッシャー	GEISTER	6
8	バルブゲートノットプッシャー	GEISTER	6
9	バルブゲート PRO ノットプッシャー	GEISTER	6
10	Chitwood DeBakey clamp 10 cm curved left	SCANLAN	8
11	Cygnet flexible clamp 66 mm Curve	Vitalitec	9
12	MERA MICS 用左房鈎（伊藤の鈎）	泉工医科工業	10
13	Adams-Yozu 開胸器用僧帽弁鈎	GEISTER	10
14	Flexpander system 左房鈎	AlbaTech	11
15	Flexpander bar	AlbaTech	11
16	Flexpander ストレッチローラー	AlbaTech	11
17	ユニトラックレトラクションシステム	B. Braun	13
18	アシストアームシステム＋エキストラアーム	GEOMED	13
19	Shibata chordae system（ループ作成器）	GEISTER	15
20	Shibata コルダーゲージ	AlbaTech	15
21	バルブゲート・スーチャールーラー（Mohr）	GEISTER	15

1 大阪市立大学のMICS手術器械セット　69

b. 鑷子，持針器，吸引嘴管，フック，トロッカー

　鏡視下手術用の柄の長い手術器械は必須である．全長が38 cm（有効長25 cm）の長い器械と30 cm（有効長25 cm）の中長の器械とを使い分けている（図3a）．通常は，中長の器械で十分である．乳頭筋付近の操作には長い器械が必要であるが，中長器械に比してトルクの伝わりが弱いように感じる．左手ポートを別途使用する場合には，長い鑷子でないとターゲットに届かない．

　また，持針器と鑷子・ハサミが一見するとよく似た形状をしている．直接介助看護師が間違って別の器械を手渡すことがあるため，テープを巻くなどの工夫が必要である．特に，ハサミは選別し

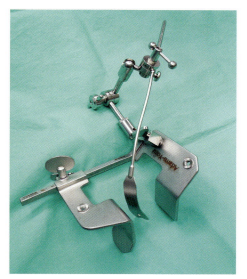

図1　Adams-Yozu 開胸器
サイドアームに鉤をつけることができる．

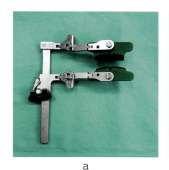
a

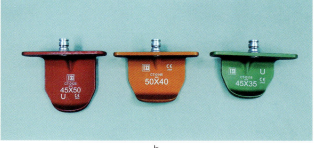
b

図2　MICS用開胸器
a：TSI 開胸器 ULTRAVISION，b：鉤の形状により色分けされている．体型などに応じて使い分ける．

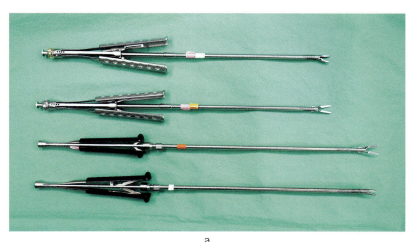
a

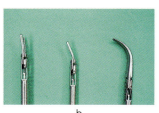
b

図3　鑷子と持針器
a：用途によって長さの違うものが必要，b：鑷子（直），鑷子（曲），ライトアングル鉗子

V．手術器械のあれこれ（施設別のMICS手術器械セット）

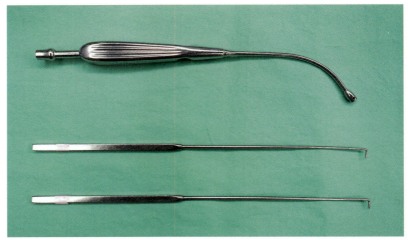

図4　吸引嘴管（曲）と僧帽弁フック

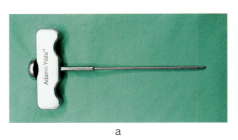
a

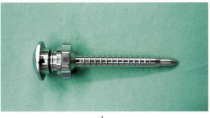
b

図5　トロッカー
a：Adams-Yozu Introducer Trocar（通称ズドン），b：金属トロッカー

やすくしておくべきである．構造上，MICS用のハサミは切れがよくない．

1）鑷子

直鑷子と曲鑷子を使っている．曲鑷子は10°程度のゆるい角度である（図3b）．絹糸で腱索を牽引するときにMICS用ライトアングル鉗子を使用しているが，正中切開用のライトアングル鉗子では操作しにくいので重宝している．

2）持針器

先端に彎曲があるものを用いているが，彎曲をうまく利用し針を把持して，最適の運針角度とすることを心がけている．最近では正中切開での僧帽弁手術にも利用している．

3）MICS用吸引嘴管と僧帽弁用フック（図4）

僧帽弁および弁下部組織の観察に用いるため長いフックが必要である．曲がりの吸引嘴管はIVC周囲や大動脈周囲の鈍的剥離に用いている．

4）トロッカー

Adams-Yozu Introducer Trocar（通称ズドン）を用いている（図5a）．心膜牽引糸を胸壁で牽引する際にエンドクローズ（Covidien社）を用いるが，エンドクローズの尖端は思ったより鋭であり胸壁血管を穿通して損傷させる危惧がある．まず，このズドンで胸壁を貫通し，内套を抜いてからエンドクローズを挿入する．ズドンの尖端はあまり鋭ではない．一手間がかかるが出血に対して安心である．胸壁を「ズドン」と貫通させるためこの通称になったのであろう．

金属トロッカー（図5b）を左手ポートなどに用いる．5 mm金属製ポートであり，これにMICS用鑷子が挿入できる．肋間で挟まれても変形しないのが特徴であり，再滅菌使用できる．

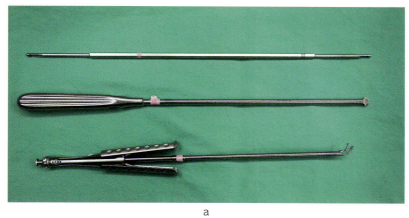
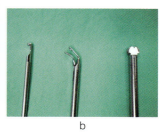

図6　ノットプッシャー
a：Adams-Yozu，おにぎり型，はさむ型（push to close），b：それぞれの尖端形状

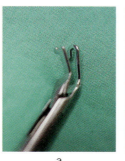
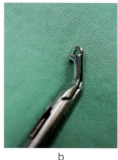
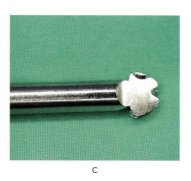

図7　push to close 型ノットプッシャー
a：通常はオープン，b：ノブを把持すると尖端が閉じて円形になる．c：おにぎり型．尖端の凹みで押すこともできるし，サイドの溝に糸をひっかけて使うこともできる．

c. ノットプッシャー

　ノットプッシャーには先端構造が異なる数種類があり，それぞれ術者の好みがある（図6）．ノットプッシャーによる糸結紮は MICS に必須であり，繰り返し練習が必要である．筆者は僧帽弁乳頭筋への糸結びは正中切開手術時にも MICS 用ノットプッシャーで行っている．

1）Adams-Yozu ノットプッシャー

　これはシンプルな棒であり，両端に糸を引っかけるフックがついている．このフックは右回りと左回りとがついているため，外科医の結紮手技によって使い分ける．先端が細いことが特徴であり，ループテクニックにおいて loop set を乳頭筋に縫合固定する場合には，好んでこのノットプッシャーを使用している．先端が細いので腱索をよけながら結紮することができ，重宝している．

2）おにぎり型（straight one）

　筆者らは「おにぎり型」と呼んでいる．このノットプッシャーの先端横の溝に縫合糸を挟んで結紮する場合と，先端中央の溝で糸を押す場合の2とおりの使用方法がある（図7）．

3）はさむ型（push to close 型）

　筆者らは「はさむ型」と呼んでいる．ノブを握ると先端のフックが閉鎖して円形の pushing head となる（図7）．

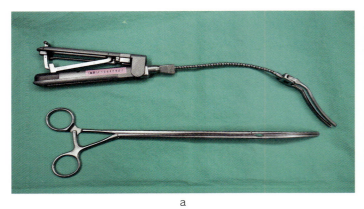
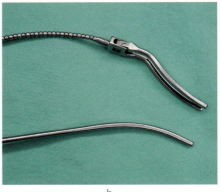

図3 大動脈遮断鉗子
a：Flexible clamp と Chitwood clamp，b：尖端の形状の違い

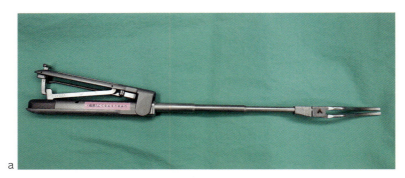
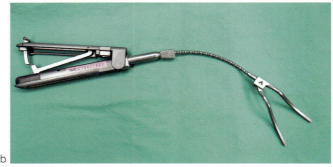

図9 Flexible clamp
a：挿入時はシャフトを伸ばして使用，b：遮断後はシャフト外套を縮めてシャフトを自在に曲げる．

d. 大動脈遮断鉗子

　trans-thoracic aortic clamp（Chitwood 遮断鉗子，SCANLAN 社）とフレキシブル遮断鉗子（Cygnet flexible clamp，Vitalitec 社）を使い分けている（図8）．フレキシブル遮断鉗子はインサートを装着できるため，大動脈壁を愛護的にクランプすることができる．一方，Chitwood 遮断鉗子は，インサートがないため大動脈損傷の危険性がある．

　小開胸創から直接フレキシブル遮断鉗子を挿入し，大動脈を遮断した後に柄の部分を曲げて創外に出している（図9）．小開胸創から挿入した際に，鉗子先端の向きが悪いときには，Chitwood 遮断鉗子を利用している．

　大動脈遮断は MICS において最も気を使う操

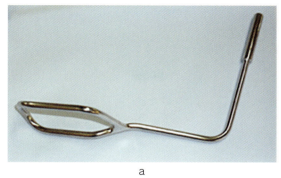 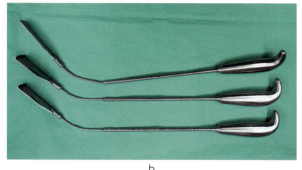

図10 創部挿入型の左房展開鈎
a：伊藤開発の鈎，b：Adams-Yozu 展開鈎．上からPサイズ，Sサイズ，XSサイズ．

作であり，できればこれら2種類の遮断鉗子を用意し適切な位置および方向で大動脈遮断ができるようにすべきである．

e. 左房展開鈎

　左房壁を腹側に牽引して僧帽弁の視野を得るために使用する．胸壁貫通タイプと小開胸創から挿入するタイプがある．

　現在は，開胸創から直接挿入するタイプを使用している（図10）．胸壁貫通タイプは最適な肋間から挿入しないと十分な左房展開がしにくく，やや融通がききにくい．また，乳房の大きな女性では胸壁貫通時の挿入に気をつける必要がある．筆者は危うく乳頭を串刺しにしそうになった経験がある．

　一方，小開胸創部挿入型は位置調整が比較的容易である．左房展開鈎を把持固定するデバイスが必要である．

1) MERA 左房展開鈎（伊藤の鈎）

　名古屋第一赤十字病院の伊藤が考案した鈎である．太い金属棒を曲げたシンプルな作りであり，市販されている（図10a）．

2) Adams-Yozu の左房展開鈎（図10b）

　各種大きさがあるが，XS あるいは S サイズを用いることが多い．また，P サイズは鈎の先端部分が長い．P サイズは左室内まで挿入し持ち上げることにより，僧帽弁前尖が持ち上がり弁下部組織の視野展開を確保することができる．

3) flexible expanding retractor system (Flexpander)（図11, 12）

　左房展開鈎はもっぱら心房中隔を腹側に牽引することにより左房を持ち上げ，僧帽弁の視野を展開する．MICS では右側左房切開で左房に到達するが，横隔膜側の左房壁が覆いかぶさるため視野の邪魔になり僧帽弁の medial side（P3 側）が見えにくいことがある．そこで，左房内側から左房壁を圧排し medial side の僧帽弁視野展開をするために，この展開鈎システムを筆者が開発した．Flexpander bar は 99.9％純度のスズ製の金属板であり，指や鑷子で容易に曲げ伸ばしができる．表面に滑り止めの突起加工が施されている．独自に作製した左房鈎に Flexpander bar を装着し，丸めた状態で胸壁創部から左房に挿入する．左房内で至適な形状に鑷子で伸ばすことにより medial side の左房壁を外側に圧排する．別の Flexpader bar を用いて左房後壁やベントチューブを押しのけることができる．また，僧帽弁内に挿入すると弁下部組織の観察や操作にも利用できる．

　この Flexpander bar は付属のローラーを使うとまっすぐに戻すことができる．創部から挿入する左房鈎は曲型と直型の2タイプがあり，体型等に応じて使い分ける．

4) 左房展開鈎を把持固定

　これらの胸壁創部から挿入するタイプの左房展

74　V．手術器械のあれこれ（施設別のMICS手術器械セット）

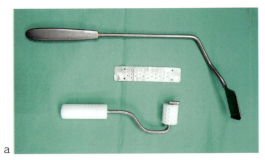

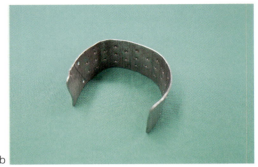

図11　Flexpander system
a：左房展開鉤，Flexpander bar（錫製），ローラー．
b：Flexpander barは自在に曲げ伸ばしできる．

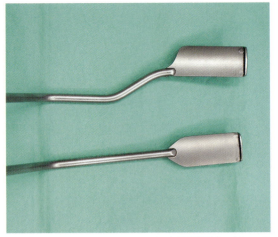

図12　Flexpander systemの左房展開鉤（上：曲型，下：直型）
展開のしやすいほうを選んで使用する．

開鉤はそれらを保持するための器械が必要となる．Adams-Yozu開胸器の保持アームを用いて把持する場合と，手術台柵に固定された別途器械で保持する場合がある．

Adams-Yozu開胸器で上記の左房筋鉤を保持固定ができる（図1）．しかし，後述のベッド柵固定の保持固定器に比べると，Adams-Yozu開胸器を用いた固定はややぐらつきがある．

ベッド柵固定タイプの把持器械には現在は2つの方法があり，しっかりとした保持が可能である．病院内にすでに存在しているものを使うことができる．

a）UNITRAC（図13a）
気動式の固定アームであり高圧窒素ガスを利用して可動固定する機構である．ボタンを押すと関節が可動するが，可動する関節の方向・角度に制限があるため，ベッド柵の固定する方向にも注意する必要がある．スマイルマークがベッドの外側に向かうように助手側のベッド柵に固定する．

b）スコープホルダー（図13b）
内視鏡などの保持に用いる器械である．ベッド柵に固定するため強固で安定感がある．助手側ベッド柵に固定するため，長いサイドアームを有したスコープホルダーが必要である．

f．内視鏡

6cm以下の小さな開胸創になると直視での手術はかなりやりにくくなるため，鏡視下手術となる．それ以上の大きさの創部で手術をする場合にも，内視鏡を用いた視野供覧は必要である．

僧帽弁および弁下部組織を拡大視して弁形成操作する以外に，胸壁の出血の確認に利用する．心膜横洞で大動脈遮断する場合には，大動脈遮断鉗子で左心耳を挟んでいないかを内視鏡で確認する．また，大動脈末梢で遮断する場合には大動脈と肺動脈間を剝離することが必要であるが，その際の拡大視にも有用である．

直視下MICS時には通常30°斜視あるいは可変式硬性鏡（EndoCAMeleon, Karl Storz社）を使用している．最近ではKarl Storz社の3D内視鏡を用いて完全内視鏡下の手術を目指している．立体視するためには3Dグラスが必要である．完全鏡視下手術で開胸創部からの直視下操作をしない場合は3Dグラスだけを着用すればよいが，直視操作を併用する場合には拡大鏡やヘッドライトなどの装備も併せて使用できるようにしなければな

1 大阪市立大学のMICS手術器械セット 75

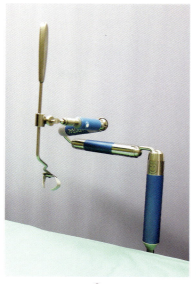
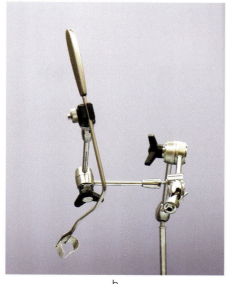

図13 創部挿入型左房展開鉤の把持
a：窒素駆動式UNITRACによる把持，b：スコープホルダーによる把持．いずれも手術台枠に固定．

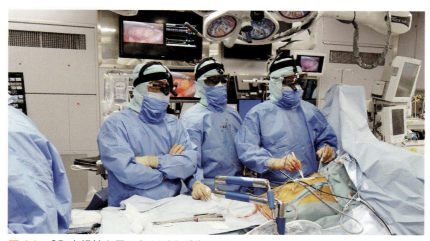

図14 3D内視鏡を用いたMICS手術風景
専用3Dグラスをかける必要がある．直視を併用する場合にはヘッドライト，拡大鏡も装着する．

らず，重装備となる（図14）．3Dグラスを拡大鏡に合わせて切ってトリミングして使用している．

　筆者は心膜切開時から内視鏡操作で行っているため，さまざまな部位を内視鏡で追従する必要がある．腹部外科などでは，助手がカメラ持ちをして，供覧場所の移動や拡大視をするように術者と連動してカメラワークを行っている．心臓手術も同様であり，筆者らの手術では助手がカメラを保持している．

g. ループテクニック用の器械

　人工腱索ループテクニックを用いて僧帽弁形成術を行っている（図15）．基本的には正中切開での手術とMICS手術とでは手法は同じである．人工腱索ループの長さを決定するために，コル

76　V．手術器械のあれこれ（施設別のMICS手術器械セット）

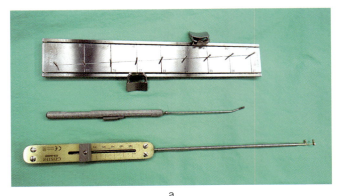
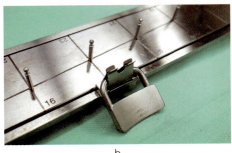

図15　人工腱索ループテクニックに必要な器械
a：Shibata chordae system，コルダーゲージ，Mohr rule，b：pledget holder

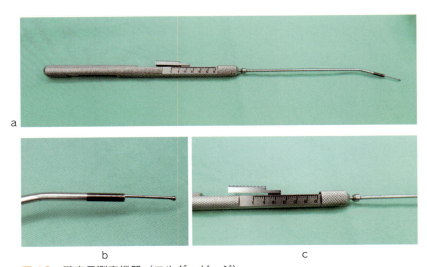

図16　腱索長測定機器（コルダーゲージ）
a：全景，b：尖端突出部，c：尖端の長さが表示されたところ．

ダーゲージ（図16）で腱索の長さを測り，ループ作成器（Shibata chordae system，GEISTER社）で計測した長さのループセットを作る．Mohrのルーラーを用いて測定することもある．コルダーゲージは乳頭筋尖端から弁尖までの距離を測定するのに用いるが，内視鏡での拡大画像による測定が有用である．

2 千葉西総合病院の MICS-AVR セット

中村喜次

　MICS の器械は，各メーカーでそれぞれに特徴がある．当院ではその特徴を吟味し，鑷子，持針器，剪刀，それぞれ異なるメーカーのものを使用している．

表 1　千葉西総合病院の MICS-AVR 器械セット

No	製品名	メーカー	規格	品番	数量
1	eMICS 鑷子	EMI	有効長：18 cm ハンドル：標準　先端形状：ドベーキー小・根本弱曲，先端開き	EMICS137-L18-S-DSW-M-8	1
2	eMICS 鑷子	EMI	有効長：18 cm ハンドル：標準　先端形状：ドベーキー小・先端弱曲，先端開き	EMICS137-L18-S-DSR-M-8	1
3	eMICS 鑷子	EMI	有効長：18 cm ハンドル：標準　先端形状：ドベーキー小，先端開き	EMICS137-L18-S-DS-M-8	1
4	MIS 持針器	Delacroix	イージーロック，30 cm，短	DC80012-30	3
5	バルブゲート PRO 剪刃	GEISTER	曲 15°，17.0 cm	38-7830S	1
6	バルブゲート PRO 剪刃	GEISTER	曲 30°，17.0 cm	38-7835S	1
7	バルブゲート PRO 剪刃	GEISTER	曲 70°，17.0 cm	38-7840S	1
8	バルブゲート PRO 剪刃	GEISTER	ポッツ型 17.0 cm	38-7862S	1
9	バルブゲート PRO 剪刃	GEISTER	曲 30°，robust 剪刃，25.0 cm	38-7833	2
10	eMICS ノットプッシャー	EMI	有効長：17 cm 右手用	EMICS140-17B	1
11	eMICS 神経鉤	EMI	全長：36 cm，先端サイズ：1.0 mm	EMICS138-L36-1.0-21	1
12	MIS Scalpel Blade Handles	Delacroix	33 cm	DC81331-33	1
13	MIS Suture Catcher	Delacroix	28 cm	DC81410-28	1

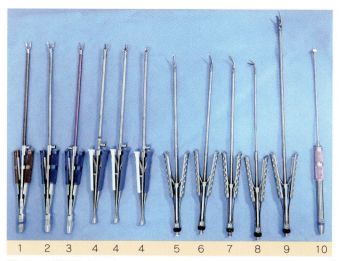

図 1　千葉西総合病院の MICS-AVR 用器械
製品下の番号は表 1 の No．

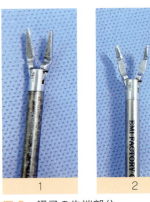

図2 鑷子の先端部分
製品下の番号は表1のNo.

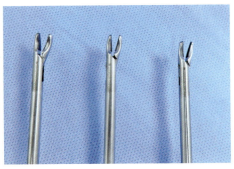

図3 持針器

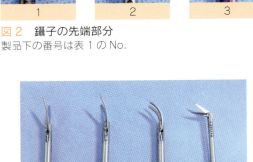

図4 剪刀の先端部分

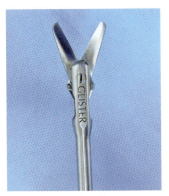

図5 先端の太い剪刀

　また，それには器械出し看護師が目的の器械の先端を見なくても見分けやすくする目的もある．同様の目的でハンドル部分，シャフトの部分で色を分けて認識しやすくしている．

　AVR は腋窩アプローチで 6 cm の皮膚切開で行う．そのため器械の挿入角度が制限されることが多く，器械の先端が曲がっているものを好んで使用し，その角度も何種類か用意している（表1，図1）．また 10％の症例では有効長が不足するため，その場合にはすべてが数 cm ずつ長い僧帽弁用のセットを使用する．

a. 鑷子

　EMI 社製を使用している（図2）．長さ，ハンドルの開きなどがテイラーメイドできるのが特徴である．把持部のパターンはドベーキータイプを使用している．把持部が根元から少し曲がったもの（1），先端のみ曲がったもの（2），直のもの（3）を用意している．（1）のものを主に使用しているが，その他も状況によって使い分ける．

b. 持針器

　Delacroix 社製の把持部がカーブしているものを使用している（図3）．

c. 剪刀

　主に大動脈を切開する際に使用する．創と大動脈の位置関係，角度により適宜，先端の角度（15°，30°，70°）を使い分ける（図4）．石灰化がある大動脈などは刃先の補強された剪刀（図5）を使用する．石灰化した大動脈弁尖を切除する際は MICS 用の剪刀は刃の劣化をきたしやすいため，通常のメッツェンバウム型を使用する．

d. ノットプッシャー

　EMI 社製を使用しており，先端の形状，長さ，ハンドル部分はテイラーメイドのものを使用している．

2　千葉西総合病院のMICS-AVRセット　79

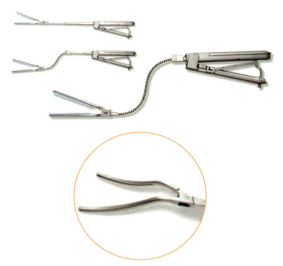

図6　遮断鉗子
Cygnet flexible clampを主に使い，中でもcurve jaw（円内）を好んでいる．

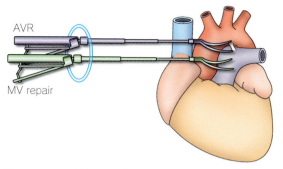

図7　AVRと僧帽弁形成の際の大動脈遮断位置の違い

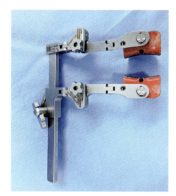

図8　開胸器

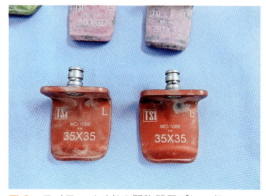

図9　テイラーメイドの開胸器用ブレード

e. 遮断鉗子

　Cygnet flexible clamp（Vitalitec社）を使用している（図6）．リジッドシャフトを一旦クランプしたら収納できるので，フレキシブルな状態にすることが可能である．創部から挿入し，AVRでは右肺動脈の頭側のレベルの大動脈を，僧帽弁形成ではtransverse sinusのレベルの大動脈を遮断する（図7）．

　拡張した上行大動脈の場合，jawがずれることがまれにあるため，そのような場合は遮断後も心停止になるまでリジッドシャフトのまま手で把持し固定する．

f. 開胸器

　TSI社製，ULTRAVISION CT開胸器を使用している（図8）．ブレードの傾きを変えられることが特徴である．ブレードは35×35 mmの大きさで，かつウイングの部分を落とし，かつ両方とも外に凸となるようにテイラーメイドしたものを使用している（図9）．

3 名古屋第一赤十字病院の MICS 手術器械セット

伊藤敏明

当院での使用器具を表1に示す.

a. 鋼製小物

器具の長さについての考え方として，MICSの場合，体格の大きな患者にも対応できる十分な長さが必要である．さらに，正中切開と異なり，操作性に関しても短い器具のほうが安定するとは言い切れない．したがって，短めの器具は必要でなく，長めのもので揃えるのがよい.

1) 鑷子

十分な長さに加え，軽い先端角度がついたものが使用しやすい．鏡視下僧帽弁MICSではトロッカーまたはXXSサイズのwound protectorを経由して鑷子を挿入し，ポート部位を支点とした梃子状の操作を行う．シャフトの途中に支点を置くと先端はまったくブレず，非常に安定した操作が可能となる．この操作法の場合，長い鑷子は使いにくいという正中切開での常識とは異なり，レバー比の関係でかえって長い鑷子のほうが先端が安定する．開胸器をかけた小切開からの操作では，意図して器具のシャフトを創縁に押し付けながら操作しなければ支点を生かした操作ができない．この点からも，創が小さい鏡視下操作のほうが器具の安定を得やすい.

特殊用途の鑷子としてロシアン鑷子があり，AVRやMVRでの弁輪石灰化除去に用いる（図1).

2) 持針器

鑷子ほど長さは必要でない．メーカーを問わずラチェットの不調をきたしやすいため，予備を含め3本は備えておきたい.

3) 左房鉤

創から挿入するワンピース型を用いている（図2）．通常主創を作製する第4肋間は僧帽弁の軸よりもやや尾側に偏位しているため，このずれを吸収するために非対称型に設計されている.

4) 弁フック

泉工医科工業製で，正中切開用でもよいがやや幅の狭いものを用いている.

5) 大動脈遮断鉗子

リトラクタブルシースを備えるフレキシブルシャフトの鉗子（Cygnet）を使用している．Chitwood型は胸腔内での操作性はよいが柄が胸腔外で干渉しやすいのと，胸壁にstab woundが1つ追加され出血のリスクが上がるため，ほとんど使用していない.

6) 剪刀

メッツェンバウム型とリバースポッツ型を使用している.

7) ループ作成器

Mohrによるノギスを基に作られたタイプを使用している.

8) ノットプッシャー

予備を含め2本準備している．現在各社から発売されているものは先端が三角おむすびの形をしているが，ノットプッシャーを引き上げる際に肩の部分が隣接する糸や，弁下での結紮では腱索を引っかけてしまう危険がある．また，溝部分の表面仕上げが十分とは言えない．さらにスーチャーキャッチャーの部分が鋭的な形状となっており，

3　名古屋第一赤十字病院の MICS 手術器械セット

表1　名古屋第一赤十字病院 MICS 使用器具一覧（2018 年 5 月現在）

器具グループ	一般名	製品名	規格	メーカー，販売社
開胸器	金属開胸器	ThoraTrak	⑤ブレード	Medtronic
	金属開胸器	ULTRAVISION	緑ブレード	Century medical
	創プロテクター	Alexis wound protector	S, XS, XXS	Applied Medical
	左手ポート	Metal Trocar	5.5 mm	Karl Storz
カニューレ	FA 送血管	PCPS カニューレ	16, 18, 20Fr	東洋紡
	FV 脱血管	Quickdraw	22, 25Fr	Edwards lifescience
	FV 2stage 脱血	Next Gen, Biomedicus	19, 21, 23, 25, 27	Medtronic
	基部カニューレ	JMS root cannula		JMS
	LA・LV ベント	Malleable vent 16Fr	12116 LV	DLP, Medtronic
	ターニケット	大人用ターニケット 18 cm	79004	DLP, Medtronic
鋼製小物	左房鈎 2 種	MERA 左房鈎	Direct/Endo	MERA
	左房鈎アーム	Octopus		YUFU 精機
	両開き鑷子	EMI		EMI
	曲がり鑷子	ValveGate PRO	38-7918	GEISTER
	持針器	Asanus	EN7420	Asanus，西村器械
		EMI		EMI ファクトリー
	ハサミ	Asanus	EN7401	Asanus，西村器械
	ロシアン鑷子	Wexler	XF8620	Wexler, Century Medical
	ループ作成器	Mohr 式	03-5420	GEISTER
	弁用フック		TO-0962	MERA
	糸用フック	Wexler	AL1106.1F	Century Medical
	ノットプッシャー	EMI	EMICS150 EMICS150C	EMI
	テーピング鉗子	つるりん鉗子	WF280/#7	ミドリジャ
	モンロー剪刀		C002 MB	ミドリジャ
	遮断鉗子	Cygnet		Vitalitec
内視鏡	2D システム	3CCD, full HD		Karl Storz
	硬性鏡	5 mm, 30°		Karl Storz
	硬性鏡	10 mm, EndoCAMeleon		Karl Storz
	レコーダー	HD video recorder	HVO-1000MD*	SONY
	3D システム	30° 3D 内視鏡		Karl Storz
	レコーダー	HD video recorder	HVO-3000MD*	SONY

*ともに廃番；後継機種 HVO-3300MT, 4000MT

糸を切ってしまうことがある．

　これらを改善して先端形状を楕円型とし，スーチャーキャッチャーは丸棒型として糸切れを防ぎ，ガイド溝を鏡面加工した製品を当院と EMI 社で共同開発した（図3）．さらにスーチャーキャッチャーの部分を閉鎖型として一旦糸通しをして用いるタイプも作製した．後者は主に人工腱索を乳頭筋に固定する際に用いる．多数回結紮中でも糸が外れず，さらに周囲の腱索に引っかかる部分がないため安全である（図4）．

b. カニューレ

1）心筋保護カニューレ

　順行性心筋保護用カニューレは JMS 社の圧ライン付きのものが針の切れもよく固定 wing に糸をかけるのが容易であり使用しやすい．ただし，

82　V．手術器械のあれこれ（施設別の MICS 手術器械セット）

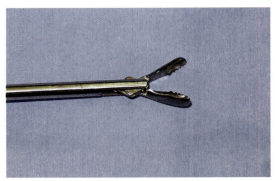

図1　石灰化除去用鑷子（ロシアン鑷子）
先端が双葉型になっており，石灰化した部分を把持して除云しやすい．

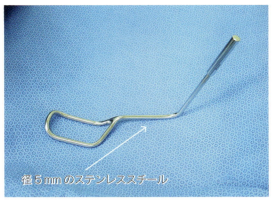

図2　MERA 左房鉤
シャフトがオフセットしており，第4肋間から挿入した場合にそのまま僧帽弁に正対する形に形成されている．シャフト部分は手術台のレールに固定したサージカルアームで保持する．

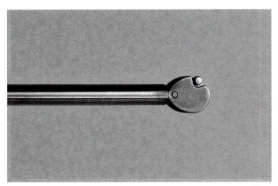

図3　EMICS150（先端形状改良型ノットプッシャー）
改良型ノットプッシャー2タイプ．
先端の肩の部分をなくし，形状を一般的な三角形から円形に変更した．スーチャーキャッチャー手前の部分がガードとなりノットプッシャーを引き上げる際，周辺糸への引っかかりを防ぐ．スーチャーキャッチャーは丸棒型で糸を損傷しにくくし，はずれにくいように段をつけている．MICS-AVR 等狭い場所での使用も考慮し，厚みを3mm と薄くした．

従来品は MICS 用としてはやや長さが短かったため，全長を長くした改良型が2018年9月より発売された．

2）脱血管

　右房切開のない症例では QuickDraw（Edwards Lifescience 社），右房切開を要する症例では Biomedicus Next Gen 2-stage canula（Medtronic 社）を使用し，ともに大腿静脈経由の1本脱血のみで，頚静脈または SVC 脱血は併用していない．

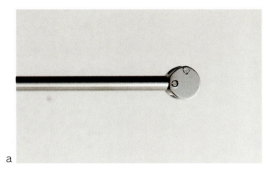
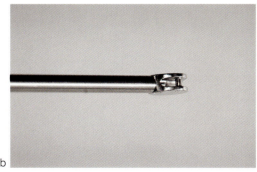

図4　EMICS150C（弁下用閉鎖型小型ノットプッシャー）
a：閉鎖構造となっており，スーチャーキャッチャーの切り欠きが表面にない．
b：トンネル状のスーチャーキャッチャーに最初に針糸を通してから使用する．最初のひと手間がかかるものの乳頭筋への腱索固定の回数は限られるため，結紮中に糸が外れず自己腱索を巻き込まないメリットが優ると考えている．

c. 練習用鋼製小物

EMI 社のドライボックス，USB カメラ，タブレット端末とともに持針器，鑷子，ノットプッシャーがセットとなったものを使用している．

鋼製小物の材質は臨床使用不可のものであるが，作りは臨床用のものと変わりなく感触もよい．現在唯一の練習用 MICS 鋼製小物であり，個人で Amazon 経由で購入可能である．価格は極めて良心的と思う．

4 一宮西病院の MICS-CABG における使用機器

菊地慶太

MICS-CABG は従来の MID CAB とは少し異なる術式であり，手術器械や器具が異なるので注意が必要である．本項では筆者が行っている MICS-CABG で使用する手術器具を紹介する．

a. 体位作成

左肩甲骨背側に動脈ラインのヘパリン生食持続注入に用いる加圧バッグを挿入する．患者の上半身に蘇生板などの硬い板を挿入し加圧バックが有効に働くようにするとよい．またタオルを用い加圧バッグをタオルで挟み，タオルの一方は患者の右背部で押せるようにすると加圧バッグが滑り出てくることはない．

b. 開胸後の術野作成

ThoraTrak MICS Retractor System（Medtronic 社，図 1）とそれを牽引する Tractator Neo IMA Crane Retractor（GEISTER 社，図 2）で術野を作成する．

ThoraTrak の歯は長い歯と牽引できる部分がついた 1 番を，対側には少し歯の幅の短い 5 番もしくは 1 番を用いている（図 1）．ThoraTrak を用いて開胸した後に IMA Crane Retractor で ThoraTrak を頭側に牽引する．他に電気メス，通常の鑷子を用いている．

c. 胸骨裏面の脂肪組織剝離

開胸後に用いる手術器具を示す（図 3）．比較的しっかりとした MICS 用の鑷子および電気メスを用いる．吸引管は，脂肪組織などを抑える目的もあり呼吸器外科領域で用いられるコダマダイサクションを使用している．心窩部から Octopus NUVO tissue stabilizer（Medtronic 社，図 4）を挿入するときには，その先端にネラトンカテーテルを付け，心窩部からチューブを通し鉗子を用い

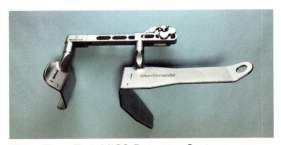

図 1　ThoraTrak MICS Retractor System

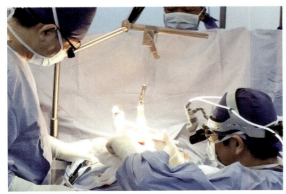

図 2　Tractator Neo IMA Crane Retractor

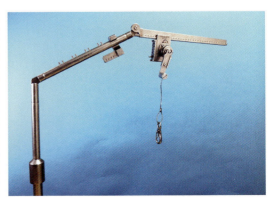

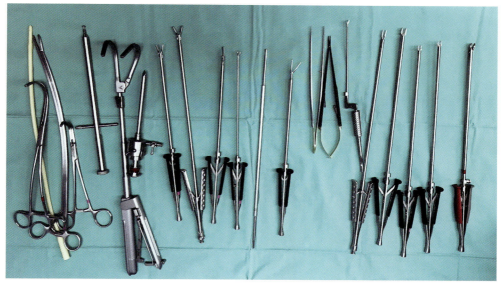

図3　MICS-CABG用手術器具

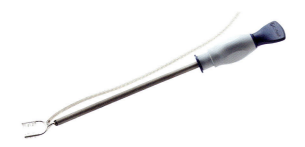

図4　Octopus NUVO tissue stabilizer

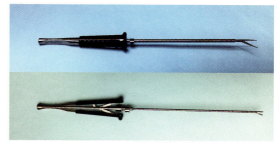

図5　MICS用鑷子

て胸腔内に導くと安全である．

d. 内胸動脈（IMA）採取

　鑷子は，先が細くリングのついた片開きのMICS用のものを用いる（図5）．IMA採取にはHarmonic scalpel（Ethicon Endo-Surgery社）の32 cm長のDissecting hook-type Harmonic scalpel（図6）を使用する．Harmonic scalpelは金属製の5 mm径サージカルポートから挿入する．RITA採取時は心窩部からOctopus NUVOを挿入し，内視鏡固定アームを用いて固定する．

　止血には長いシャフトの血管クリップを用いるか，または先が細い中枢吻合に用いる持針器（図5）にて60 cm以上の長さの7-0モノフィラメント縫合糸で結紮縫合を行う．結紮にはA-K Knot Pusher（GEISTER社，図7）を用いる．

e. 中枢側吻合

　Octopus NUVOを用い，肺動脈を牽引する．上行大動脈の部分遮断にはCygnet flexible clamps Lambert-Kay jaw（Vitalitec社，図8）を用いる．大動脈は柄の長い11番メスを用いて切開し，ケリー鉗子で少し拡大し，金属製の柄の長い大動脈パンチャー（GEISTER社）を使用し吻合口を作成する．

　吻合時はIMA採取時に用いた先の細くリングのついたMICS用の鑷子と先の繊細なMICS用持針器を使用する（図5）．通常の中枢側吻合に用いる長めの持針器と鑷子も使用できる．

　結紮時はA-K Knot Pusherを使用している．

V．手術器械のあれこれ（施設別のMICS手術器械セット）

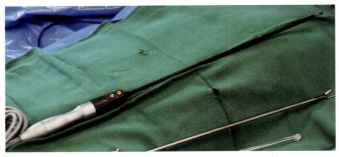
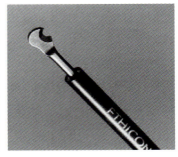

図6　Harmonic scalpel（Ethicon Endo-Surgery社）

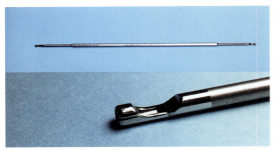

図7　A-K Knot Pusher（GEISTER社）

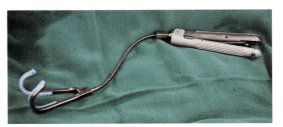

図8　Cygnet flexible clamps Lambert-Kay jaw（Vitalitec社）

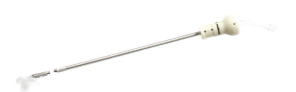

図9　Starfish NS Heart Positioner（Medtronic社）

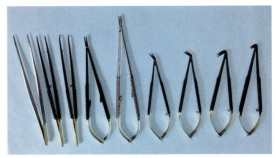

図10　MICS-CABG用の長めの器具

f. 心臓脱転

心臓脱転にはいくつかの方法があり，用いるデバイスも異なる．以下のいずれかの方法で心臓を脱転するとよい．

1) Starfish NS Heart Positionerの使用

心窩部からStarfish NS Heart Positioner（Medtronic社，図9）を挿入し，心尖部を吸引し心臓を脱転する．脱転後は内視鏡固定アームでStarfish NSを固定する．

2) アームを外したStarfishの使用

通常のStarfishのアームを取り外し，キャップの部位にテフロンテープをつけ，直接心臓を牽引する方法（direct retraction techique）で脱転する[1]．

3) 3本のdeep pericardial sutureの使用

2-0または1-0などの75cmの針付き絹糸を心膜につけ，ネラトンチューブなどのターニケットに通したdeep pericardial sutureを3本用いて心臓を脱転する．

g. 末梢側吻合

スタビライザーには，著者は通常OPCABに用いる吸引型スタビライザーを専用のアダプターを

4 一宮西病院の MICS-CABG における使用機器 **87**

表 1　MICS-CABG 用器具一覧

	製品名ほか	メーカー	品番	数量
1	PANDOR Coronary Scissors 17 cm 125° round handle, short 7 mm blade	GEISTER	03-0039.KSDF	1
2	PANDOR Fairgrip ultra Coronary Scissors 17 cm 25° round handle, standard 10 mm	GEISTER	03-0610.DF	1
3	PANDOR Fairgrip ultra Coronary Scissors 17 cm 45° round handle, standard 10 mm	GEISTER	03-0612.DF	1
4	PANDOR Fairgrip ultra Coronary Scissors 17 cm 125° round handle, standard 10 mm	GEISTER	03-0618.DF	1
5	PANDOR Fairgrip ultra Needle Holder 0.8 mm 21 cm, straight, with catch, Sapphire	GEISTER	03-0655.08DF	1
6	Micro Potts-Smith Forceps 21 cm TCgold end	GEISTER	10-0507	1
7	PANDOR Fairgrip ultra Micro Tying Forceps 21 cm str 0.8 mm, with platform, Sapphire	GEISTER	10-6034.DF	1
8	PANDOR Fairgrip ultra Micro Tying Forceps 21 cm cvd 0.8 mm, with platform, Sapphire	GEISTER	10-6035.DF	1
9	Titanium Micro Bulldog F/V 35 mm cvd. ven	GEISTER	20-5462	1
10	Titanium Micro Bulldog G/V 40 mm cvd. ven	GEISTER	20-5464	1
11	Titanium Micro Bulldog L/V 40 mm cvd. ven	GEISTER	20-5474	1
12	Reusable Vascular Punch 250 mm 4.0 mm	GEISTER	21-0624	1
13	Suture Catcher 1.5 mm 26 cm ring hdl.	GEISTER	21-1220	1
14	DeBakey-Semb Ligature Carrier cvd. 27 cm	GEISTER	22-0315	1
15	DeBakey-Semb Ligature Carrier cvd. 25.5 cm	GEISTER	22-0316	1
16	Mitchell Aortomy Clamp 20 cm	GEISTER	22-0369	1
17	Fairgrip ultra Needle Holder TC (0.2) 1.2 mm, 23 cm, straight, with catch	GEISTER	24-1160	1
18	TC Nelson-Metzenbaum Scissors cvd. 25 cm gold rings	GEISTER	26-0109	1
19	Iron-Assistant Instrument HolderL-shaped bar	GEISTER	29-1481	1
20	Iron-Assistant only Endoscope Holderstraight bar	GEISTER	29-1482	1
21	Tractator IMA Crane Retractor, IMA Table Post	GEISTER	29-3730.10	1
22	Tractator IMA Crane Retractor, Upper Frame	GEISTER	29-3730.20	1
23	Tractator IMA Crane Retractor, Crank Box Assembly	GEISTER	29-3730.30	1
24	ValveGate Yozu Introducer Trocar 2.3 mm	GEISTER	34-0860	1
25	ValveGate Trocar Sleeve 5.5 mm automatic action with manual lever	GEISTER	34-0953	1
26	ValveGate Trocar 5.5 m, pyramidal point	GEISTER	34-0956	1
27	A-Y Knot Pusher	GEISTER	34-7494	1
28	ValveGate Ring Tissue Forceps single action, Sapphire jaws, 17 cm	GEISTER	34-7829S	1
29	ValveGate PRO Clip Applying Forceps 25 cm for Vitalitec/SLS small	GEISTER	38-7460	1
30	ValveGate PRO Clip Applying Forceps 25 cm for Vitalitec/SLS medium	GEISTER	38-7462	1
31	ValveGate PRO Needle Holder curved with ratchet, TC 25 cm	GEISTER	38-7802	1
32	ValveGate PRO Mini Needle Holder 17 cm curved, with ratchet, TC 2.7 mm shaft	GEISTER	38-7806S	1
33	ValveGate PRO DeBakey Grasper wide 25 cm regular teeth, straight	GEISTER	38-7825	1
34	ValveGate PRO DeBakey Grasper 1×2 narrow 1.5 mm, angled sidewards 10°, 25 cm	GEISTER	38-7918	1
35	ValveGate PRO DeBakey Grasper 1×2 narrow 1.5 mm, angled sidewards 10°, 17 cm	GEISTER	38-7918S	1
36	Micro scissors, bayonet, flushing channel, 26 cm, rotatable, staight, sharp/ sharp single action, WL 12 cm	GEISTER	41-4420	1
37	Case	GEISTER	77-3270	2
38	Case	GEISTER	77-3420	1
39	ThoraTrak MICS Retractor System	Medtronic	THT-WWSTD	1
40	Cygnet Side Clamp	Vitalitec	VS00057	1
41	Intrack ULTRA 86 cm	Vitalitec	N10175	1

用いて ThoraTrak に固定して用いている．また Starfish NS と Octopus NUVO を用いても末梢側吻合を行うことができる．この場合は両者を内視鏡固定用アームで固定するとよい．

末梢側の吻合に用いる手術器械は，通常の末梢側吻合に用いる長めの器械が使用できる．筆者は長めのマイクロ鑷子と持針器，冠動脈用の剪刀と円刃，尖刃（図 10）．シャントチューブ，鈍針つきエラスティックスーチャーなど一般的なもの

を用いている．

以上の器具のリストを表 1 にまとめる．

文献

1) Kikuchi K, et al : Off-Pump minimally invasive coronary artery bypass grafting with a heart positioner : direct retraction for a better exposure.Innovation 2015 ; **10** : 183-187

糸結びのさまざまな工夫

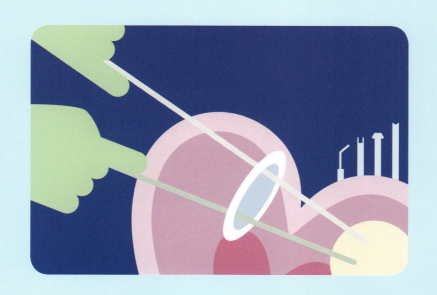

1 二人で行う結紮①（大阪市立大学）

村上貴志・柴田利彦

a. ノットプッシャーの種類

筆者らが主に用いるノットプッシャーは，①Adams-Yozuノットプッシャー（GEISTER社）と，②バルブゲートPROノットプッシャーオープン型（GEISTER社）の2種類である（図1）．どちらのノットプッシャーを用いた結紮も，巻き糸を結紮点から数mm離れた部位で押し込む点が共通である（図2）．これは，自分の指でノットを締め込む場合に，示指で巻き糸側のノットの

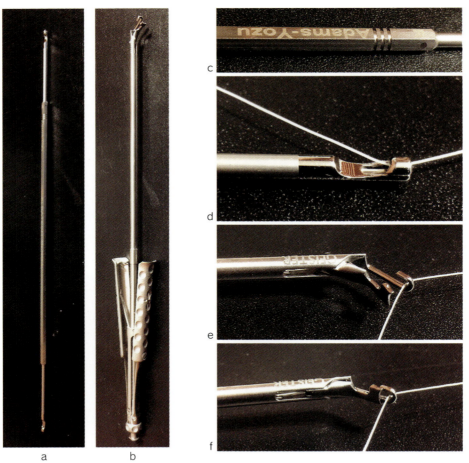

図1　大阪市立大学で用いているノットプッシャーとその使用例
a：Adams-Yozuノットプッシャー（GEISTER社）
b：バルブゲートPROノットプッシャーオープン型（GEISTER社）
Adams-YozuのR側では，名前の刻みが正面に向く角度で把持する（c）と，スリットが外側に配置される（d）．
バルブゲートPROノットプッシャーオープン型は，先端で巻き糸をキャプチャーする（e,f）．

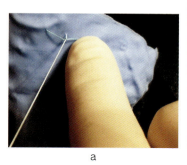 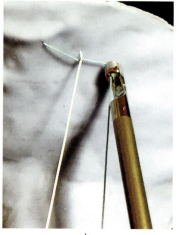 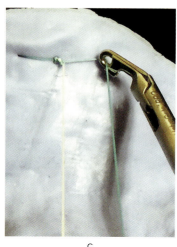

図2 結紮の様子
結紮点から数 mm 離れた部位で巻き糸を押している点が，これらのノットプッシャーと指による結紮で共通である．白が軸糸（術者が把持），緑が巻き糸（助手が把持）．ノットプッシャーは術者が右手で把持している．

脇を押すのと同じであり，コンセプトを理解しやすい．

1）バルブゲート PRO ノットプッシャーオープン型

バルブゲート PRO ノットプッシャーオープン型は，1度ノットプッシャー先端でキャプチャーした巻き糸は外れることはなく，安定して連続の結紮を繰り返すことが容易である．その一方で，先端部分が他のものよりも大きく，大動脈弁置換術における弁輪の縫着のような狭い空間での結紮には不向きである．主に，人工弁輪の縫着に用いている．

2）Adams-Yozu ノットプッシャー

Adams-Yozu ノットプッシャーでは，糸を通すスリットを適切な方向に置くことで，巻き糸が外れることを防ぐ．筆者は，Adams-Yozu の R 側を使用する場合，名前の刻みが正面に向く角度（スリットが外則に配置される）で把持し，ノットの形成，降ろす，締め込む操作を行っている（図1）．Adams-Yozu ノットプッシャーは，シャフトが細く，大動脈弁置換術など，狭い空間での結紮に向いている．また，5-0 Prolene や CV-5 などの繊細な糸の結紮に用いている．

3）手技上の注意

ノットプッシャーを用いた結紮では，極めて機械的な合理性が求められる．外科医が指先の微妙な加減で調整していたものを，ごまかしが効かないところで機械的に再現するかのようである．たとえば，ノットを降ろしていく際の指先で感じる抵抗は，無意識のうちに巻き糸の tension をゆるめることで減る．しかしながらノットプッシャーを用いて2人で結紮を行う場合，各々の持つ糸の役割を理解することが必要である．筆者らの方法では，術者が軸糸，助手が巻き糸を把持する（図3）．

b. ノットの形成

術者は右手にノットプッシャーを把持しているため，左手を使う片手結紮でノットを形成する．筆者は2種類の片手結紮を行うが，それらを交互に行うと男結び（square knot）を形成でき，同じ結紮を繰り返すと，女結び（granny knot）を形成するのみとなる．

c. ノットを降ろす

ノットプッシャーを用いて，形成したノットを結紮点まで降ろしていく．ノットプッシャーの先端は，ノットそのものを押すのではなく，巻き糸

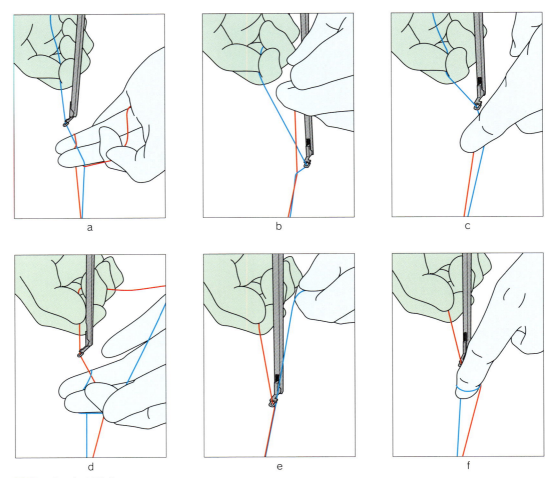

図3 ノットの形成
 a：緑の手袋が助手．術者は右手でノットプッシャーを把持し，左手で赤糸を把持している．1回目のノット形成を左手で行っている．
 b：術者は左手で把持した赤糸を軸としてノットを降ろしていく．すべりが悪いときは，1度ノットプッシャーを押すのをやめ，軸糸（今は赤糸）を強く牽引し，青糸をゆるめ直すことで軸がしっかりすると，すべりがよくなる．
 c：2回目のノット形成．single finger で1回目とは違うノットを作成している．
 d：4回目以降の結紮は，術者と助手が糸を持ち替え，ノットを形成．
 e：今度は青糸を軸糸としてノットを降ろす．
 f：違う結紮（single finger）を織り込める．

の．ノットから1〜2 cm くらい離れた部位を押す．

　実験的な検討では，人工弁輪の縫着で用いられる糸を用いて，ノットを降ろしていく際の抵抗の最も大きな原因は巻き糸の tension であり，これは水をかけることでは改善しなかった[1]（図4）．具体的には，できるだけ軸糸は直線となるように tension を強めにする．助手が把持する巻き糸の長さを術者が把持する軸糸の長さよりも数 cm 長

くなるように把持し，術者が押し込むノットプッシャーの外側への力加減を考慮して，ノットを降ろす際の抵抗をなくす．ノットを形成する際に，直線化していた軸糸の牽引がゆるむこともあるが，改めて軸糸を強めに牽引することで，軸糸と巻き糸の関係を再現することも必要である．

d．ノットを締める

　心臓外科領域の結紮は，結紮の対象物がある程

1 二人で行う結紮①（大阪市立大学） 93

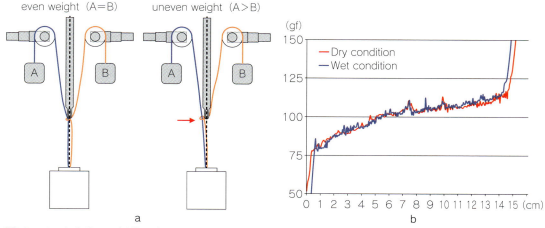

図4 ノットを降ろす抵抗の実験的検討
a：ノットを降ろす際の抵抗を数値化する実験モデル．
b：糸を濡らすことでは抵抗値は変わらない．

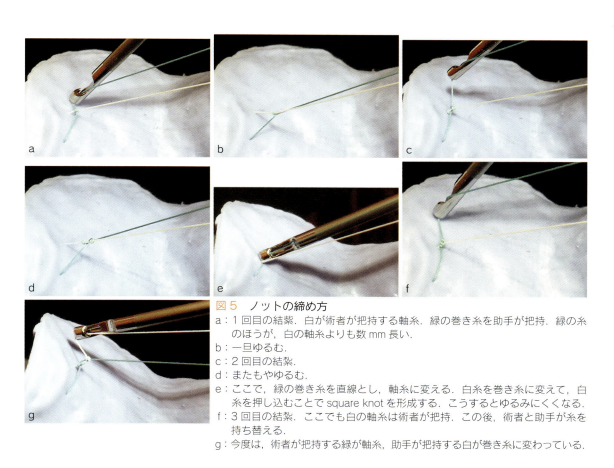

図5 ノットの締め方
a：1回目の結紮．白が術者が把持する軸糸．緑の巻き糸を助手が把持．緑の糸のほうが，白の軸糸よりも数mm長い．
b：一旦ゆるむ．
c：2回目の結紮．
d：またもやゆるむ．
e：ここで，緑の巻き糸を直線とし，軸糸に変える．白糸を巻き糸に変えて，白糸を押し込むことでsquare knotを形成する．こうするとゆるみにくくなる．
f：3回目の結紮．ここでも白の軸糸は術者が把持．この後，術者と助手が糸を持ち替える．
g：今度は，術者が把持する緑が軸糸，助手が把持する白が巻き糸に変わっている．

度硬いものであることが多く，一般外科においてよく言われる「1回目の結紮がゆるまないように，2回目の結紮を行う」ことはほぼ不可能である．1回目の結紮後，糸を牽引すると，必然的に糸は3角形を形成する，つまりゆるむ（図5）．1度ゆるんだノットを，2つ目のノットと一緒に締め上げる方法は，腹腔鏡領域ではスリップノットテクニックとしてよく解説してある[2]．この際，軸糸側が屈曲し，巻き糸が直線状になると，うまく締め込むことができない．その場合には，やや強めに軸糸を牽引し，軸糸と巻き糸の役割を再認識することが必要である．

2回目の結紮後も，1本の軸糸に巻き糸が巻きついているだけの状態であるため，容易にゆるむ．3回目の結紮も原則同じ方向，方法で行い，締め込むことが必要と考える．3回の結紮でもゆるむことがあるので，4回目の結紮も同様の注意が必要である．あるいは，1度軸糸側をノットプッシャーで押し込むことで，square knot（図6）を形成しておくとゆるみにくい．square knotの形成は，軸糸を変えることで可能であるが，Acams-Yozuノットプッシャーでは牽引する糸を変えるだけ（牽引していた糸の長さを，軸糸よりも数mm長くする）で可能である．また，同じ片手結紮を繰り返すと，granny knotが繰り返されるため，square knotを得るためには2種類の片手結びを繰り返すほうが，ゆるみにくい．5

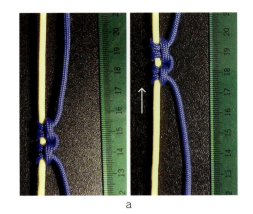

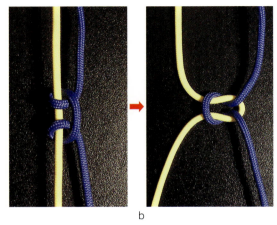

図6 軸糸，巻き糸とsquare knot
a：軸糸（黄色）に巻き糸（青）が巻きついた状態では，ノットは容易に動く．ゆるむこともあり，締めることも可能である．
b：左の状態から，右のように一旦square knotを形成するとゆるみにくい．

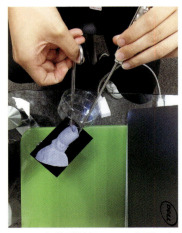
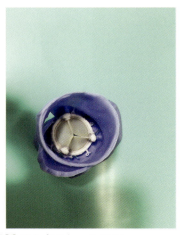

図7 大動脈基部モデルを用いたMICSのシミュレーション

回目（あるいは4回目）の結紮では，軸糸と巻き糸を変えるために，術者と助手が持つ糸を逆にしている．その後5回目，6回目の結紮を行う．

　実際の手術中には，糸を押す方向など制限があるため，どちらの糸を軸位置にするかの選択や，ノットプッシャーで押す方向など，多彩な経験が求められる．シミュレーショントレーニングは有用であると思われる[3]（図7）．

文献

1) Nishimura S, et al : A non-clinical experimental study of the ligation process with knot pushers. Osaka City Medical Journal 2017 in print.
2) https://www.youtube.com/watch?v=EeGKg7ERJJs
3) Murakami T, et al : Preoperative simulation of minimally invasive aortic valve replacement using patient-specific replica. Gen Thorac Cardiovasc Surg 2017 ; **65** : 302-303

2 二人で行う結紮② (名古屋第一赤十字病院)

伊藤敏明

a. ノットプッシャーの種類

ノットプッシャーには，糸を捉えるスーチャーキャッチャー部分が開閉式のタイプや細い棒状のもの，リング型スーチャーキャッチャーのタイプなどがある．図1に示す先端が「おむすび型」で，側面にスーチャーキャッチャーの溝切がしてあるタイプ（GEISTER社，34-7495）が5-0から2-0まで結紮が可能であること，先端が丸いため組織の損傷を起こしにくいこと，大動脈弁置換の際の狭いスペースでも使用可能など汎用性と安全性が高いと考え使用してきた．他のタイプは使用経験が少ないため，本項ではこの通称「おむすび型」ノットプッシャーについて述べるが，操作原理は他のタイプを用いる場合にも共通である．

b. 基本的手順

1) 左右の手をどう使うか

右利きの場合，右手でノットプッシャーを持ち左手でノットを作る．スーチャーキャッチャーの切り方が右利き用となっているため，左手でノットプッシャーを持つ場合はミラーイメージの製品を特注すると以下の操作はミラーイメージで行うことができる．

2) 軸糸の決め方

ノットプッシャーのスーチャーキャッチャーに通し，助手に把持してもらう側の糸を本項では「軸糸」と呼ぶ．軸糸はノットプッシャーを上下させる際のレールとなる糸という意味であり，軸糸に巻き付いたような結紮を作るという意味ではない．

通常軸糸の決め方に決まりはないが，大動脈基部カニューレ止血の糸などのように創から糸を引き出した場合に牽引方向が組織に対して斜行する場合は手前側となる糸を軸糸としなければならない（図2：Aの糸が軸糸となる）．奥側を軸糸とすると，助手による軸糸の牽引によりノットが浮き上がってしまうからである．

3) 手順

左手ワンハンドノットを作ってから軸糸を助手にわたし，軽く牽引してもらう．ノットプッシャーのスーチャーキャッチャー部に図1のよ

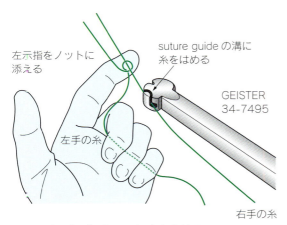

図1 ノットプッシャーに糸をかける

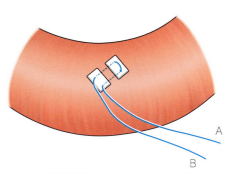

図2 大動脈基部カニューレ止血の例

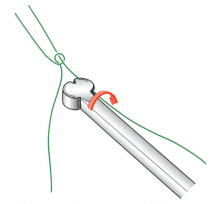

図3　ノットプッシャーの反転

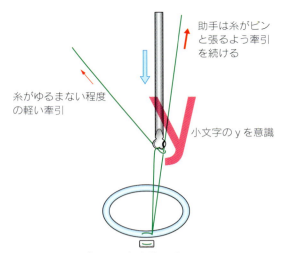

図4　スムーズにノットを降ろす

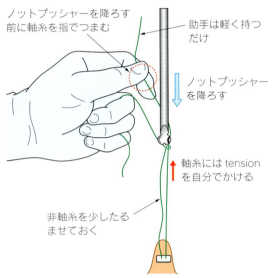

図5　術者の左手の糸の把持

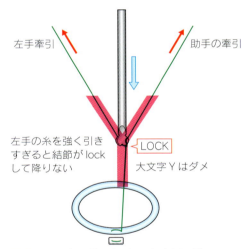

図6　ノットの降ろし方のよくない例

うに軸糸をはめる．180°時計回りに反転させる（図3）．

　軸糸に軽いtensionをかけ，左手側の糸はノットプッシャーを降ろしていく際に生じる糸のゆるみを取る程度のごく軽い牽引をする（図4）．この時点で術者の左手で2本の糸を把持し，軸糸と対側糸のtensionを術者自身でコントロールしてもよい（図5）．両方の糸に同等のtensionをかけてしまうと糸の摩擦が大きくなりノットプッシャーが引っかかる（図6）．ノットを着地させる際に軸糸の付け根に位置させることが非常に重要であり，逆の場合助手による軸糸の牽引により結紮がゆるんでしまう．

　ノットプッシャーを引き上げ2回目のノットを作る．1回目と同じ方向のノットを作り"女結び"になるようにする．同様に軸糸＞左糸の牽引をしながらノットを降ろしていく．2回目のノットを締めこむ場面がゆるみない結紮を決める．軸糸を左手の示指と母指でつまみ，術者が軸糸をしっかり引っ張りながらノットプッシャーを組織に押しつける（図7）．この操作は"スリップノットテクニック"の応用であり，軸糸の牽引によりノットが自然に締め込まれる．

　3回目は男結びのノットを作り2回目と同様に軸糸優位で締め込む．これでノットは完全にロックされゆるまない．以降のノット締め込みの際に

VI. 糸結びのさまざまな工夫

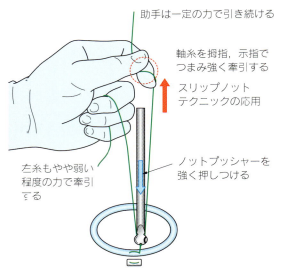

図7 2回目のノットを作る際のコツ

は非軸糸も均等に締め，軸糸にツルが巻きつくような解けやすい結紮となることを避ける．

4) 糸の種類

モノフィラメント糸の場合，ポリプロピレン糸はノットプッシャーとの摩擦によりささくれやコイリング変形が起きやすい．フッ化ビニリデン糸（プロノバ，モノフレン等）はこの傾向が少ない．リングや人工弁縫着に用いるポリエステル編み糸は，コーティングの違いにより結紮のスムーズさを優先した滑りやすいものからゆるみにくさを優先しやや滑りにくいものまである．

ノットプッシャーにより結紮する場合，滑りやすいコーティングがされた糸がスムーズな結紮をしやすい．ただし，結紮後に解けやすい傾向があるため6回ノットを作成している．筆者が現在用いているモノフィラメント糸はモノフレン，編み糸にネスポーレンである．

5) 助手と息を合わせて締めるのか

助手はあくまでノットプッシャーを上下させる際のレールと，ワンハンドノットを作る際の相手となるように軸糸を一定の力で牽引しているだけであり，締め込みの強さは術者が左手でコントロールする．もし助手による牽引により締め込みをコントロールしようとすると息が合わずに結紮のゆるみ，組織切れを起こしやすい．

c. トラブルシューティング

1) 糸がノットプッシャーから外れてしまう

助手が糸を牽引する力が弱く，軸糸がゆるむと外れやすい．スーチャーキャッチャーの溝の開口部は背側に向くため，軸糸は創からあまり外れず若干腹側に向けて引くべきであり，直視のMICSでは術者の右耳方向がだいたい適正な方向となる．

2) loose knot

2回目の結紮のときに糸がロックして締まらなくなってしまうことがある．これを避けるには，2回目のノットを降ろす際にノットプッシャーを着地させる直前に一呼吸おいて，改めて意識して軸糸を引きながらノットプッシャーを押しつける．この一呼吸によりほとんどの糸のロックは回避できる．もし実際にロックしてしまった場合は，軸糸を変換してみる．新しい軸糸を数回コツコツと牽引して振動を与え軸糸が直線状になるようにし，これを牽引しながらノットプッシャーを押しつけるとほとんどの場合ノットを降ろすことができる．

この方法は弁輪糸の場合であり，モノフィラメント糸はロックの解除はほぼ不可能であるため，ゆるんだ糸は切って除去するか，そのままにして近傍に新しく糸をかけて締める．ゆるんだ糸の修正に拘泥して組織の損傷を起こしてはならない．

3) 糸が切れてしまう

糸の抗張力以上の力で締めこんで切ってしまう場合以外に，それほど力を入れずに切れてしまう場合はスーチャーキャッチャー先端にノットが引っかかって糸切れを起こしている．軸糸を牽引して締め込む際に過度に軸糸ばかり引きすぎるとノットが側面にあるスーチャーキャッチャーのブレード状の部分まで引き上げられてしまう．スーチャーキャッチャー部はシャープな形状のため糸が切れてしまう．ノットプッシャーの先端を意識

してノットの直上からやや軸糸側に位置させるようにし，逆側にずれないように心がけるとスーチャーキャッチャー部による糸切れを防止できる．

d. 新しいノットプッシャー

基本的な形式は「おむすび型」に属し使用法は同一であるが，従来品の弱点を修正した製品を筆者と EMI 社が共同開発している．詳細は「手術器具」の項（p81）を参照いただきたい．

3 一人結び

中村喜次

　MICSの糸結びは一般的に，術者が利き腕（本項では右手とする）でノットプッシャーを持ち，残りの手（本項では左手）で糸の片方を把持し，糸のもう片方を助手に把持させて行われる．したがって術者，助手の共同作業になり息が合わないと結紮のゆるみやエアーノットの原因となる．この弱点を克服するため，筆者は両方の糸端とノットプッシャーを術者1人で把持する方法で結紮を行っている．

a. 基本手技

1) ノットプッシャーの種類

　いかなるノットプッシャーも使用可能であるが，著者は先端がホームベース状のものを好んで使用している．

2) ノットプッシャーの把持

　ノットプッシャーの把持の仕方にこの結紮方法のポイントがある．ノットプッシャーをあたかも箸（下になるほうの箸）を持つように把持する．つまり拇指と示指の谷間にノットプッシャーを置き，ノットプッシャーの中ほどに薬指をあてて把持する．これにより拇指と示指がフリーとなり，右手で糸の一端を把持することが可能となる（図1）[1]．

3) 結紮方法

　右手でノットプッシャーを持ったまま，通常の結紮を行うときのように両手の示指と拇指で糸の両端を把持する（図2a）．そして右手は固定したまま左手で通常の片手結びを行う（図2b）．その糸は左手の薬指と中指で把持し，左手の示指と拇指はフリーにしておく（図2c）．次に右手の示指と拇指で把持している糸を左手の中指と拇指に持ち替える．そうすると結果的に両方の糸を中指と拇指で把持することとなり，そこでできたループの中に示指を入れている形となる．両方の糸のtensionを左手のみでコントロールできるようにする（図2d）．

　ノットプッシャーを左手の示指の右側の糸にか

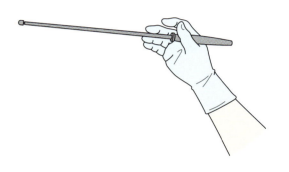

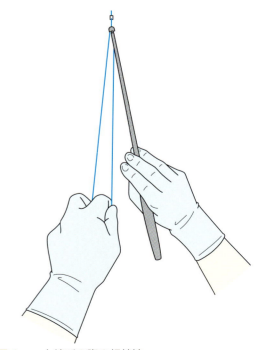

図1　一人結びの際の把持法

3 一人結び **101**

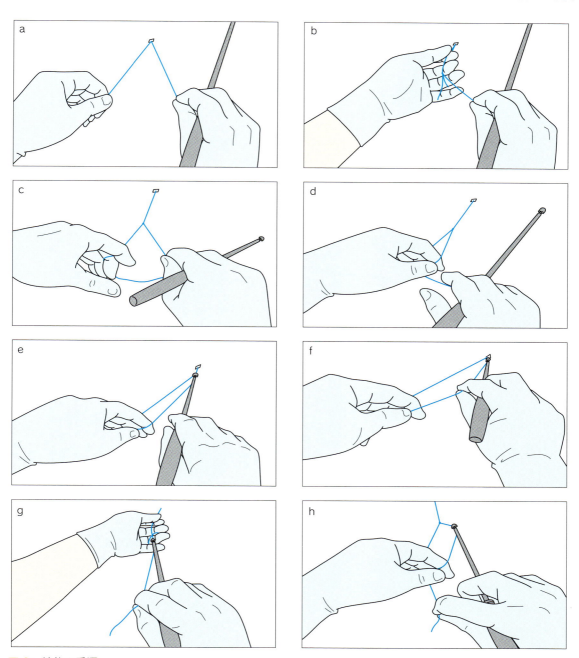

図2 結紮の手順

けて，ノットを目的の位置まで押し，左手で糸の両端を引くことで tension をかけてノットを締め込む．このとき，左手の示指を引けば左手の右側の糸に tension がかかり，その糸が軸糸となる．示指をゆるめれば示指の左側の糸が軸糸となる（図 2e）．その後，左手の示指の右側の糸を右手の示指と拇指に持ち替えて，その糸を把持したま

まノットプッシャーを引き上げる（図 2f）．

ノットプッシャーをかけたままでその先端よりも患者寄りで片手結びを行い（図 2g），その後，右手の示指と拇指とで把持している糸を図 2d と同様に左手に持ち替える．この間，ノットプッシャーは糸から離さないことがポイントである（図 2h）．

VI．糸結びのさまざまな工夫

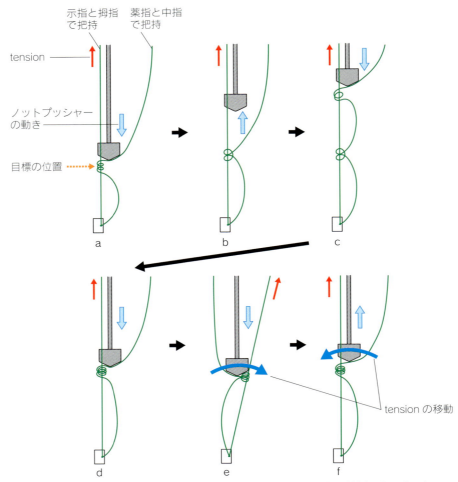

図3　意図的にエアーノットを作成する手順（a→f：術者の対側から見た図）

その後図2eに戻りノットを押す．図2e→f→g→hを必要なだけ繰り返す．逆方向の片手結びを行うことで男結びも女結びも可能である．また，外科医の好みにより右手と左手を逆にしてもよい（図2）[1]．

b．応用編：人工腱索の結紮方法（エアーノット法）

この一人で行う結紮法の利点として軸糸とフリー糸（非軸糸）を自由に入れ替えることができる点が挙げられる．つまり左手全体の傾きを調整することで左手の示指の右側と左側に把持している糸のtensionを自由に入れ替えることができる．これにより軸糸が入れ替わる．

1）エアーノットを利用する

エアーノットは軸糸の入れ替えが不用意に生じてしまうことでできてしまう．逆にこの点を利用して意図的にエアーノットを作ることでノットに抵抗を作りループを形成することが可能であり，筆者は人工腱索の縫着に応用している．

2）手技の概略

外科結紮を行い，左手の示指の右側の糸（軸糸）にtensionをかけながら目標の位置までノットを下ろす（図3a）．次に軸糸にtensionをかけたままノットプッシャーを引き上げる（図3b）．その後，通常の片手結びを行い，そのノットを先に作った外科結紮のノットの位置まで下ろす．この間，左手の示指の右側の糸にtensionをかけた

ままにしておくことが重要である（図 3c）．

　1 回目の外科結紮のノットと 2 回目の片手結びのノットが接したら（図 3d），その次に左手の示指の右側の糸の tension をゆるめ，左手の左側の糸に tension をかける．こうすることで軸糸が示指の右側の糸から示指の左側の糸に入れ替わる．そして左手の示指の左側の糸に tension をかけたままでノットを中程度の力で締め上げる（強く締め上げるとノットがずれることがあるため注意，図 3e）．その後，tension を再度左手の示指の右側の糸にかけてノットプッシャーを引き上げる（図 3f）．本手技のポイントは，2 つのノット

が接した時点で軸糸を入れ替える点である．

　以上でエアーノットが完成する．通常のエアーノットと同様に，このエアーノットによりノットがずれることを防止するかなりの抵抗になる．ただし ePTFE 糸は滑りやすいため筆者はさらに抵抗をつけるため同様の方法でもう 1 ノットを作っている．その後の結紮は通常どおり行えばよい．

文献

1）Nakamura Y, et al：Single-operator knot-tying by knot-pusher for minimally invasive cardiac surgery. Asian Cardiovasc Thorac Annals 2014：**23**；617-619

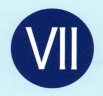

MICSにおける体外循環の実際

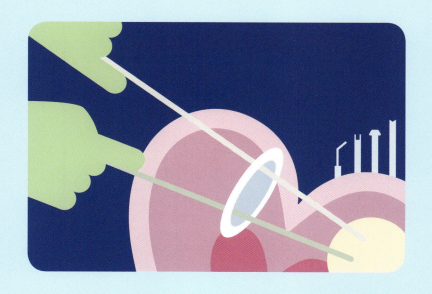

1 心臓病センター榊原病院における MICS 体外循環

永田和之・中島康佑

a. コンセプト

　当院では年齢は除外基準にはせず，解剖学的に可能であれば積極的に MICS 手術を行っている (p115 参照)．また，冠動脈バイパス術（CABG）後の僧帽弁弁膜症症例など，再手術症例にも適応を広げている．体外循環技術における基本的なコンセプトとしては，温度を下げることなく適正灌流量を確保できる送脱血管の選択である．

　送血管の選定においては，送血部位の動脈直径の約 70% 以下になる送血管を選択し，送血部位の末梢側への虚血に配慮している．これらの基準を満たせない場合は，両側大腿動脈送血や，腋窩動脈・大腿動脈の分散送血などで対応する．また near infrared spectroscopy（NIRS）を下肢に貼付することで組織酸素飽和度を人工心肺下でも測定し，下肢の循環障害予防に努める．さまざまな対策を講じても下肢の循環障害が改善されない場合は，送血部位の末梢灌流を追加して組織酸素飽和度の改善を促す．

b. MICS の適応および禁忌

　冠動脈疾患の併存，上行大動脈の拡大・石灰化，体外循環に使用する動脈（大腿動脈・腋窩動脈など）の性状不良，右肺の癒着，左肺の低機能および大静脈系に奇形がある場合は適応困難である．具体的には大腿動脈より中枢の動脈に高度石灰化や狭窄，瘤状変化や粥状変化などの病変が存在する，左肺分離肺換気に耐えられない，上大静脈・下大静脈が右房に開口していないなどが挙げられる．左上大静脈遺残（PLSVC）に関しては，右房を開ける必要がない MICS では問題となることが少ない．僧帽弁の再手術に関しては胸骨正中切開に比べて癒着の剥離範囲が少なく，大動脈弁の逆流が高度でなければ心室細動（VF）下でも手術可能である．

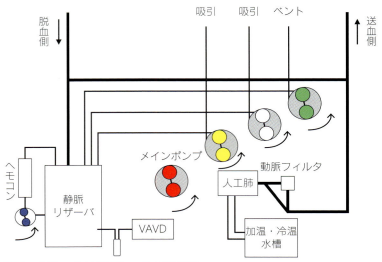

図1　当院の体外循環システム構成図

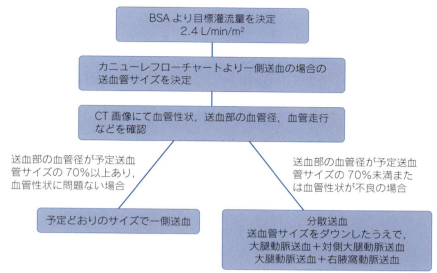

図2 送血管サイズおよび送血路選択フローチャート

c. セットアップと実施の注意点

　MICSに対する体外循環回路は胸骨正中切開手術と同様の回路構成とする．脱血は吸引補助脱血法を施行するため，静脈リザーバ内を陰圧制御するためのレギュレータを取りつける．送血ポンプはローラーポンプを使用する．体外循環操作にあたっては，日本体外循環技術医学会より出されている安全勧告に従い，安全に体外循環操作を行う．図1に当院の人工心肺の回路構成を示す．

　陰圧吸引補助脱血法（vacuum assisted venous drainage：VAVD）のコントロールも学会からの勧告を遵守する．MICS時の送脱血は末梢の動静脈よりカニューレを挿入するので，通常より細いカニューレを選択する．このため，最大限の送脱血量を確保するには挿入する位置が重要である．

当院では透視装置を使用し，透視下にて最適な位置に安全で確実に挿入できるようにしている．

　MICSでは，術野が狭小視野であるため，術中は術者以外手術の進行状況を把握することができない．手術の進行状況が把握できないと，対処が遅れ，手術の進行にも支障をきたしてしまう．このため，MICS中は術者映像が大切な役割を果たす．当院では，術者のヘッドライトカメラおよび内視鏡カメラにて手術の進行状況を把握するようにしている．

　当院では入室前カンファレンスにて，最終的な手術手技の確認とともに，体外循環プランの打ち合わせを行っている．臨床工学技士は，術前の血液データ，心エコー，CT，MRIなど体外循環に必要な情報を収集しておく（図2）．

2 MICS体外循環の実例

永田和之・中島康佑

腋窩動脈送血を併用した症例を提示する．

a. 手術開始

右内頚静脈より Pacing 付 Swan-Ganz カテーテルを挿入する．両側頭および両下肢に NIRS モニタ（浜松ホトニクス社製：NIRO-200NX）を貼り付け正常に表示されることを確認する（図1）．左下半側臥位の MICS 体位，右腋窩動脈送血のため右上肢挙上にて手術開始．

体外循環の確立にあたり，まず右腋窩動脈に 14 Fr 送血管を挿入．次にポータブル透視装置を使用し，右大腿静脈より透視下にてガイドワイヤーを先行後，22 Fr 脱血管の先端部分が SVC 側に少し先端が入る程度に挿入した．最後に残り一側の送血として右大腿動脈より透視下にてガイドワイヤー先行後 14 Fr 送血管を挿入した．

b. 体外循環の開始

両側の送血管の拍動をそれぞれ確認した後，体外循環を開始する．まず，落差脱血にて開始し，脱血量および送血圧に問題がないことを確認した後，陰圧吸引補助脱血法（VAVD法）にて送血流量を上げていき，完全体外循環流量を確立する．術野カメラにて右房の張り具合から，脱血が良好にされていることを確認しておく．脱血不良は送血量の確保のみでなく，術野における手術の進行状況に大きく左右されるため，脱血の問題は完全体外循環量に達した時点で解決しておく．解決法は，脱血管の位置の修正や 1 本脱血のみでは脱血量が不足する場合に SVC 側へ L 型 20 Fr 脱血管などを追加挿入するなどである．

大動脈遮断後，心筋保護を施行．機械側の内圧とともに圧ライン付ルートカニューレで大動脈内の圧をモニタリングしながら送液する．遮断したにもかかわらず大動脈圧が表示されている場合は，遮断が不完全である可能性が高いため，術野側にて再度遮断確認を行い，心筋保護が確実に施行されていることを確認する．晶質性の心筋保護液（ミオテクター＋KCl 8 mEq/L）を使用し，初回は 30 mL/kg を基準に注入する．心筋保護液の追加は，術野の進行状況を確認しながら，60 分以内で術野の都合のよいタイミングで施行する．

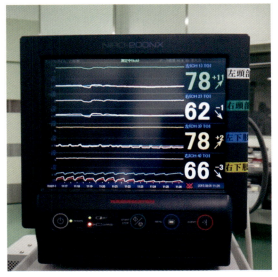

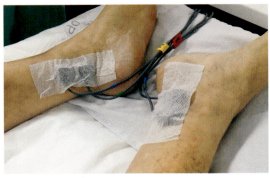

図1 NIRS モニター（モニター画面と下肢への装着）

c. 体外循環終了

遮断解除に際しては，完全脱血の状態で，しっかりと両肺換気をゆっくりと行った後，心臓内のエア抜きを行ったうえで解除している．大動脈遮断解除後，体外循環停止時には，まず，血圧を出したうえで仮止めし，最終的なエア抜きを行った後，再度完全体外循環にし，ルートカニューレ抜去などの処理を行い，体外循環を終了する．

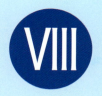

手術方法・手術手技

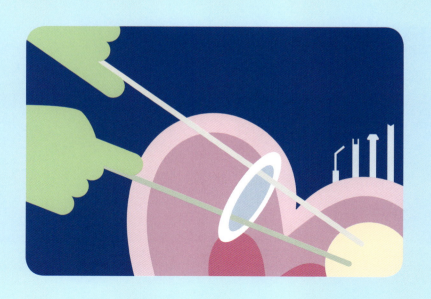

A 大動脈弁の手術

1 腋窩切開によるMICS-AVR

伊藤敏明

a. 体位，開胸（開胸法の項，p41も参照）

　右大腿動静脈から体外循環を確立する．横隔神経から3cm以上離れて平行に，頭側翻転部から横隔膜付近まで心膜切開し，手前の心膜はエンドクローズを用い胸壁を経由して体外に引き出す．左側の心膜切開縁の牽引糸は創から引き出す．大動脈のテーピングは行わない．

b. 体外循環の確立と心筋保護

　右大腿動静脈からFFバイパスを確立する．脱血は大腿静脈からの1本脱血で十分である．
　鏡視下手術では，カニューレや糸が視野の妨げとなったり絡みを生じるため，留置するものは最小限とする．3L/minのCO_2を胸腔内に流す．
　右上肺静脈からベントを挿入，血液吸引と視野確保目的には左房ベントで十分であり，低心機能例のみ左室ベントとする．
　上行大動脈の切開予定線上に順行性心筋保護カニューレを挿入し，主創からCygnet鉗子を挿入し右肺動脈の頭側で大動脈遮断する（図1）．鉗子のシャフトは頭側に追いやり左手鑷子との干渉を避ける．通常，遮断鉗子が内視鏡視野を妨げることはない．ARがない場合は初回順行性血液心筋保護液を十分量（1200〜1500mL）投与し，心筋保護カニューレは抜去し，同部から大動脈切開を開始する．2回目以降の心筋保護は冠動脈口からselective心筋保護とする．左右同時投与は困難であるため，左右順々に投与する．

c. 弁の展開〜弁置換

1）大動脈切開

　大動脈切開は順行性心筋保護カニューレ抜去部位から開始し，左側はそのまま左に延長，右側は無冠尖Valsalva洞に向かって切り下げる（図2）．特にカメラポートを後方に配置した場合，無冠尖の展開が悪いためこの切開は視野展開に有効である．
　弁縫着後には大動脈切開右端の大動脈縫合糸がかけにくくなるため，弁を降ろす前に右端の糸を通しておき，弁縫着後結紮する．

2）弁の展開〜弁切除

　交連にProlene糸をかけ，視野展開する（図

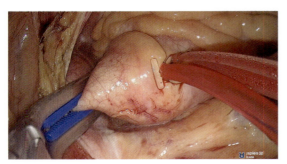

図1　順行性心筋保護カニューレの挿入と大動脈遮断
右肺動脈の頭側のレベルで創から挿入した鉗子で大動脈遮断する．心筋保護カニューレはすぐに抜去するため結紮固定は不要である．

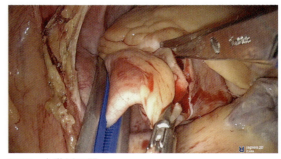

図2　大動脈切開
心筋保護カニューレを抜去した部位から大動脈切開を開始する．切開線は高位にあっても右端を無冠尖Valsalva洞に向かって切り下げることで視野確保可能となる．

1 腋窩切開によるMICS-AVR　113

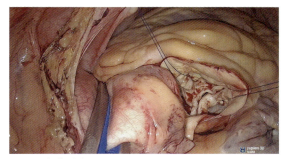

図3　大動脈弁の展開
R-L, R-N の2交連に牽引糸をかけて弁を展開する．本例はR-L癒合型のtype I 二尖弁である．

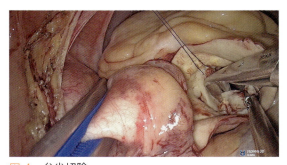

図4　弁尖切除
硬化した弁尖はペンホルダー型のMICS用のハサミでなく通常型のハサミで切除する．弁輪がハサミの軸と直交するnadir部分は先端強弯のハサミで切離する．

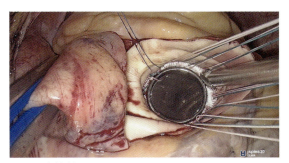

図5　弁縫着
ノットプッシャーを用いノットを鏡視下に確認しながら結紮していく．視野改善のため，結紮が終わった糸は基本的にその都度切離していく．

3）．

　R-L交連の牽引糸は心膜を中継点として左側に展開されるようにする．R-N交連の牽引糸は創から直接引き出す．硬化した弁も柄の長いメッツェンバウム型剪刀を用い切除可能である．正中切開と異なり，剪刀の軸を寝かせることができないため弁nadir部分の切離には先曲がりの剪刀を併用する（図4）．内視鏡で切離線を確認しながら剪刀の先を利用して弁切離することにより，ほとんどの弁輪の石灰化は除去可能である．残った石灰化はMICS用のロシアン鑷子（p82参照）を用いると除去可能である．
　CUSAを使うこともできるが，この際石灰化破砕片がこぼれるため入念に洗浄して除去する．CUSAを使用する場合は，左室に鏡視下手術用の小ガーゼ（トロックスガーゼ，オオサキメディカル）を挿入しておく．

3）弁輪糸かけ

　糸が視野の妨げとならないよう，内視鏡から遠い方向からかけ始め，最後に手前側をかける．simple interrupted suture はかけやすい方向から運針できるため有利である．弁輪にかける糸の総数も15～21針で済むため，マットレス縫合よりも運針の数を減らすことができる．もちろんeverting, non-evertingのマットレス縫合も可能である．open surgeryと異なり，人工弁を弁輪に降ろす前に縫着糸を糸整理器に振り分けておくほうがよい．糸をまとめて弁を降ろしてからでは糸整理のために余分な時間が必要となる．糸の結紮はノットプッシャーを用いる（p96参照）．糸のゆるみがないよう，内視鏡の拡大視により確認していく（図5）．スリップノットテクニックを意識すると，ゆるみない結紮が可能である．

4）大動脈壁縫合

　縫合は二層縫合としている．糸の絡みを防ぐため，4-0モノフレン20 mm針両端針を用い，右半分の二層縫合を完了し糸を結紮切離してから左半分を縫合する（図6）．結紮を完了する前にベントを止めて脱血を絞り，縫合線の頂上から空気抜きを行う．大動脈遮断解除前にベントを再開し，以後空気抜きは左房左室ベントから行う．3 L/min の CO_2 を手術開始時から胸腔に吹き込んでおくと経食道心エコー上ほとんど空気は認められない．大動脈縫合線からの出血は，にじみのある出血部位もすべて追加縫合にて体外循環離脱

前に止血しておく.

d. 体外循環離脱と止血

体外循環離脱は両肺換気下とし,離脱後片肺換気または短時間換気停止の間に出血がないことを確認してからプロタミンを投与する.万一体外循環離脱後に有意な出血があった場合,そのまま追加縫合をかけるのではなく体外循環を再開して換気も止めて追加縫合を行うほうがよい.プロタミン 2/3 量が投与された段階で脱血管を抜去,呼吸,循環が完全に安定したのを確認してから送血管を抜去する.

e. 閉胸

心膜は 1～2 点,疎に閉鎖する.胸腔ドレーンは 24 Fr を用いカメラポートから挿入する.

腋窩切開による AVR の内視鏡画像を本項で示

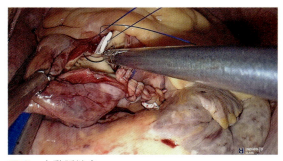

図 6 大動脈縫合
右半分の二層縫合を終了し糸を切離してから,左半分を二層縫合する.肺動脈側にも十分なワーキングスペースがあり運針は容易である.

したが,これらは正中切開による AVR の画像とそれほど違わない.腋窩切開 AVR ではアクセスは創の大きさにより制限されるものの,広い胸腔スペースを生かし他の MICS-AVR のアプローチと比較して格段に広い視野とワーキングスペースが得られるのが何よりの利点である.

2 前側方開胸による MICS-AVR

都津川敏範

a. コンセプト

「高齢者こそ MICS-AVR を」というコンセプトで手術を行っている．当初は若年者の早期社会復帰がメインの目的であったが，症例数を重ねると，胸骨切開を行わないことによる出血量減少や早期離床といったメリットは，高齢者でも有用と感じるようになった．しかし，ここで問題になるのが「安全性」である．大動脈弁疾患の患者は僧帽弁疾患の患者よりも年齢が高く，末梢動脈送血による脳合併症発生などが懸念される．当院（心臓病センター榊原病院）で行っている「術前造影 CT による患者選択」と「腋窩動脈送血を併用した分散送血」について解説する．

b. 造影 CT による術前評価と MICS-AVR の適応基準

MICS-AVR の除外基準は表 1 に示すとおりであるが，当院では年齢を除外基準としていない．また，前側方開胸アプローチの採用で，上行大動脈や大動脈弁の解剖学的位置も除外基準から外している．基本的には，上行大動脈の性状が良好で，末梢動静脈から人工心肺が確立できるのであ

 れば，MICS-AVR は可能と考えている．この評価を行うのに単純 CT では不十分で，造影 CT は必要不可欠である．

大動脈遮断部位と大動脈基部の性状が重要である．遮断部位の動脈硬化性病変は MICS-AVR の絶対的除外基準である．大動脈基部の石灰化は，たとえ小さくとも手術難度が各段に上がるため，慣れないうちは除外基準としておく．大腿動脈を含む末梢動脈が細く，そこから送血できない場合も MICS-AVR は困難である．弓部大動脈以降の性状が悪くても，末梢動脈の径（特に右腋窩動脈）が十分な場合は，腋窩動脈送血を併用して行うことができる．その他，手術チームの経験値によって適応基準は多少変わってくるが，少しでも不安要素があるときは MICS-AVR を避ける．

c. 前側方開胸による MICS-AVR のセットアップ

1）手術器械

MICS-AVR 特有の手術器械としては，開胸器，持針器，遮断鉗子，ノットプッシャーくらいである．鑷子と剪刀は正中切開で使用する最も長い器械を使用している．また，術者しか術野が見えない MICS-AVR では，手術スタッフとの情報共有のためヘッドライトカメラを用いている．遮断鉗子は以前 Chitwood clamp を使用していたが，現在では Vitalitec 社の Cygnet flexible clamp（弱弯）を使用している（図 1a）．直接創から大動脈を遮断しても，鉗子は手術創の端に位置するため，視野の邪魔にならない（図 4 参照）．また，ノットプッシャーは GEISTER 社のもの（Valve-Gate Knot Pusher 34-7495）を愛用している（図 1b）．また，大動脈弁狭窄症（AS）に対する MICS-AVR では超音波破砕器（CUSA）が有用

表 1　MICS-AVR の除外基準

絶対的除外基準
- 上行大動脈の性状が不良な症例（石灰化，粥腫）
- 末梢動静脈から人工心肺が装着できない症例
- 胸腔内癒着が疑われる場合（開胸の既往や胸膜炎の既往など）
- 著しい低肺機能症例
- NYHA 4 度の心不全
- 低心機能症例（EF 35％未満）

相対的除外基準
- 上行大動脈の拡張
- 閉塞性動脈硬化症
- 頚部分枝および脳血管の有意狭窄

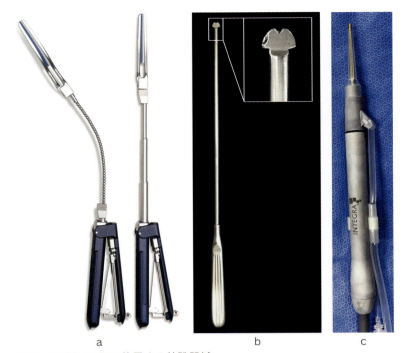

図1　MICS-AVRで使用する特殊器械
a：Cygnet flexible clamp，b：ノットプッシャー，c：CUSA Excel Plus

である．筆者らは吸引力の強いIntegra Life-Science社のCUSA Excel Plus（23kHzハンドピースとマクロチップの組み合わせ）を使用している（図1c）．

2）麻酔，体位

麻酔は分離肺換気で行う．術中モニタリングとしてSwan-Ganzカテーテルを使用しているが，ペーシング機能付きのものが便利である．また，直接除細動パドルをあてられないので，体表面の除細動パッドも必須である．

前側方開胸のMICS-AVRでは，僧帽弁手術とほぼ同様の軽度左側臥位で手術を行う（図2a）．また，腋窩送血を併用する場合は，右上肢を挙上して固定する（図2b）．通常体位のまま鎖骨下を切開し，直下の腋窩動脈から送血した症例もあるが，動脈露出までのスピードは腋窩を切開するほうが圧倒的に速い．

3）人工心肺接続

人工心肺のカニュレーションは主に右大腿動静脈で行う．必要以上に大きなカニューレを選択するのではなく，術前造影CTから判断される適切なサイズの送脱血管を選択する．末梢動脈が細い場合は両側大腿動脈から送血したり，腋窩動脈送血を併用したり（図3a）するが，大柄な男性であっても腋窩動脈に14 Fr，大腿動脈に16 Frの送血管が挿入できれば十分な流量を確保できるはずである．カニュレーショントラブルは致命的になりかねないので，当院では必ず透視を用いてカニュレーションを行っている（図3b）．脱血管は，体格と大腿静脈の太さを考慮して，22 Frか24 Frのどちらかを選択し，先端がSVCに入る位置で固定する（図3c）．大柄な男性で大腿静脈からの脱血だけで不十分な場合は，SVCにL型脱血管を追加すれば良好な脱血が得られる（図3d）．

また，吸引脱血はMICSで必要不可欠な手技であり，これがないとMICSは困難である．第5肋間に5 mmポートを留置し，そこから炭酸ガスを流すとともに，左室ベントを挿入する（図4）．脱血およびベントの位置は妥協せず，多少

2　前側方開胸による MICS-AVR　117

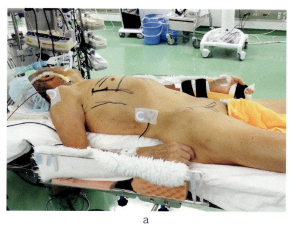
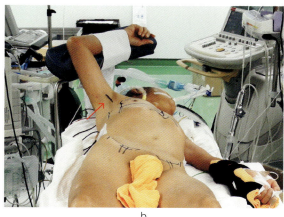

図2　MICS-AVR の手術体位
a：通常，b：腋窩送血併用時（矢印は腋窩の切開部）

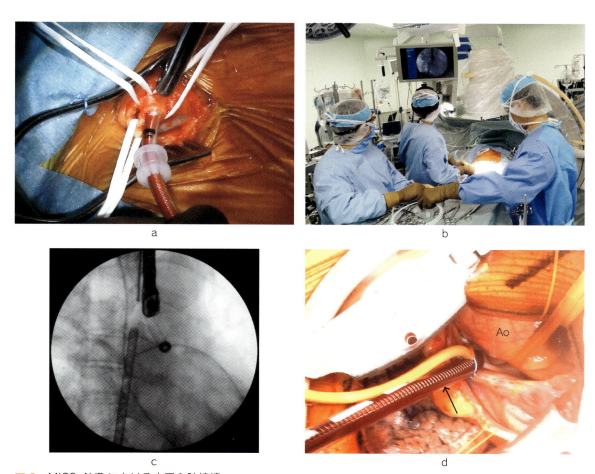

図3　MICS-AVR における人工心肺接続
a：右腋窩動脈への 14 Fr 送血管の挿入，b：ポータブル C アームでの術中透視，c：透視による脱血管先端の位置確認，d：SVC への脱血管追加（矢印）
Ao：上行大動脈

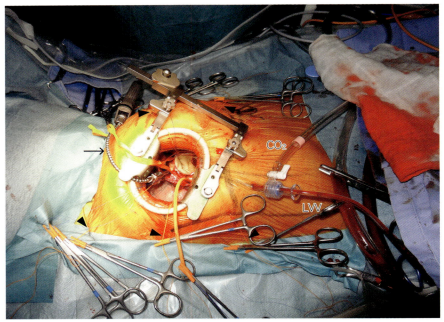

図4　MICS-AVRの術中写真
CO$_2$：炭酸ガスライン，LVV：左室ベント，矢頭：心膜牽引糸（内側2本，外側3本），矢印：遮断鉗子

時間がかかってもベストの位置にして手術する．そうすることで無血視野が得られ，結局手術時間も短くなる．

d. 手術手技

1）心膜切開，大動脈遮断，心筋保護

前側方開胸についてはアプローチの解説部分（p44）を参照されたい．前述の方法で人工心肺を確立させた後，横隔神経の前方で心膜を切開する．外側に3本，内側に2本心膜牽引糸をかけて術野で固定すると（図4），心臓が手前に近づいて手術がやりやすくなる．また，左肺にPEEPを5〜10 cmH$_2$O程度かけると，さらに心臓が手前にシフトする．

上行大動脈をテーピングし，右肺動脈上縁レベルで大動脈を遮断する（図5a）．その後順行性に心筋保護液を注入するが，大動脈弁閉鎖不全症では大動脈を切開して選択的に心筋保護液を注入しなくてはならない．前方切開のMICS-AVRでは右冠動脈入口部が見えにくいが，前側方開胸では比較的容易に確認できる．当院で行う開心術の心筋保護液はすべてKCLを追加したSt. Thomas液を使用しており，初回大量投与（30 mL/kg）後の投与間隔は60分で心筋保護を行っている[1]．

2）大動脈切開，除石灰，人工弁縫着，大動脈縫合閉鎖

大動脈切開が肺動脈側に裂けていくと縫合が困難になるため，肺動脈側は上方に切り上げるJ型の切開にしている．切開ラインが心基部に近いと縫合後の止血がやりにくくなるため，大動脈切開は正中切開よりも高めで設定する．結紮はノットプッシャーで行うため，高めの切開も大きな問題にはならない．ルートカニューレを一時的に抜去し，traction sutureを4方向（12時，3時，6時，9時方向）にかけると，大動脈弁が正面から観察できる（図5b）．

弁輪の石灰化はCUSAで除去している（図5c）．十分余裕をもって弁尖を切除し，残った弁尖を牽引しながら弁輪の視野を展開する．CUSAで丁寧に石灰化を除去した後，余剰弁尖をトリミングする．当院では正中切開の手術でも左室内に

2 前側方開胸による MICS-AVR　119

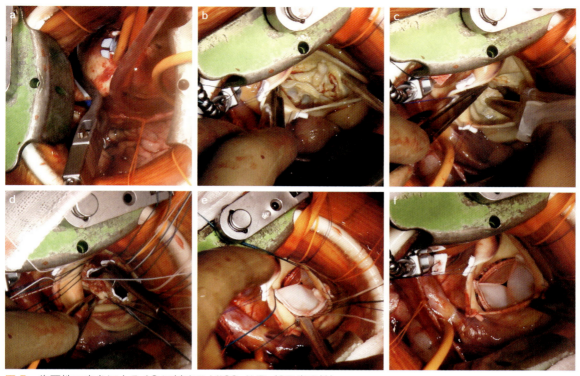

図5　先天性二尖弁による AS に対する MICS-AVR（87歳男性）
a：大動脈遮断，b：視野展開後の大動脈弁，c：CUSA を用いた弁輪部の除石灰，d：弁輪部の糸かけ，e：ノットプッシャーによる結紮，f：人工弁縫着後

ガーゼを挿入しないため，除石灰後に十分洗浄してデブリス除去に努めている．弁輪の糸かけは通常と同様にプレジェット付き 17 mm 両端針の 2-0 ネスポーレンを用いて non-everting mattress suture で行っている（図 5d）．MICS-AVR では右冠尖の視野が悪いことが多く，右冠尖だけ everting mattress suture にすることもある[2]．

結紮はノットプッシャーを用いて行うが（図 5e），MICS-AVR で最も重要な手技であり，あらかじめノットプッシャーに十分習熟しておく必要がある．筆者らは，生体弁は CEP Magna Ease（Edwards Lifescience 社），機械弁は ATS AP360（Medtronic 社）を主に用いている．以前，ノットプッシャーがステントの上で止まっていたことを確認できず，弁周囲逆流が発生したことがある．ソーイングカフの真上にノットプッシャーを確実に誘導してから，結紮糸を締める（図 5e）ことが肝要である．また，外巻き心膜弁はノットプッシャーによる弁尖損傷の可能性があり，勧め

られない．その後，人工弁がきちんと縫着されたことを確認し（図 5f），大動脈切開を二層で縫合閉鎖する．

3）人工心肺離脱，閉胸

再膨張性肺水腫予防のため，大動脈遮断解除前に心膜の牽引糸をゆるめ，必ず両肺換気としてから心腔内のエア抜きを行うようにしている．その後も可能な限り両肺換気とし，止血確認やドレーン留置，閉胸処置のときだけ片肺換気としている．経食道心エコーで人工弁や壁運動に問題がないことを確認したら，一度人工心肺を停止させ，手術台をローテーションさせながら両肺を加圧換気して，最終的なエア抜きを行う．その後再度人工心肺を回し，減圧してからルートカニューレを抜去し，右心耳にペーシングワイヤーを縫着しておく．止血確認後に人工心肺を終了し，プロタミンでヘパリンを中和する．

心膜横洞に心嚢ドレーンを留置し，右胸腔にも

ドレーンを留置する．心嚢はほぼ完全に縫合閉鎖する．これまでの術後出血はすべて胸壁からの出血が原因であった．そのため，胸壁を貫いた部分すべての止血をデンタルミラーで確認する．開胸肋間を2号の非吸収糸で閉鎖し，三層で閉創して手術を終了する．

e. 術後管理

抜管して胸腔内が陰圧になると，胸壁からの出血がなかなか止まらないことがある．出血再開胸を防ぐため，ドレーン排液が薄くなったのを確認してから抜管する．ドレーン排液が濃い場合はあわてて抜管せず，10 cmH$_2$O 程度の PEEP をかけて管理する．多少挿管時間が長くなったとしても，しっかり止血できればそこからの経過に不安はない．

これから MICS-AVR を始める外科医にアドバイスを1つ贈るとすれば，「大きな手術創で始めること」であろう．手術創が大きくても肋間開胸によるメリットは変わらない．現在筆者が行っている MICS-AVR の切開も 7〜8 cm くらいである．皮膚切開を1 cm 小さくするよりも，遮断時間を5分でも短くするほうが低侵襲ではないかと考えている．

文献

1) Hiraoka A, et al : Initial large-dose administration of modified St. Thomas' solution. Asian Cardiovasc Thorac Ann 2014 ; **22** : 267-271
2) Totsugawa T, et al : Easy placement of annular sutures during minimally invasive aortic valve replacement. Innovations (Phila) 2017 ; **12** : 227-229

3 MICS-AVRの体外循環

中村喜次・山内尚也

a. プロトコール

MICS症例の体外循環においては，通常の胸骨正中切開で行う開心術に，若干のプロトコール変更を加えている．

perfusion index（PI）は通常と変わらず2.2～2.6 L/min/m² としているが，脱血管が細いため脱血量の確保が困難なことや，術野の視野が悪いときなどは一時的に灌流量を下げることもあるため，灌流圧は高めを維持することを心がけている．体温は正中切開では34℃で行っているが，長時間の心停止の可能性や心筋保護液注入の間隔が長いこともあり，32℃としている（表1）．

b. 心筋保護

MICS症例では，逆行性心筋保護液用カニューレの挿入は手技的に難しいため行っていない．

そのためAVRの心筋保護液の注入は順行性のみでルートカニューレからと選択的冠動脈注入で行っている．心筋保護液はミオテクターに8.4％メイロンを10 mL添加している．初回は順行性でcrystalloidのみで心停止後1500 mLを注入している．2回目以降は血液と1：1で1000 mL注入している（表2）．

人工弁に糸かけを行っている間に左冠動脈入口部にシリコン製のコロナリーカニューレを挿入し，持続的に注入して時間を節約する．一方，このカニューレは非常に抜けやすいため，回路圧と内視鏡のカメラを左冠動脈入口部が見えるように設置して注意深く注入する（図1）．

c. 人工心肺回路

MICS-AVRでは，空気と血液の接触が少ない半閉鎖回路を使用している（図2）．

開放回路では全症例で陰圧吸引補助脱血（vacuum assisted venous drainage：VAVD）を行っているが，末梢血管からの脱血であり陰圧は−80 mmHgを上限としている．一方，半閉鎖回路では遠心ポンプ脱血のため良好な脱血を得ることが多い．

また開始時や離脱時はリザーバーレベルが低くても操作をすることが可能であり，血液希釈も回路内だけで済み希釈率低減の一翼を担う．

表1 通常の開心術とMICSの体外循環の比較①

	通常の開心術	MICS症例
PI（L/min/m²）	2.2～2.6	2.2～2.6
灌流圧（mmHg）	40～80	50～80
体温（℃）	34	32

表2 通常の開心術とMICSの体外循環の比較②

		通常の開心術	MICS症例
初回	K⁺濃度（mEq/L）	26	26
	注入量（mL）	1000	1500
	次回までの間隔（min）	30	40
2回目以降	K⁺濃度（mEq/L）	10	15
	注入量（mL）	1000	1000
	次回までの間隔（min）	20	30

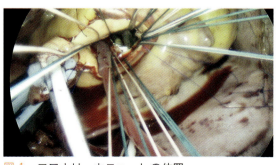

図1 コロナリーカニューレの位置

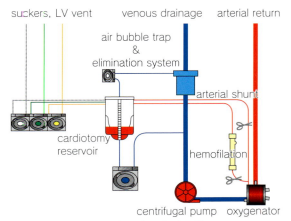

図2 MICS-AVRの際の人工心肺回路

表3 MICS-AVRで用いるカニューレのサイズ

送血カニューレ					
total flow（L/min）	～3.0	～3.5	～4.3	～5.2	5.3～
GETINGE HLS	13Fr	15Fr			
泉工医科工業 PCKC	14Fr	14Fr	16Fr	18Fr	20Fr
脱血カニューレ					
total flow（L/min）	～3.8	～4.3	4.4～		
GETINGE HLS	21Fr	23Fr	25Fr		
Medtronic BioMedicus	21Fr	23Fr	25Fr		

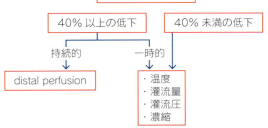

図3 送脱血時の対応

半閉鎖回路の当院（千葉西総合病院）での検討では輸血率や挿管時間に有用性があったが，文献では異物との接触面積を低減させて炎症反応を抑制できることや，輸血率の軽減，また空気などとの接触が減ることで血小板消費の軽減などが報告されている[1,2]．しかし閉鎖回路や半閉鎖回路では脱血からの空気の混入の問題があり，これらの回路で体外循環を行う施設ではいくつかの方法で対応している．たとえばair purge control（APC）を使用することで，脱血回路に入った空気をセンサーで感知するとローラーポンプが回転し，静脈回路に組み込まれたバブルトラップから除去できる．

d. 送脱血

体外循環の送脱血は大腿動脈（FA）を第一選択とする．

術前CTにてFA送血可能か判断する．FA送血の基準は，石灰化が大動脈内腔の全周性でなく，内腔への突出が3mm以下，または血栓の付着が大動脈の円周1/3以下で内腔への突出が3mm以下の症例としている．

脱血は全例1本脱血で行う．カニューレサイズの選択は下肢の合併症予防の観点からできるだけ小口径のカニューレを選択する．サイズの基準は表3のとおりで，送血圧の上限は250～300mmHgであり，それを超えるような場合は送血部位の追加や冷却で対応する．

予定のカニューレサイズが決定したらカニューレによる閉塞率を測定する．面積で40%以上，短径で66%以上の症例では送血箇所の追加や変更，distal perfusionを考慮する．

FA送血症例は全症例で下腿に近赤外分光法（NIRS）で組織酸素飽和度（rSO$_2$）を測定し，麻酔導入後をコントロール値とし相対値で40%以上低下した場合は温度を下げたり，灌流量・灌流圧を上昇させたり限外濾過もしくは輸血を行いHbを上昇させて対応するが，持続的に低下した症例は5Frのシースを送血の末梢に挿入しdistal perfusionを行う（図3）．

e. その他

1）スパズム対応

若年者などではFAのスパズムが起こりやすい．特に体外循環開始時に起こりやすく，目標の灌流量が出せない場合や頭部のNIRSが低下するような症例では積極的にミオコールを投与して対応する．

医療スタッフ必携。南江堂の好評書籍

今日の治療薬 2019 解説と便覧

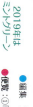

- 編集：浦部晶夫・島田和幸・川合眞一
- 便覧：「DI/RMP」を追加、②薬物動態情報を充実、③抗悪性腫瘍薬などを類型化
- 解説：「今後の展望」をさらに充実
- 付録：インデックスシール裏に「小児薬用量一覧表」を掲載。図で見る主な使用注意薬剤の薬剤作用機序。「バイオシミラー」「慢性便秘症治療薬」を解説

■B6判・1,472頁 2019.1. 定価（本体4,600円＋税）

本日の内科外来

- 編集：村川裕二
- "内科外来を担当する"、"専門領域以外の内科診療をもあたる"、そんな状況下で、何をすべきか（どうすべきか）、"今、専門医に送るヒントとは何か"を、読破できる最小限のサイズで、やさしく解説した手引き書。

■A5判・336頁 2018.3. 定価（本体4,600円＋税）

結核診療ガイド

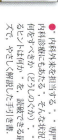

- 編集：日本結核病学会
- 基本方針や内容は「結核診療ガイドライン（改訂第3版）」を踏襲。外科治療の記載を充実、気管支鏡検査時の感染対策、救急診療における感染対策を追記するなど、ブラッシュアップ。

■B5判・154頁 2018.6. 定価（本体3,000円＋税）

CTパターンから理解する呼吸器疾患
所見×患者情報から導く鑑別と治療

- 総編集：門田淳一

今日の臨床検査 2019-2020

- 監修：櫻林郁之介
- 編集：矢冨 裕・廣畑俊成・山田俊幸・石黒厚至
- 保険収載されている検査を主要病態別に解説。病理分野のフォーカスに必要な検査を充実、新たに「性感染症」「HIV感染症」を追加、検査・検査対象物質などまとめた「解説」と、各検査項目の「解説」で構成。

■B6判・736頁 2019.2. 定価（本体4,800円＋税）

総合診療専門医マニュアル

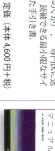

- 編集：伴 信太郎・生坂政臣・橋本正良
- 初期診療で見逃してはならない重大疾患につながる症状、症候や、遭遇頻度別の「鑑みるべき疾患リスト」、主要疾患スクリプトから正しい診断へつながるクリニカル・テクニックを解説。ジェネラリストが遭遇する全身の症候、主要疾患の診かたを、小児から高齢者まで網羅。

■B6変型判・546頁 2017.5. 定価（本体6,300円＋税）

悩ましい"喘息・COPD・ACO"の診かた
プライマリ・ケアの現場でもう困らない！

- 著：田中裕士
- 「止まらない"せき"のｼ影かこれは」COPDのｼ姉妹病、喘息なのにそれとも COPD？たくさんある吸入薬、生物学的製剤…どれをどう使うべき？など、実地医家の悩みのありにいぶく、鑑別の考えかたから治療薬の選択・処方のポイント、他科との連携まで、実践的に網羅。

■A5判・262頁 2018.11. 定価（本体3,500円＋税）

消化器内視鏡の登竜門
内視鏡診断のすべてが分かる虎の巻

- 監修：田尻久雄

今日のOTC薬 解説と便覧（改訂第4版）

- 監修：中島恵美
- 編集：伊東明彦
- 解説：便覧・フローチャートの3つのアプローチによるマトリックスで解説。同一薬効のOTC薬の違い（成分や使用目的）を見開き2頁で掲載。

■A5判・728頁 2018.4. 定価（本体3,800円＋税）

事例で学ぶ在宅医療のコツとピットフォール

- 編集：矢吹 拓・木村琢磨
- 在宅医療におけるピットフォールや反省事例や、経験豊富なエキスパートたちからの分析、現場で役立つノウハウを導き出して提示する。

■A5判・192頁 2018.6. 定価（本体3,200円＋税）

呼吸器内科実践NAVI
看取りケア プラクティス×エビデンス
今日から活かせる72のエッセンス

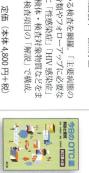

- 監修：林 清二・安宅信二・井上義一
- 編集：杉本朔子・鈴木克洋・新井 徹・井上 康
- 実臨床に即し、検査、治療から肺炎、閉塞性肺疾患、間質性肺炎、呼吸難病、肺癌、間感染症など、その他の重要な呼吸器疾患、集中治療についても実践的に解説。

■B6変型判・404頁 2018.5. 定価（本体4,500円＋税）

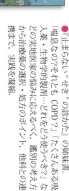

手術の道を究めるために
五輪書から学ぶ

●著 生田義和

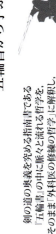

剣の道の奥義を究める指南書である『五輪書』の中に脈々と流れる哲学を、そのまま『外科医の修練の哲学』に解釈し、手外科を題材に詳説した『手術の道を究めるための』の一冊。

■A5判・174頁 2018.4. 定価（本体 3,500円＋税）

「なぜなんだろう？」を考える外科基本手技

●著 稲葉 毅

通常の教科書・手術書では語られることのない、外科基本手技の理屈をあえて追求。「なぜ」をとことん考える医師の本音が詰まった。外科系診療科にかかわるすべての医師・研修医におススメの一冊。

■A5判・204頁 2018.10. 定価（本体 3,200円＋税）

※動画を1分1分わかりやすくした動画も配信中！該当の図の隣のQRコードよりご視聴下さい。

むかしの頭で診ていませんか？

糖尿病診療をスッキリまとめました

●編集 森 保道・大西由希子

むかしの基本事項から治療の実際、問題症例の解説まで、非専門医を対象に、治療のHow toを伝える。

■A5判・248頁 2017.12. 定価（本体 3,800円＋税）

むかしの頭で診ていませんか？

呼吸器診療をスッキリまとめました

●編集 滝澤 始

日常の診療に役立つ、知っておくと便利な各領域の知識をスッキリとまとめました。①各項目の冒頭に結論を掲載 ②一般臨床医が遭遇する可能性が高い病態に絞って解説 ③「具体的にどうするのか」「なぜ考え方が変わったのか」など、要点をギュッと凝縮。「○○は専門ではない」けれども「○○を診る機会がある」あなたに。

■A5判・230頁 2017.11. 定価（本体 3,800円＋税）

むかしの頭で診ていませんか？

血液診療をスッキリまとめました

●編集 神田善伸

■A5判・210頁 2017.10. 定価（本体 3,800円＋税）

むかしの頭で診ていませんか？

循環器診療をスッキリまとめました

●編集 村川裕二

■A5判・248頁 2015.8. 定価（本体 3,800円＋税）

実践！
パーキンソン病治療薬をどう使いこなすか？

●著 武田 篤・柏原健一・織茂智之

パーキンソン病治療薬の解説書、問題症例の解説まで、非専門医を対象に、治療の実際を伝える。

■A5判・168頁 2018.12. 定価（本体 3,200円＋税）

さてどうしよう？に答える

B型肝炎治療30の方針
ガイドライン準拠

●著 田中 篤

基本的知識をQ&A形式で解説。CASEごとに、ガイドラインに基づく最新の治療内容を示した。

■A5判・144頁 2018.6. 定価（本体 3,200円＋税）

「専門ではない」けれども「診る機会がある」あなたへ

糖尿病×○○○○の基本的知識
診かた・考えかた

糖尿病治療に影響を与える併発疾患・合併症について、その基本的知識（病態、治療）を解説。

■B5判・186頁 2018.5. 定価（本体 3,200円＋税）

これで万全！番度チャートを用いた
2型糖尿病治療

●著 番度行弘

診療の進め方、薬の選び方、専門医へのコンサルトなど、一連の流れが一目瞭然にわかる「番度チャート」開発者による好著です。

■A5判・178頁 2018.5. 定価（本体 3,200円＋税）

痛みの診かた

●編集 寺内康夫・荒木 厚

親しみやすい解説と豊富なイラストで「痛み」を楽しくマスター。

■B5判・186頁 2018.5. 定価（本体 4,200円＋税）

患者へ症診 秘話

多彩な統計解析機能を組み込んだ統計ソフト「EZR」の開発者自身が解説。「定義」「分類」「診断基準」「疫学」「病態生理」「診断」「治療」「治療薬」で構成。「治療」ではCQ形式で臨床上の疑問に解説。初心者でもすぐにできる

患者何を見て、どのような質問を、どのタイミングで行い、その後どう対応するか。豊富な図と会話例でリアルに体感できる。

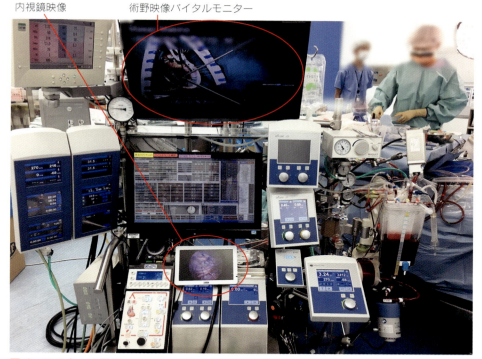

図4　モニターの配置

2）動脈圧

　MICS症例の動脈圧測定は左橈骨動脈（Lt-RA）を基本とする．同側にマンシェットを装着しNIBPを測定する．入室時にRAPとNIBPを測定しコントロール値とする．MICSでは末梢血管からの送血による逆行送血や加温時のスチール現象による血流不均衡，体外循環中の末梢循環不全，不均一な血管抵抗によるオーバーダンピングなどによりLt-RA圧と中枢圧との圧較差が発生することがある[3]．このためルートカニューレを抜去する前に体外循環を一時的に離脱しLt-RA圧，ルートカニューレ圧，NIBPの血圧の比較を行い離脱後の目標圧を評価する．

3）大動脈遮断

　長時間の心停止の可能性もあるため心筋保護は重要である．そのためには確実な大動脈遮断が必要であり，その評価としてルートカニューレ挿入時にルート圧と灌流圧に差がないことを確認する．また大動脈遮断時は灌流圧の脈圧が消失することを確認してから心筋保護液を注入する．

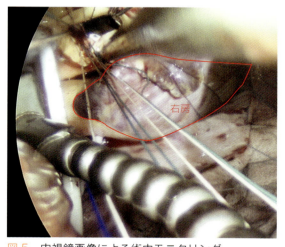

図5　内視鏡画像による術中モニタリング

4）モニタリング

　MICSでは臨床工学士にとって術野が見えにくく，手術の進行状況や脱血の程度等が把握しづらい．そのため通常の術野映像だけでなく内視鏡の映像も体外循環中に操作者が見られるように配置する（図4）．

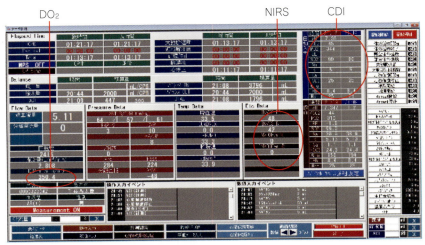

図6 人工心肺支援システムによる術中のデータ

　内視鏡映像を見ることにより脱血の程度や手術の進行状況の把握に使用している（図5）．加温等のタイミングは針糸の種類で手術の進行度合いを把握し行っている．人工心肺支援システムを使用することで画面上にCDI, NIRS, DO_2 など計測データが表示され，複数の機器を見ることなく確認できる（図6）．

文献

1) Castiglioni A, et al : Minimally invasive closed circuit versus standard extracorporeal circulation for aortic valve replacement. Ann Thorac Surg 2007 ; 83 : 586-591
2) Baikoussis NG, MD et al : The benefits of the mini-extracorporeal circulation in the minimal invasive cardiac surgery era. J Cardiol 2014 ; 63 : 391-396
3) Nakamura Y, et al : Pressure difference between radial and femoral artery pressure in minimally invasive cardiac surgery using retrograde perfusion. Int Artif Organs 2018 ; 41 : 635-643

B 僧帽弁の手術

1 ループテクニックによる MICS 僧帽弁形成術

柴田利彦

　Mohr らが提唱した人工腱索ループテクニックは，前尖・後尖・両尖逸脱のいかなる逸脱にも対応できるのみならず，胸骨正中切開・MICS のいずれのアプローチにおいても行うことができる[1]．また，術式が単純であるため，広範囲逸脱症例の MICS 手術もためらうことなくできる．筆者は現在まで MICS 弁形成で弁置換への conversion 症例はない．本項では腱索の延長・断裂によって生じる僧帽弁逸脱（type II）に対する手術について述べる．

　ループテクニックは，①腱索長の測定，②ループセットの作製，③ループセットを乳頭筋に固定，④ループを弁尖に固定，⑤リング縫着および微調整というステップで形成を行う．

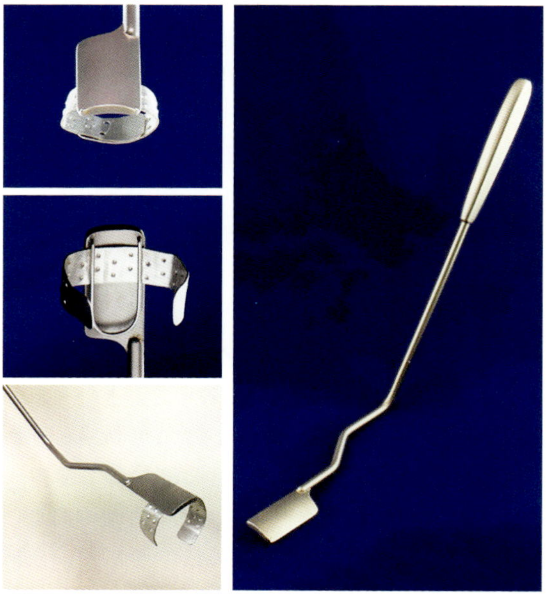

a. 視野展開

　弁尖切除術式では，弁輪レベルの深さでの操作で形成手術ができるが，ループテクニックではさらに深い位置にある乳頭筋へのアクセスが必要となる．そのため，十分に良好な視野展開が必須であり，弁形成成功のキーポイントとも言える．現在は，左房展開鉤（Flexpander system, p73 参照）を用いて視野展開をしている（図1, 2）．

b. 手順

1）弁下部組織と弁尖との関係

　surgeon's view で僧帽弁の右半分（postero-medial side）は後乳頭筋から起始する腱索が支えており，左半分（antero-lateral side）では前乳頭筋から起始する腱索が支えている．この腱索支配を考慮して人工腱索再建を行うことが鉄則（Don't cross the midline）である．たとえば，右側の逸脱に対してこの中央ラインを越えて左側から腱索を建ててはいけない．そのため，P2 の広範囲逸脱には両方の乳頭筋からループを建てる必

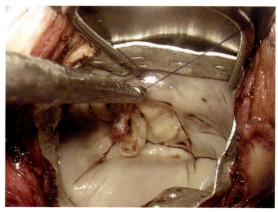

図1　Flexpander system
創部より挿入して左房の展開に用いる．

図2　Flexpander bar の使い方
横隔膜側の左房壁を圧排し視野展開を良好にする．

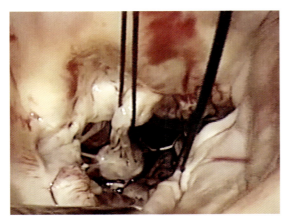

図3　絹糸を腱索にかけた視野展開

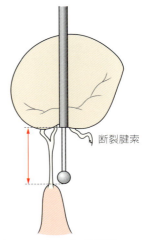

図4　reference length の測定
隣接した乳頭筋頭から弁尖までの距離を測定する．

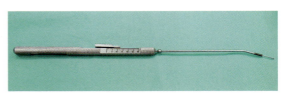

図5　コルダーゲージ
reference length の測定に用いる．

要がある．どの腱索が正常であるのかを見極め，弁尖逸脱範囲がどこからどこまでかをメチレンブルーでマーキングしておく．

いくつかの腱索に長い絹糸を通して牽引する．これにより腱索がピンと張り，後述の reference 腱索長の測定がうまくできるようになる（図3）．この操作には MICS 用のライトアングル鉗子が便利である．

2) reference 腱索の長さの測定

延長・断裂した腱索に隣接している正常の腱索の長さを reference としてループセット作製時の長さの参考としている．乳頭筋から腱索は扇状に出ており，隣接する腱索の長さはほとんど同じであることがその理由である．乳頭筋トップから弁尖までの距離を測定する（図4）．

実際にループセットを固定する位置は乳頭筋尖端より数 mm 程度奥になるが，これにより逸脱部位の余剰弁尖を左室側に引き込むことができ，十分な長さの接合が得られる．現在までこの測定・作製方法で行っているが，特に問題ない．一方，広範囲逸脱では reference となる腱索がないことがある．その場合には secondary chorda の長さを参考するなどの工夫が必要である．

思ったよりループ長が短いときには，後述の loop in loop 手技を追加し人工腱索を延長することがある．腱索長の測定は，Mohr の開発した ruler や筆者が独自に開発したコルダーゲージを使用している（図5）．

3) ループセット作製

人工腱索とプレジットでループセットを作製する．ePFTE 糸は Gore-Tex suture（CV-4：17 mm 針 90 cm 長）を使用し，ループ作製器（Shibata chordae system, GEISTER 社）を使用して作製している[2,3]．逸脱範囲に応じて術中に 2～3 ループを作製する（図6）．1 mm ごとの長さに調整して作製が可能である（図7）．

4) ループセットの乳頭筋への縫着

乳頭筋にループセットを縫着するときの弁下部視野展開には2つの方法がある．1つは Adams-Yozu 左房鉤（P）を僧帽弁越しに左室まで挿入し，僧帽弁前尖ごと腹側に牽引する方法である．弁下部組織の視野展開のために，僧帽弁に SJM 弁のサイザーや紙メジャーを挿入することが報告されている[4]．丸めた Flexpander bar を僧帽弁

1 ループテクニックによる MICS 僧帽弁形成術　127

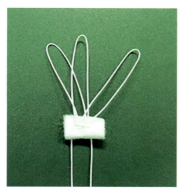

図6　loop set
プレジットと ePTFE 糸（CV-4）で術中に作製する．

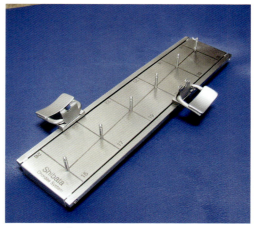

図7　ループ作製器（Shibata chordae system）

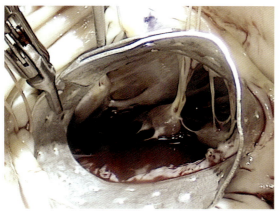

図8　Flexpander bar を利用した僧帽弁弁下部組織の展開

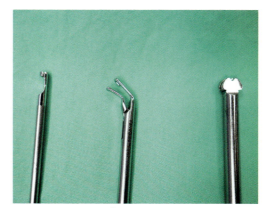

図9　各種ノットプッシャー
左が Adams-Yozu ノットプッシャー．

内に挿入して必要な形状に広げて僧帽弁を圧排し，弁下部組織の視野展開に使っている（図8）．

　乳頭筋にループセットを縫着する位置は，乳頭筋頭より数 mm 奥になる．ループセット縫着にあたり，ループと既存の腱索とが交錯し干渉しないようにしなければならない．乳頭筋を通した ePTFE 糸は対側のプレジットを通してから結紮する．7～8回結紮固定した後にはこの糸を切離せずにおいておき，最終的にもう1つ人工腱索が必要なときにはこれを利用する（needle side arm 法）．

　乳頭筋への縫合や結紮は奥深い作業になるため，38 cm 長の持針器や鑷子を使用している．乳頭筋への縫合結紮には Adams-Yozu ノットプッシャーを用いている．このノットプッシャーの先端は細いため，ノットの観察がよくできるのみならず，周囲の腱索をよけながら結紮するのに適している（図9）．

5）ループの弁尖縁への縫着

　弁尖の端にループを5-0ポリプロピレン糸（RB2：Prolene）で固定する．その際には，糸針をループと弁尖に2回通してから結紮することにより弁尖の cutting が生じないようにしている（double passing 法）．弁尖への糸かけは必ず左室側から左房側に運針するようにしている．これによりループが弁尖左室側に位置するようになる．この方法で1000本近いループを固定してきたが結紮に用いた Prolene による ePTFE loop の cutting は経験していない．

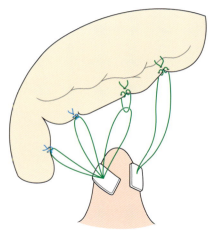

図 10 ループテクニック追加手技
loop in loop 法，needle side arm 法を用いて調整する．

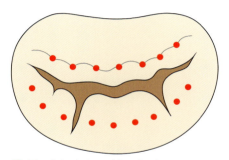

図 11 ink dot marking test
前尖の rough zone と clear zone との境，後尖の高さの中央部にマーキングする．

6) 交連の edge to edge

交連部に対する人工腱索再建はあまり意味がないので commissural edge to edge で対処する．commissural edge to edge の近傍にループを建てておくことで，縫い潰す範囲が小さくできる点が通常の resection & suture 法より有利である．

7) 追加手技

作製したループの長さが短いときには，別の ePTFE 糸を用いて延長することができる（loop in loop 法）．また，もう1本腱索が欲しいときには，残しておいた針端の ePTFE 糸（needle side arm 法）を用いて人工腱索を追加することができる（図 10）．長すぎるループへの対処は難しいが，弁尖への loop 固定部位を弁腹側にずらすことにより対応可能な場合がある．しかし，あまりにループが長すぎる場合には，短いループセットを再度作製して変更すべきである．

8) 水テスト

FineFLOW 吸引洗浄システム（32 cm：プロシード）を用いている．このシステムは，吸引と水注入とが手元のボタンで簡単に操作でき，長いノズルがあるので MICS に適している．注入液は心筋保護液を加圧バッグで加圧して用いている．また連続注入できる点が優れている．注入時は大動脈ルートのエアベントを開放にしておき，左室に入った空気を除去して冠動脈への空気塞栓対策としている．この際に接合度合いをみるのに Lawrie[5] が行っているインクドットマーキング（ink dot marking）が有用である（図 11）．

9) リング縫着

全例に semi-rigid type total ring（Physio Ⅱ ring，Edwards Lifescience 社）を使用している．僧帽弁輪への糸かけの順序は正中切開と同様である．正中切開時と運針が違うのは，後尖弁輪にバックハンドで糸をかけることが困難であり，弁輪と並行に順手で運針するしかないことである．

糸は 2-0 ネスポーレン（20 mm 針）を使用している．ノットプッシャーで糸結びを行うが，指で糸を結ぶとき以上に，ノットプッシャーでの結紮では糸の滑りの良し悪しが気になる．種々の糸を試した個人的な感想であるが，ネスポーレン糸（アスフレッサー）の滑りがよくノットプッシャーでの結紮に適していると思われる．

ノットプッシャーでの弁輪の結紮はゆるまないようにしなければならない．そのためには結紮点は中央でなく左右のどちらかに位置させる必要があり，日頃からこの点を意識した結紮練習が必要である．

内視鏡を使用している場合には，できるだけ手前にある糸から結紮していき，その都度糸を切離していくのが，視野の障害物を減らす点からも有利である．

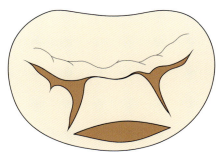
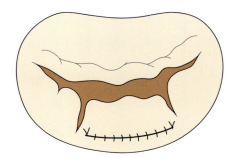

図12 height reduction 法
後尖の高さを減じて SAM 予防とする.

10）最終微調整

最終的にはリング縫着後に微調整を行う．水テストでの漏れ具合を参考に漏れの原因を診断し的確な対処方法を検討する．ループが短いと判断した場合には loop in loop 法で延長も可能である．弁尖にループを固定する位置を変更することもある．内視鏡での拡大視は漏れ部位や原因の特定に必須である．正中切開での弁形成時にも内視鏡を活用すべきである．

c. 人工腱索の結紮のコツ

Gore-Tex 糸は滑りすぎるため，結紮時に人工腱索が短くなってしまうと思われる．人工腱索の長さを水テストで調整し，その長さで in situ で結紮する技術が必要となる．筆者は外科結紮を2回行っている．Adams-Yozu ノットプッシャーを用いて外科結紮のノットをそっと置く．その際に，糸を締めるのではなくノットをその場に置いてくるという感覚が大事である．2回外科結紮を置くとその後は Gore-Tex 糸が滑らなくなるため，以後は軸糸を変えながら4〜5回通常の結紮を行うのみで十分である．このことを守れば10回以上も結紮する必要はない．

ノットプッシャーを用いた弁輪への結紮，Gore-Tex 糸の結紮は日頃から練習しておく必要がある．

d. 収縮期前方運動（SAM）対策

Forme Fruste，Barlow などの後尖が大きすぎる症例では，SAM 予防のため後尖の高さを減じる処置を行う必要がある（height reduction 法，図12）．後尖を弁輪に併行に紡錘状に小さく切除してその間を 5-0 ポリプロピレン糸で連続縫合し後尖を小さくする．

弁尖への切開法がシンプルであるため MICS においても height reduction 法は簡便にできる．

文献

1) Opell UO, et al : Chordal replacement for both minimally invasive and conventional mitral valve surgery using premeasured Gore-Tex loops. Ann Thorac Surg 2000 ; **70** : 2166-2168
2) Shibata T, et al : A workbench to make artificial chordal loops for mitral valve repair. J Thorac Cardiovasc Surg 2009 ; **138** : 506-507
3) Shibata T, et al : Mitral valve repair with loop technique via median sternotomy in 180 patients. Eur J Cardio-Thoracic Surg 2015 ; **47** : 491-498
4) Tabata M, et al : Simple, effective, and inexpensive technique for exposure of papillary muscles in minimally invasive mitral valve repair: Wakka technique. Ann Thorac Surg 2015 ; **100** : e59-e61
5) Lawrie GM, et al : Feasibility and intermediate term outcome of repair of prolapsing anterior mitral leaflets with artificial choral replacement in 152 patients. Ann Thorac Surg 2006 ; **81** : 849-856

2 内視鏡下僧帽弁形成術①
（東京ベイ・浦安市川医療センター）

田端　実

a. MICS の適応

　当院では，血管性状を評価するために造影 CT を必須検査にしている．MICS では大動脈遮断位置が限定されるため，上行大動脈の石灰化や壁在血栓があれば，原則的に適応外としている[1]．また，弓部以下の内腔に突出あるいは厚い壁在血栓がある場合，狭小な大腿動脈，高度な末梢血管狭窄などは大腿送血が適しておらず，右鎖骨下動脈の性状も不良であれば MICS 適応外としている．まれであるが，IVC 走行異常（PLSVC は MICS 僧帽弁手術には問題にならない）や深部静脈血栓症は MICS 適応外としている．胸郭変形なども MICS 不適合の理由となるため，CT で評価することが必要である．

　Barlow 病などの複雑病変は当初 MICS 適応外としていたが，外科医とチームが成長するにつれ，現在当院では MICS 適応としている．高度 MAC 症例や活動性 IE 症例は，予想以上に手術が複雑になることがよくあるため，MICS 適応外としている．また，MICS は大動脈遮断時間が長くなる傾向があるため，低心機能症例（EF 40% 未満）も原則適応外としている．

b. セットアップ

1）体外循環・心筋保護

　大腿動脈送血と右内頚静脈・大腿静脈の 2 本脱血を基本としている．右内頚静脈カニュレーションに，麻酔導入時に麻酔科医が中心静脈ラインとともに挿入している．挿入後はヘパロックのうえ先端を清潔に保持し，ドレーピング後に術野から延長チューブを下して回路に接続している．

　弓部大動脈以下が性状不良の場合は，右鎖骨下動脈送血を選択する．大腿動脈も右鎖骨下動脈も

5-0 ポリプロピレン糸で巾着縫合を置き，セルジンガー法でカニュレーションを行っている．人工血管を建てる方法は末梢への灌流量調節が困難なため行っていない．大腿動脈送血時は送血側の下肢虚血を防ぐために，混合血酸素飽和度モニタリングを行っている．酸素飽和度低下が継続した場合は，下肢末梢側に 6 Fr シースを留置して灌流する．

　大動脈遮断には経胸壁遮断鉗子を使用している（挿入位置などは p38 参照）．遮断鉗子で左心耳を損傷しないようにカメラで見ながら transverse sinus に入れ，ポンプフローを停止して遮断鉗子を遠位に押し上げてから遮断する．遮断位置が近位だと遮断鉗子が左房天井を圧排して僧帽弁の視野が悪くなる．あらかじめ transverse sinus より中枢側の上行大動脈に留置した心筋保護カニューレから順行性に 4℃ の晶液性心筋保護液（St. Thomas 液）を投与する．原則 60 分以内に追加投与を行っている．

2）僧帽弁の展開

　右側左房切開を置き，角度可変式の経胸壁型心房リトラクターで心房を展開する．アームは通常メイン切開より 1 肋間上から挿入し，挿入時に内胸動静脈を損傷しないように胸腔側から斜視鏡で内胸動静脈を確認しながら挿入する．胸壁を貫通したアーム先端には脂肪組織などのデブリスがついているため，鏡視下で拭き取ってからブレードと接続する．アームとブレードの角度が可変式であるため，挿入部がやや内側または外側であっても角度を調整することでよい視野が得られる（図1）．また，角度を変えることで，水テストや前尖弁輪の糸かけ時に簡単にリトラクターをゆるめることができる．

2 内視鏡下僧帽弁形成術①（東京ベイ・浦安市川医療センター）

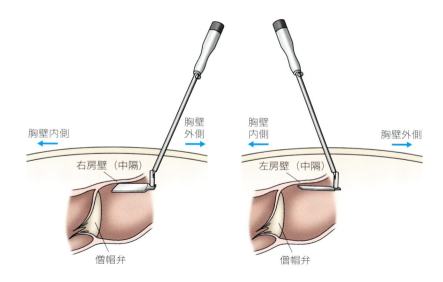

図1 角度可変式リトラクターによる左房展開

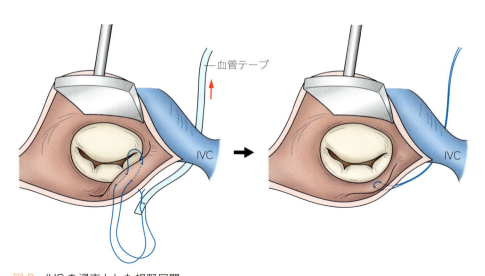

図2 IVCを滑車とした視野展開
P3付近の左房壁に4-0ポリプロピレン糸でマットレス縫合（プレジェットなし）を置き，あらかじめIVCに通したテープと固定する．テープを創部から引くことでP3付近の左房壁がIVC側に引かれてP3付近の僧帽弁の良好な視野が得られる．

　多くの症例で後尖内側（P2 medial側〜P3）は，左房壁が出っ張って視野を得にくい．同部付近の左房壁に牽引糸を置き，IVCの裏を通してメイン創部より牽引している．これによってIVCが滑車の役割を果たし，左房壁がIVC方向に牽引される（図2）．心房リトラクターをかけた後でIVC裏を通すのは困難なため，あらかじめIVCをテーピングしておき，そのテープに牽引糸を縫い付けて引いている．

　弁尖や弁下組織の評価・操作の前に弁輪糸を置くことで僧帽弁をバランスよく展開でき，正確な病変評価や形成を行うことができる．しかし，MICSでは弁輪糸が出るメイン創が小さいため，そのままでは弁輪糸が展開に役立たないどころかカメラ視野の邪魔になる．そのため前交連側の弁輪糸数本と後尖側の弁輪糸数本それぞれを束ね

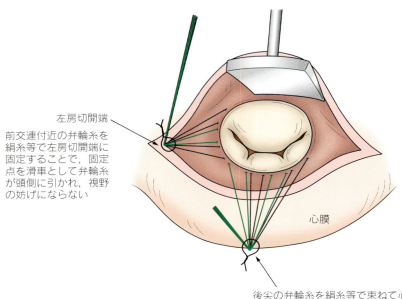

図3　心膜や左房壁を滑車とした弁輪糸の展開
弁輪糸を視野の妨げにしない効果に加えて，僧帽弁輪を（術者から見て）左と下に引くことで僧帽弁がバランスよく展開され，弁の評価や操作がやりやすくなる．

（図中ラベル）
左房切開端
前交連付近の弁輪糸を絹糸等で左房切開端に固定することで，固定点を滑車として弁輪糸が頭側に引かれ，視野の妨げにならない

心膜

後尖の弁輪糸を絹糸等で束ねて心膜に固定することで固定点を滑車として弁輪糸が背側に引かれ，視野の妨げにならない

て，別の針糸で左房壁や心膜に寄せて，弁輪糸を牽引している（図3）．以前は胸壁から入れた針金の先を曲げて糸を牽引していたが，胸壁の孔を減らす目的でこの方法に変更した．どちらの方法も滑車を利用した方法であり，心膜に固定した糸や針金を滑車として弁輪糸をメイン創から出すことで，滑車方向に弁輪糸を牽引することができる．

弁下組織の視野展開にはワッカ状のリトラクターが有用である[2]．弁尖や腱索を外側に押しのけて乳頭筋を露出する（図4）．弁輪形成後の人工腱索追加時にも有用である．紙や金属などを丸めたものや人工弁サイザーでもよいし，海外では同様のリトラクターが市販されている．人工弁サイザーはハンドルがついており，小さな創での手術では邪魔になることがある．これらのワッカ状リトラクターは乳頭筋の露出だけでなく，弁尖や腱索の保護効果もある．

c. 手術手技の実際

1）MICSにおける運針技術

操作スペースの狭いMICSでは運針の回転自由度が低下するため，確実な運針には以下のような技術が必要になる[3]．

①分節的運針：針を短く持って適切な角度で刺入したのち，針を離して持ち直し，針のカーブに沿って押して刺出するという運針テクニック．

②非回転性運針：フック持ちや槍持ち，またはそれに近い形で針を把持して，針を回転させずに針を押すあるいは引く運針テクニック．

③鑷子による組織誘導：持針器の自由度が低下するため，鑷子で刺出点の組織を誘導して針を刺出するテクニック．

2）僧帽弁形成術のコンセプト

当院ではMICSでも正中切開でも同じ僧帽弁形成術ストラテジーを用いているが，その礎はMICS，特に操作スペースの狭い内視鏡下僧帽弁形成術において施行しやすい方法を採用したこと

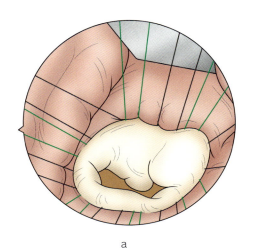 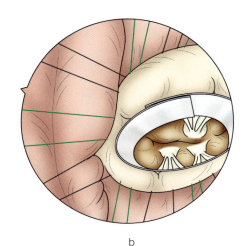

図4 「ワッカ法」による弁下組織の視野展開
a：ワッカを入れる前．弁尖で弁下組織が見えない．
b：ワッカ使用後．ワッカを入れることで弁尖を周囲に押して弁下組織を露出できる．

表1 僧帽弁形成術の基本ストラテジー

	後尖病変	前尖病変	交連部病変
逸脱	人工腱索	人工腱索	交連部縫合
	indentation 閉鎖		交連部切開＋縫合
横方向の余剰	indentation 閉鎖	三角切除	交連部切開＋縫合
縦方向の余剰	人工腱索による folding (chordal foldoplasty)	大きなリング	

にある．「非切除あるいは最小限切除」を原則としており，表1に病変ごとの形成方法を挙げた．

3）弁輪形成術

ほぼすべての僧帽弁形成術で弁輪形成を行っており，前述のように弁尖評価・操作の前に弁輪糸を置く．弁輪糸は左線維三角付近から逆手でかける．この際，鑷子の片方の先端を左心耳に入れて左房壁をつかみ，針の支出点をコントロールする．次に順手で前交連部弁輪にかける．左線維三角付近に2～3針置いたところで，前述の滑車法を用いて（別の糸で弁輪糸を束ねて左房切開部の左縁に寄せる），視野の左側（患者の頭側）に牽引する．続いて，後尖弁輪に順手で弁輪糸をかけていく．後尖の弁輪糸はまた別の糸で束ねてPV付近の心膜に寄せ，視野の下側（患者の背側）に牽引する．これらの滑車法によって，僧帽弁をバランスよく展開し，また弁輪糸が内視鏡視野の妨げにならないようにすることができる．

最後に前尖～右線維三角を左から右に逆手でかけていく．弁輪糸を左から右にかけていくことで，先にかけた糸を左手で引きながら次をかけることができる．

弁尖の縫合や人工腱索の縫着を行った（人工腱索の長さ決定はリング縫着後に行う）後に，シリコン製のリングサイザー（図5）でサイジングを行う．リングはセミリジッドのフルリングを用いることが多く，リングサイズは原則，後尖・両尖病変では前尖サイズと同じもの，前尖病変（後尖が小さい場合）は前尖のワンサイズダウンを選択している．前尖サイズを計測し，リングサイズを決定する．弁輪糸の結紮にはノットプッシャーを用いる．

4) 人工腱索再建術

前尖・後尖ともに逸脱の修復は人工腱索を第一としている．MICS，特に鏡視下では糸が絡みやすいため，人工腱索の本数をなるべく少なくしている．

水テストで逸脱部位を明らかにして同部にマーキングをする．マーキング箇所数は，A2，P2は2ヵ所まで，その他のscallopは1ヵ所までとし，原則それ以上の人工腱索は不要と考えている．全領域が逸脱していても最大8本ということだが，実際は人工腱索以外の方法と組み合わせることで5本以上使用することはほとんどない．

前述のワッカ法で乳頭筋を露出して，CV-5を乳頭筋ボディ（乳頭筋先端は健常腱索と絡んだり交差するリスクがあるので避ける）にプレジェット付きマットレス縫合またはfigure-of-eight縫合で固定する．マットレス縫合の反対側には小さなワッカを作っておき，必要であればそこに別のCV-5を通して使用する．

すべての人工腱索を乳頭筋に固定したら，ワッカを外してマーキングした部分に通していく．前尖と高さの小さい後尖には弁尖の先端に通す．縦方向に余剰な（height reductionを要する）後尖には人工腱索を弁尖の中腹に心房側からのマットレス縫合で通す（図6）．

この方法（chordal foldoplasty）によって逸脱と縦方向余剰の修復を同時に行うことができ

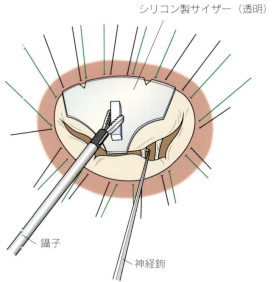

図5 オリジナルシリコン製サイザーによる弁輪リングサイジング
サイザー原型の両側下部をカットすることで，神経鉤で前尖が引きやすくなる．神経鉤で前尖の腱索を引いて，前尖（A2）の高さとサイザーの高さを比べている．

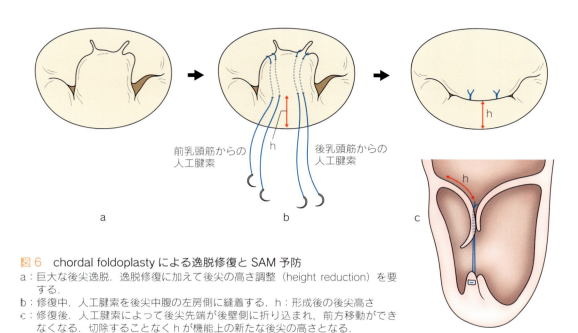

図6 chordal foldoplastyによる逸脱修復とSAM予防
a：巨大な後尖逸脱．逸脱修復に加えて後尖の高さ調整（height reduction）を要する．
b：修復中．人工腱索を後尖中腹の左房側に縫着する．h：形成後の後尖高さ
c：修復後．人工腱索によって後尖先端が後壁側に折り込まれ，前方移動ができなくなる．切除することなくhが機能上の新たな後尖の高さとなる．

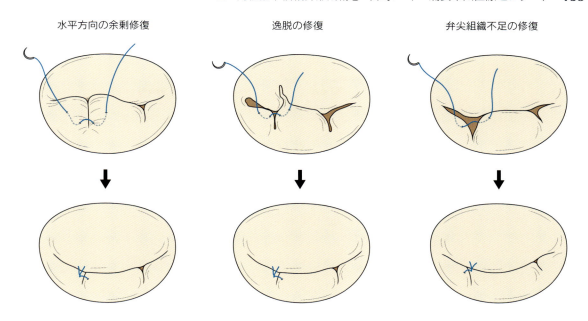

図7 indentation 閉鎖による後尖の形成効果

る[4]．リングを縫着したのちに，ターニケット法で人工腱索の長さを決定する[5]．細くて軽いターニケットで人工腱索を仮固定し，水テストで弁の接合を確認する．長いターニケットを使うことで胸壁外の手元で人工腱索長を調整できるため，創の小さな MICS には非常に有用なテクニックである．水テストで良好な接合を確認した後，直角鉗子でターニケット下端直下の人工腱索糸を軽く把持し結紮する．

5）indentation 閉鎖術

横方向の後尖余剰に対しては，大きなバイトで余剰弁尖組織を左室側に折り込むように indentation を閉鎖する（図7）．もともと組織が分かれている部分なので，折り込んでも無理な力がかかりにくい．余剰な弁尖では自然なしわが見られることもあり，同部を縫合して折り込むこともある．indentation 閉鎖は，逸脱や弁尖組織の不足に対する形成効果もある（図7）．この方法はシンプルなうえに手軽にやり直すことができることが大きな利点である．

6）交連部の切開，縫合

交連部逸脱は通常人工腱索や交連縫合（commissural plication あるいは magic suture）で形成しているが，交連部が肥厚・肥大しているとそのまま人工腱索で吊り下げたり，折り込んで縫合するのが困難である．当院では，肥厚・肥大した交連部を弁輪まで切開して，前尖側と後尖側の心房面を合わせるように縫合する（図8）．切開してから縫合することで自然な形に形成することができ，縫合糸や弁尖にかかる tension も少ないと考えられる．弁輪リング縫着後は弁輪近くの縫合が困難なため，交連部切開・縫合は弁輪リング縫着前に行うのがよい．

7）人工心肺離脱と術中 TEE による評価

大動脈遮断解除前にペーシングワイヤーを右室下壁に留置する．大動脈遮断解除をしたら transverse sinus 越しに左心耳の損傷がないことを確

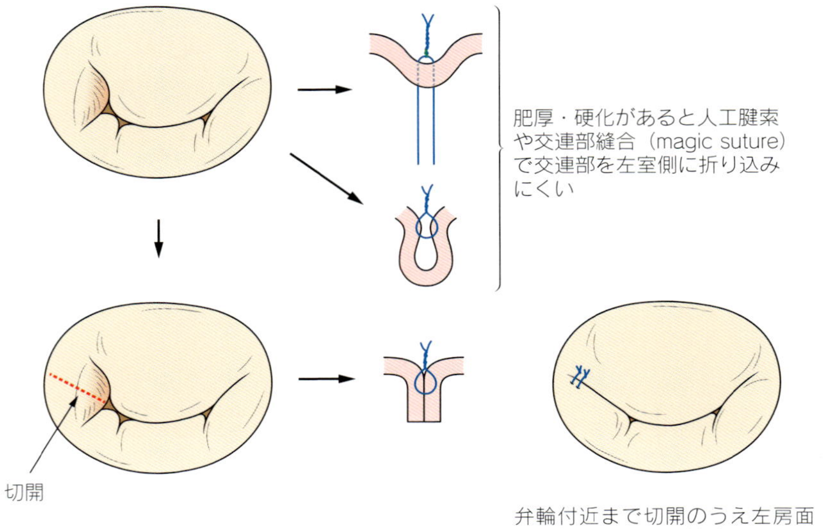

136 Ⅷ．手術方法・手技（僧帽弁の手術）

肥厚・硬化があると人工腱索や交連部縫合（magic suture）で交連部を左室側に折り込みにくい

切開

弁輪付近まで切開のうえ左房面を合わせるように縫合することで，過度な tension なく交連部を左室側に折り込み，前尖・後尖の自然な接合が得られる

図8　変性の強い交連部逸脱に対する交連部切開・縫合

認する．損傷があれば人工心肺離脱前に縫合して修復する．人工心肺離脱後に心エコー担当の循環器内科医が TEE で僧帽弁の評価（合わせて心機能や心内エアの有無，新規 AR の有無も確認）をする．僧帽弁逆流が mild 以上残存していれば，逆流機序を明らかにしたうえで体外循環を再開し，心停止下で再形成を行う．評価中は，長時間の片肺分離換気による再膨張性肺水腫を防ぐために両肺換気を行っている．僧帽弁逆流が trivial 以下であることを確認したら，体外循環を再開して，上行大動脈の心筋保護カニューレ抜去，追加縫合を行う．人工心肺から離脱して，左房縫合線，心筋保護カニュレーション部位，左心耳，肺動脈等からの出血がないことを確認してから，プロタミン投与ののち送脱血管を抜去する．

　順行性心筋保護カニューレからエア抜きをする．エア抜き完了後に人工心肺下でカニューレを抜去する．最初にかけておいたマットレス縫合をターニケットで締め，補強の追加針を置いてからノットプッシャーで結紮する．カニューレ抜去部と左房縫合部の出血がないことを確認したら人工心肺から離脱する．遮断鉗子で肺動脈を損傷する

こともまれにある．肺動脈損傷は人工心肺離脱後でないとわからないことがあるため，離脱後に肺動脈からの出血がないことを確認してカニューレを抜去する．

d. MICS 内視鏡手術導入のポイント

　いきなり完全鏡視下にこだわることは大きなリスクを伴う．直視下でも行えるセッティングで内視鏡を使用して，ところどころ鏡視下操作を行って慣れていく，また創を少しずつ小さくして非回転性運針等に慣れていく段階が必須である．

　また，MICS は通常心臓手術よりもさらにチームワークを必要としており，そのためにもチームメンバーと MICS の意義や目的を共有することが大事である．術後管理にしても，MICS の最大メリットである早期退院・早期回復を実現するには，チーム全体でそれに応じた術後管理を行う必要がある．当院では，ドレーンや中心静脈ライン，尿道カテーテルなどは原則術翌日に抜去している．リハビリテーションは，術翌日から積極的に進め，術後4日目で退院を目指したプログラムになっている．

ワルファリンは術翌日から開始し，心房細動がなければ外来でPT-INRをコントロールする．心房細動があればDOACに変更して，抗凝固療法が退院延期の理由にならないように努めている．また，βブロッカーや電解質管理による心房細動予防や患者・家族への早期退院に関する十分な術前説明も重要である．

文献

1) Tabata M, et al : Do minimally invasive approaches improve outcomes of heart valve surgery? Circ J 2013 ; 77 : 2232-2239

2) 田端　実：低侵襲僧帽弁手術―私のやり方（2）．胸部外科 2016 ; 69 : 612-617

3) Tabata M, et al : A simple, effective, and inexpensive technique for exposure of papillary muscles in minimally invasive mitral valve repair: Wakka Technique. Ann Thorac Surg 2015 ; 100 : e59-61

4) Tabata M, et al : A simple nonresectional technique for degenerative mitral regurgitation with a very large posterior leaflet : Chordal Foldoplasty. Ann Thorac Surg 2016 ; 101 : e179-181

5) Tabata M, et al : Long-term outcomes of artificial chordal replacement with tourniquet technique in mitral valve repair : a single-center experience of 700 cases. J Thorac Cardiovasc Surg 2014 ; 148 : 2033-2038

3 内視鏡下僧帽弁形成術②（名古屋第一赤十字病院）

伊藤敏明

a 体外循環と心筋保護

僧帽弁単独手術では，QuickDraw脱血カニューレをSVCまで挿入，少なくとも左房鉤をかける前の段階で心膜翻転部を越えて胸腔内SVCまで先端を挿入しておく必要がある．

順行性心筋保護カニューレは，大動脈基部にU字4-0 Proleneで固定する．フェルトを付けると操作性が落ち，固定力は変わらないのでこの段階では不要である．大動脈遮断はCygnet鉗子を用い，右肺動脈の頭側でクランプする．心膜横洞でクランプすると左鑷子と干渉しやすく，基部変形をきたし心筋保護の追加投与時に大動脈基部が張りにくいことがある．

順行性心筋保護で心停止を得た後，右側左房を切開する．正中切開時のように心房間溝を剥離して左に入る必要はない．これを行うと左房縫合がしにくくなり，右房を切開してしまうリスクも上がる．切開線の中央に4-0吊り上げ糸をかけて左房辺縁を牽引する．

b. 弁の展開，視野確保

左房鉤は主創から直接挿入するタイプ（MERA 泉工医科工業）を用い，シャフトはサージカルアームで保持する．鉤の位置は操作に応じて微調整する．弁右下の左房後壁を心膜斜洞に結紮固定する．経食道心エコーのプローブは左房後壁を持ち上げ視野を妨げるため，心内操作中は一旦浅くしておく．

肺静脈からの還流血液の吸引については，左下肺静脈口が最低位となるためここに先端をU字に曲げたmalleable vent 16 Fr（Medtronic社）を主創経由で挿入し，ずれないよう皮膚に固定して，血液を吸引しておく．

鏡視下手術では弁輪糸は弁形成後にかける．理由は糸が内視鏡視野の妨げとなるのと，弁輪糸を牽引して弁を創に近づけても視野改善のうえで特に意味を持たないからである．

c. 手術手技

1) 病変部の切除縫合

切除予定部の右端に5-0糸をかけて牽引する．左端は鑷子で把持し左側の切離線から切開していく（図1a）．次に病変部を持ち，右側を切開する（図1b）．

2) 人工腱索

弁下の展開のために左房鉤先端を少し左室に入れ前尖を引き上げる（図2）．

人工腱索適正長を決める際に，弁下の直接観察により視覚的に適正長を決める方法と，水テストをしながら腱索の適正長をfunctionalに決めていく方法がある．後者では最終的に人工腱索長が何ミリになっているかはあえて事後に測定しない限り正確にはわからない．鏡視下手術では弁下の観察が詳細にできるため，延長腱索や近隣の健常腱索と長さを比較することで視覚的に適正長を決定しやすい．一定長に切断したベッセルループ片を人工腱索レプリカとして周辺腱索と比較し長さを決定する（図3）．functionalに決める方法と異なり腱索長を自分で意思決定するため手術結果をフィードバックして経験を積んでいくことができる．

ループテクニックのもう一つのメリットとして，力加減がしにくいノットプッシャーによる結紮に適していることが挙げられる．弁辺縁への固定糸はCV-5を用いてループと弁に二重に通して強すぎない結紮とする．非ループ法のように2本

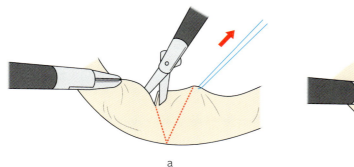
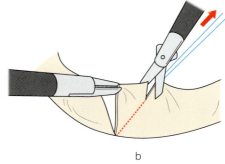

図1 後尖切除の手順
a：切除予定部右端の弁辺縁に牽引糸をかける．第4肋間主創から牽引すると通常右側に牽引される．切除予定部位の左側を鑷子で把持し，左側から切離を開始する．
b：病変部を鑷子で把持し，牽引糸をカウンタートラクションとして弁尖に tension をかけ，右側を切離する．

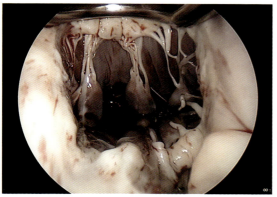

図2 左房鉤による弁下の展開
左房鉤先端を少し左室に入れ，前尖を引き上げると弁下組織が展開される．人工腱索を乳頭筋に固定する場合のみならず，後尖切除縫合処置中に前尖をよけるのにも有効である．

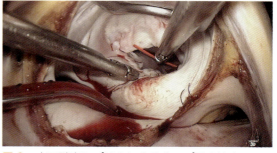

図3 人工腱索レプリカによるループ長の決定
既知の長さのベッセルループ片（エコー所見等から適正と思われた任意の長さ，たとえば 22 mm）を腱索と並行に並べ，奥は乳頭筋への固定予定部位に揃える．このレプリカ人工腱索と腱索との長さを比較しループ長を決定する．市販されている直線状の金属製ルーラーは，必ずしも病的腱索と並行に挿入できるわけではなく使用しにくい．

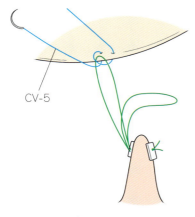

図4 ループの弁尖への固定法
CV-5 Gore-Tex 糸を用い，ループと弁尖に二重にかけて結紮する．ループ状の人工腱索がやや間隔を空けて2本の腱索のように固定される．

の人工腱索が独立した形となる（図4）．

　長さが適正であるか早期に判断するために，たとえば3ループを作製した場合，病変の中央に1ループを固定し水テストを行う．長さが適正であればこれだけで逸脱は修正される．

　この時点で長すぎる場合はループを再作製して再固定する．短すぎる場合の修正のほうが容易であり，固定用の CV-5 糸を串団子のようにゆるくノットを積み重ねて延長してから弁辺縁に固定する（図5）．

3）人工弁輪

　人工弁輪はどのようなタイプでも使用可能である．筆者は主に partial band を用いている．

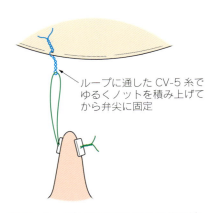

図5 ループが短すぎた場合の修正法
CV-5糸をループに二重に通した後，ゆるい結紮を必要な延長分だけ積み上げ弁辺縁に固定する．ループが長すぎた場合は，固定点を三角状に追加する方法もあるが，ループを再作製したほうがかえって早く確実である．

糸かけは右三角から開始し，時計回りにP2までかけたところで左三角の糸かけを行い，前交連，P1弁輪とかけて終了する．左半分に先に糸をかけると糸が弁の手前を横切り右半分の糸かけが困難となる．partial bandでは端部の糸にtensionがかかりやすいため，両端を確実に線維三角に固定しないとバンドのmigrationを生じ遠隔期に交連が開いてしまう可能性がある．一般にpartial band後の「前尖弁輪の拡大」と言われているものは実際にはband migrationと思われる．前尖弁輪とともに前尖が拡大しても逆流が再発するメカニズムが説明できないからである．

4）水テスト

水テストには給水と吸引をボタンで制御できるラパロ用のデバイス（サージワンドⅡ，Medtronic社）を用いる．左手用ポートから挿入すると左室に挿入しやすい．水テストではあまり強く左室を張らせる必要はない．高圧で繰り返し行うと冠動脈への水，空気の迷入による心筋障害をきたしやすい．水テストの際は，順行性心筋保護液をあらかじめ注入し大動脈基部圧＞左室圧を保つ．SAMの有無等は水テストでは判定できないため，ほぼ良好な形態であれば遮断解除後の経食道心エコーによる評価を優先する．

5）左房縫合〜体外循環離脱

左房吸引に用いていたmalleable ventを直線状に伸ばして先端を左室に留置する．尾側端と頭側端から一層縫合し，ベントは左房縫合線に縫い込んで糸はスネアしておく．左室ベントを止めて脱血を絞り，大動脈基部カニューレから空気抜きを行い遮断解除する．左心系の空気が抜けたら左室ベントを抜去し肺換気しながらポンプインデックス 1.0 L/min/m^2 まで，もしくは完全に体外循環を離脱しTEEにてMRの有無を確認する．有意なMRがあればセカンドラン，再遮断し追加形成を行う．問題ない場合，再度体外循環をフルフローとし肺換気を止めて大動脈基部カニューレを抜去する．定常流下では最初のU字縫合をスネアするだけで一時的止血が得られる．プレジェット付きマットレス縫合を追加し，2本の糸を順に結紮し止血する．完全な止血を得てから体外循環を両肺換気下に離脱する．

プロタミン投与前に左房縫合線の止血を確認し，もし粗大な出血があるようであれば無理にそのまま追加縫合せず，体外循環を再開し換気を止めた状態で追加するほうが結果的に早く処理できる．脱血カニューレはプロタミン1/3量投与してから抜去し，送血カニューレは急いで抜く必要はなく，胸部閉創開始直前に抜去する．

d. 内視鏡の操作のコツ

鏡視下操作では内視鏡が術者の目となるため，正しい操作は手術の進行をスムーズにし，逆に誤った操作は進行を遅延させるばかりか事故に結びつきうる．内視鏡はホルダーに固定せず手持ち操作を行うのが鏡視下手術の基本である．内視鏡を保持する助手（スコピスト）は以下の点に注意する．

1）画面の水平を保つ

鏡視下手術では内視鏡の回転により解剖や病変部位を誤認する可能性がある．心膜切開前は，右横隔神経に画面の水平を合わせ，僧帽弁展開後は左右の線維三角の位置を最初に同定し，これを結んだ線を常に画面の水平に合わせる．この水平は

地上での水平とは必ずしも一致しない．

2）左右の器具の中央に内視鏡を位置させる
画面の中央に操作部位を捉え，画面の左右から対称に器具が現れれば自然な操作が行いやすい．

3）先端レンズをきれいに保つ
組織と不用意に接触させレンズに脂肪，血液を付着させることがないようにする．電気メスのミストや血液の飛沫，結露によりレンズが曇った場合は速やかに先端を清拭する．単にガーゼで拭くだけでは鮮明な画像を回復することはできない．
① 濡れガーゼで大まかに汚染を拭き取る．
② 70℃の湯を入れた滅菌携帯魔法瓶（蓋がワンタッチで開き，内視鏡が通る大きさの飲み口を持つもの，図6）に先端を入れ加温（結露防止）と油分の溶解を図る．
③ 乾燥ガーゼで先端を拭く．
④ さらに，マイクロファイバー紙（滅菌スコープワイパーX，オオサキメディカル社）で拭く．

以上の手順を速やかに行い鮮明な画像を回復する．曇り防止の目的で界面活性剤を成分とした「曇り止め」ケミカルが市販されているが推奨しない．まず「曇り止め」の塗布により画面のにじみが生じ画質が低下する．さらに，心臓手術では軽度低体温を導入するため内視鏡表面と環境温度（胸腔内温度）の差が少なくなり，体外循環中はほとんどレンズ表面結露が生じないからである．

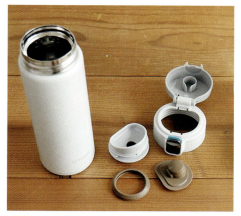

図6　内視鏡加温洗浄に用いる保温水筒
「直飲み用」として各社から発売されているワンタッチで蓋を開放できる二重ステンレス製保温水筒（写真はタイガー社）．飲み口が大き目で，10mm内視鏡が通る大きさの物を選択する．図のように分解，ガス滅菌して用いる．内部には70℃ぐらいの熱い湯を入れる．代用として単なるステンレスカップを用いるとすぐに湯が冷めてしまい用をなさない．

4）手術器具，術者の手との干渉を避ける
胸腔内での器具との干渉は，レンズが一方の器具に近づきすぎたり対象に寄りすぎたりした場合に生じる．詳細な観察を行う場合は内視鏡を近づけ，実際に切開縫合操作に入った段階ではやや引きの画像とし，干渉を避ける．胸腔外でも器具や術者の手と内視鏡の干渉は生じうる．

内視鏡ポートと操作ポートを近すぎないよう配置することが第一であり，さらにスコピストは術者の斜め後ろ（通常右斜め後ろ）に立ち，術者の体との干渉も避ける．

4 顕微鏡下僧帽弁形成術

三浦　崇・江石清行

手術用顕微鏡のメリットは，主に以下の3点が挙げられる．
①深い位置にある僧帽弁を，好みの倍率でくまなく観察できること
②術者が見ている僧帽弁をリアルタイムにハートチーム内で共有できること（手術用顕微鏡は術中のコミュニケーションツールでもあり，麻酔・体外循環管理が円滑に進む）
③手術の録画保存が可能で，復習，学会発表，学生教育などへ利用できること
である．

a. 顕微鏡・ビデオマイクロカメラ下のMICS

使用している光学顕微鏡はCarl Zeiss社製のPertero 900（図1a）[1,2]で，脳外科などの領域で汎用されている．焦点深度は200〜500 mm，拡大率は3.5〜20倍まで自由に変えることができ，右小開胸アプローチによるMICSに適している．

図2のように僧帽弁は鮮明に映し出され，clear zoneとrough zoneの区別も容易である．顕微鏡の操作は，電磁ロック付きのハンドスイッチとフットスイッチで簡便に行うことができる．また，備え付けのauto-focus機能を活用することで，焦点の調整に時間を要さない．

図1bは2017年から使用開始した4K-3DのORBEYE（ソニーオリンパス社製ビデオマイクロカメラ）は「外科医が手術をラクに行えるというコンセプト」のもとに開発された3Dタイプの顕微鏡である．

b. MICSの適応

1）複雑病変に対する形成

Barlow症候群[1]，活動期感染性心内膜炎，両尖逸脱などが含まれる．僧帽弁の視野はMICSのほうが正中切開よりも良好であることが多いので，これらの複雑病変もMICSの適応を検討すべきである．

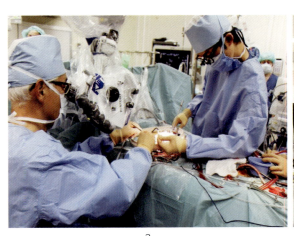 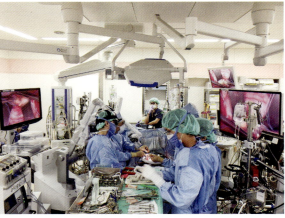

図1　光学顕微鏡とビデオマイクロカメラ
a：Pentero 900（Carl Zeiss社），b：4K-3D ORBEYE（ソニーオリンパス社）

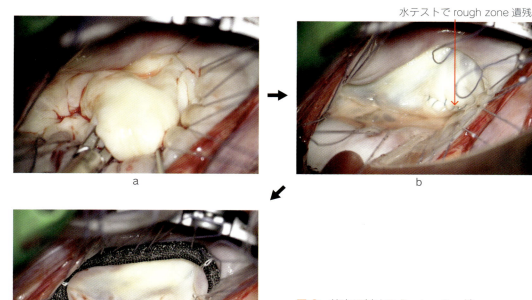

図2 前尖に対するRestoration法
a：過分弁尖とbillowingを伴うA2とA3の逸脱.
b：三角切除による弁尖面積の修復→遺残逸脱に対して人工腱索追加.
c：人工腱索追加による接合ラインの修復.

2）正中切開後の再手術[2]

MICSで行う主な利点は，剥離範囲が限定されるので出血が少ないこと，CABG後の症例ではバイパスの剥離が不要，胸骨骨髄炎のリスクがないことである．ただし，前回と今回の手術内容，そして，術者の技量を十分検討したうえで行うべきである．皮膚切開は大きくとり，8～10cm程度で行う．手術操作に十分な視野が得られない場合は，第4肋骨，もしくは，第5肋骨を腹側で離断する．

上行大動脈遮断部位の剥離に関しては，腹側（上方）は心膜の外を剥離する．背側（下方）は大動脈下縁と右肺動脈の間を剥離する．ルートカニューレの刺入部位は，術前のCT画像から目安をつけておく．上行大動脈の右側に石灰化や粥腫を認める症例，大動脈弁置換術（AVR）後症例（右房と大動脈基部の癒着），基部に静脈グラフトがある症例では，ルートカニューレの刺入部位が困難なことを予想しておき，心室細動（Vf）での手術を検討する．遮断鉗子は，初回手術と同様にChitwoodタイプを使用している．

以下に具体例を提示する．
a）AVR後の僧帽弁初回手術

僧帽弁は初回手術なので，MICSのよい適応となる．上行大動脈の剥離・遮断が難しい症例では，Vfで手術を行うが，その際，生体弁によるAVRか，機械弁によるものかを確認しておく．機械弁ではpivotからの逆流があるので，ある程度の左室内逆流は覚悟しておく．前交連部とその周囲の視野出しが不十分になるので，短時間の循環停止やlow flowを用いるといった工夫が必要である．

b）CABG術後の僧帽弁初回手術

30～32℃の軽度低体温で上行大動脈遮断下に手術を行う[2]．心筋保護液は30分ごとに注入する．冠動脈CT検査を行い，グラフトの走行を確認することで，上行大動脈剥離の際や大動脈遮断時のグラフト損傷に注意する．

c）僧帽弁の再手術

心膜切開は癒着の少ない上行大動脈から始め，右側左房に向かって降りてくるとよい．

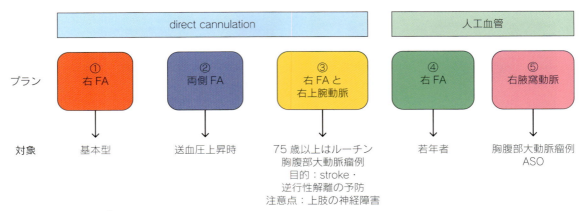

図3　5つの送血プラン
FA：大腿動脈

3）高齢者[3,4]

早期回復の観点から高齢者ほどMICSの利点が生きるが，加齢に伴う動脈硬化と組織の脆弱性には注意が必要である．75歳以上では，右上腕動脈と大腿動脈の2ヵ所からの送血をルーチンとし，脳塞栓と逆行性大動脈解離の予防に努めている（図3）．リスク評価のために造影CT検査を行うことが多い．

c. セットアップと手術手技

1）体位

軽度左側臥位で手術を行う．75歳以上の高齢者では右上肢挙上＋軽度左側臥位をとり，右上腕動脈からの送血を追加する．

2）皮切と開胸

反切は5cmで行うが，切開場所は男女で変える．男性は右乳頭の直下，もしくは，1横指外側から前腋窩線に向かって切開する．女性は，乳房下縁を切開するが，術前に立位の状態で乳房下縁をマーキングしておく．ドレーピングは，皮切箇所が第4肋間に近づくよう，右乳房を左耳方向へ持ち上げて行う．

開胸は第4肋間で行う．開胸時のポイントは横隔膜の位置であり，開けた際に横隔膜が目の前に見えた場合は，第5肋間の可能性を疑う必要がある．第5肋間開胸では上行大動脈の操作が難しいので，1つ上の肋間に開け直す．小太り型の症例では第4肋間開胸でもすぐ尾側に横隔膜が見えることがある．

3）送血ルート（図3）

右大腿動脈からの1本送血を基本とする（図3プラン①）．症例に応じて他4つのプランを使い分ける（プラン②～⑤）．カニューレの選択に迷った場合は，小さいものを選択する．送血圧の上昇が見られた場合は，体温を冷却し人工心肺のflowを下げることで対処する．それでも改善しない場合は，対側の大腿動脈へ送血管を追加する（プラン②）．INVOSやNIROで下肢虚血が示唆された場合は，3 Frのシースによる末梢送血を行う．

大腿動脈への送血管挿入は経食道心エコー（TEE）ガイド下のセルジンガー法を用いる．原則，透視は使用しない．ガイドワイヤーに関しては，以前は無償提供されている鋼線型のガイドワイヤーを使用していたが，腸骨動脈の損傷により逆行性解離を生じた経験があるので，現在では，外径0.035インチ（0.89 mm），長さ180 cmのハーフスティックタイプ，アングル型（Radifocus，テルモ社）を用いている．

プラン③：下肢送血によって脳塞栓や逆行性解離が懸念される症例に対するプランである．右上腕動脈へ挿入するカニューレサイズは14 Frで，カットダウンにて3 cm挿入する．上腕動脈の両サイドには正中神経や尺骨神経などがあるので，

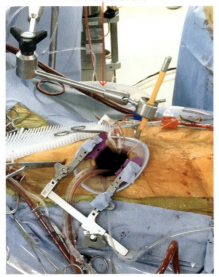
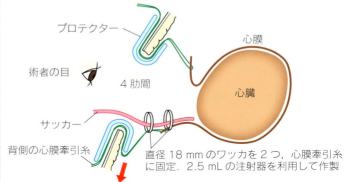

図4 全景と視野出しの工夫
a：全景
b：wound protector を利用した心膜牽引

剥離時の障害に注意する[2]．

プラン④：10歳代から20歳代の若年者に対するプランである．下肢虚血の予防には最適だが，吻合部からの出血という問題がある．人工血管は7mmもしくは8mmを使用する．

プラン⑤：下肢送血が困難な症例に対するプランである．人工血管は8mmを使用する．

4）脱血ルート

三尖弁手術に備えて，右内頸静脈と右大腿静脈からの2本脱血を基本とする．吸引脱血をルーチンとする．カニューレの挿入はTEEガイド下にセルジンガー法を採用する．

a）右内頸静脈

脱血管として送血用の16 Frカニューレを用いる．全身麻酔導入時に右内頸静脈内へ3 Frシースを留置（麻酔科医に依頼）し，ドレーピング後にカニューレに入れ替える．ガイドワイヤーは0.035インチ（0.89 mm），長さ80 cmのアングル型（Radifocus，テルモ社）を用いる．挿入長は10 cmであるが，先端が静脈壁に接して脱血不良になった場合は，少し引いて浅くしたり，固定の位置を変えるようにする．

b）大腿静脈

カニューレサイズは，術後の深部静脈血栓症を予防するため右大腿静脈に楔入しないものを選択する．22 Frから24 Frのサイズを使用することが多い．ガイドワイヤーは送血で使用したものを利用する．まれにガイドワイヤーが卵円窩を越えて左房に入ることがあるので注意する．脱血管の先端は，心房中隔に接触しない右房内（SVC近く）に留置する．

5）視野出しの工夫（図4）

無血視野を確保するために，① wound protector（八光100 mmタイプ），②心膜牽引糸・18 mmの「ワッカ」，③フレキシブルサッカーの3つを組み合わせる．wound protectorは，心膜牽引糸をかけた後にかける．protector自体が滑車の役割を果たし，背側心膜が後腋窩線側方向に引かれ，心臓右側の視野は良好となる（図4b）．心膜牽引糸は，腹側に1本・背側に2本，計3本かけている．特に背側の位置は大切であり，通常は右上肺静脈のところに1本，下肺静脈と下大静

脈の境界部分に1本かける．左房内の血液は2本のフレキシブルサッカー（38 cm）を用いて吸引し，1本を右肺静脈内，他方を左肺静脈内に留置する．サッカーは，18 mmのワッカ2本の中を通して左房内に留置すると視野の邪魔にならない．

6）心筋保護，ルートカニューレの挿入と抜去，直腸温，CO_2 量

心筋保護は順行性のみとし，cold blood cardioplegiaを30分ごとに注入する．ルートカニューレは正中切開と同様のものを用いる（Medtronic社製 150 mm）．針の先端で大動脈後壁を損傷しないように注意し，圧ラインからのバックフローを確認する．カニューレの青いツバから先端までの距離は16 mmで，若年者のように上行大動脈が細い症例では特に注意を払う．カニューレの固定はタバコ縫合の糸をターニケットで締めて行うが，あらかじめ青いツバ部分に11番のメスで4ヵ所の切れ込みを入れておくと固定が安定する（図5）．

抜去の際は，人工心肺のflowを一時的に1 Lまで下げた状態で行う．こうすることで縫合結紮時の出血は減少し，結紮も容易になる．止血操作が必要になった際も，一時的に人工心肺のflowを下げて行うとよい．

人工心肺中の直腸温は34℃に設定するが，心筋保護に不安がある場合や，人工心肺のフローが出せないケースでは30℃から32℃まで冷却する．空気塞栓予防に右胸腔内に流すCO_2の量は毎分3 Lである．

2回目以降の心筋保護液注入では，ルートカニューレ内の空気による冠動脈塞栓に注意する．ルートベントを効かせた状態で水テストの水を左室内に入れ充満させ，カニューレ内の空気を抜いてから，心筋保護液を追加する．実際に注入する際には，心房中隔のリトラクターブレードを背側に下げて，ARを予防する．

7）大動脈の遮断と左心耳保護の工夫

遮断はChitwoodタイプの鉗子を利用してい

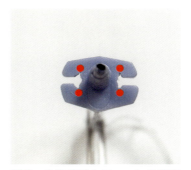

図5　心筋保護カニューレの細工
● : 切れ込み4ヵ所

る．胸壁外から第3肋間経由で鉗子を挿入する．oblique sinusを通して，3 cm×6 cmの脳外科用ガーゼを左心耳の前にあらかじめ留置し鉗子による左心耳損傷を防ぐ（図6）．遮断鉗子は，市販されている37 cmの先端を3 cmカットし，全長34 cm，ヒンジから先を9 cmとして使用している．

8）心房中隔リトラクターと内視鏡固定器による把持（図4a）

心房中隔はPr. Obadia 3D Atrial Retractor（Delacroix社）にて展開し，内視鏡固定器で把持する．リトラクターのブレードは前尖弁輪に近づきすぎないように配慮し，手術操作に必要なスペースを確保する．

9）Restoration法による形成術（図2, 7）

僧帽弁形成術は，Restoration法という概念のもと，正中切開アプローチと同様の手技を用いている（図2）[1,5]．拡大した弁輪はCosgrove band，もしくは，Memo 3Dを用いて十分矯正する方針をとっている．

逸脱の修復に先立ち，弁輪形成の糸をかけている．弁輪の糸かけに際しては，指先による持針器のローリングや針の角度を自在に変えるテクニックをマスターしておくとよい（図7）．P3弁輪部分の糸かけは，左房壁が覆いかぶさるため難しいが，先にかけておいた弁輪の糸を引き上げたうえで，持針器のお尻で左房壁を押すことによってかけやすくなる．視野に制限のあるMICSでは，

4 顕微鏡下僧帽弁形成術 **147**

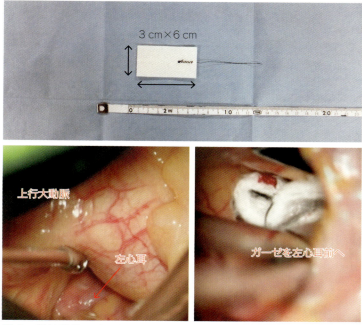

図6 脳外科ガーゼによる左心耳損傷予防

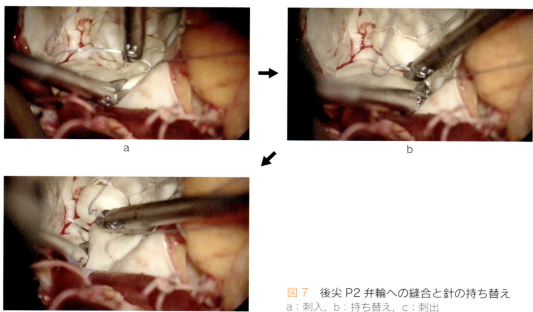

図7 後尖 P2 弁輪への縫合と針の持ち替え
a：刺入，b：持ち替え，c：刺出

手技の簡素化も大切である．三角切除や fixation 部分の縫合は 5-0 Prolene の連続で行い，人工腱索は乳頭筋へ U 字で通すだけで使用する．

10) 大動脈遮断解除後の呼吸管理

再膨張性肺障害の予防観点から大動脈遮断解除後は速やかに両肺換気を行う．片肺換気を必要とする止血操作は，体外循環を離脱する前に済ませておく．体外循環離脱後の片肺換気は，ときに酸

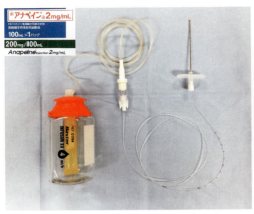
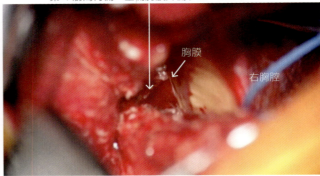

図 8 アナペインの持続注入による疼痛管理
(1) キット：硬膜外チューブ
(2) 留置場所：第 4 肋間の壁側胸膜外側で，腹側と背側の 2 ヵ所に留置
(3) 薬剤と投与量：0.2％のアナペイン 4 mL/hr（1 ヵ所あたり）
(4) 投与期間：3 日間

素飽和度を低下させ，血圧も低下させることがある．

11) 術後鎮痛

右小開胸アプローチは正中切開に比べて術後 2, 3 日の痛みが強い．これはリハビリテーションに支障をきたし早期回復を阻害する因子である[6]．これに対して以下の方法を用いる．

① 術中にアナペイン 20 mL による肋間神経ブロック
② 術後 3 日間 0.2％アナペインを第 4 肋間壁側胸膜外に持続注入（図 8）
③ 術後ロキソニンの内服（腎機能に注意しながう）

これらのうち，②のアナペインの持続注入の効果は高い．

文献

1) Miura T, et al : Technical aspects of mitral valve repair in Barlow's valve with prolapse of both leaflets: triangular resection for excess tissue, sophisticated chordal replacement, and their combination (the restoration technique). Gen Thorac Cardiovasc Surg 2015 ; **63** : 61-70
2) Miura T, et al : A right thoracotomy approach for mitral and tricuspid valve surgery in patients with previous standard sternotomy : comparison with a re-sternotomy approach. Gen Thorac Cardiovasc Surg 2016 ; **64** : 315-324
3) Lamelas J, et al : Outcomes of minimally invasive valve surgery versus median sternotomy in patients age 75 years or greater. Ann Thorac Surg 2011 ; **91** : 79-84
4) Holzhey DM, et al : Minimally invasive versus sternotomy approach for mitral valve surgery in patients greater than 70 years old : a propensity-matched comparison. Ann Thorac Surg 2011 ; **91** : 401-405
5) 江石清行ほか：僧帽弁形成における人工腱索再建のコツ．胸部外科 2014 ; **67** : 890-891
6) Walther T, et al : Pain and quality of life after minimally invasive versus conventional cardiac surgery. Ann Thorac Surg 1999 ; **67** : 1643-1647

5 変性性僧帽弁閉鎖不全に対するMICSによる形成術

浅井　徹

　僧帽弁形成術の目的は，僧帽弁逆流のメカニズムに応じて，逆流を制御し長期に再発しない状態をつくることであり，MICSアプローチの僧帽弁手術でもこの考え方はまったく同様である．

　これからMICSアプローチの僧帽弁形成術を始める術者やチームにとって大切なことは，適切な症例の選択に尽きる．大動脈，末梢血管の硬化，低心機能，呼吸機能障害，著しい胸郭変形，心臓再手術などは適応から外してスタートすべきで，僧帽弁自体では複数あるいは広範囲複雑逸脱病変となるBarlow病極型や僧帽弁輪高度石灰化症例は形成の道筋が立ちにくく，導入期の症例としては不適切である．術前検査から形成手術手技がコンパクトにある程度予測できるものが導入期には望ましい．

a. MICSアプローチの人工心肺管理と心筋保護

　人工心肺と心筋保護は手術の安全性の根幹であることは自明であるが，MICSアプローチを始める導入期に注意すべき点を挙げる．

1）人工心肺管理〜脱血について

　まず，人工心肺の脱血が最も重要と言える．大腿静脈からの1本脱血で必要十分なことも多いが，一旦脱血が不十分になれば肺静脈などから術野に静脈血が溢れ手術は一歩も進まない．十分以上の脱血が，症例を問わずいつもできて初めてMICSアプローチ手術が自分のレパートリーであると言える．右内頚静脈に麻酔導入時に5Frシースを挿入し，その部分も含めて清潔術野とし必要に応じてガイドワイヤーで16Frあるいは18Frのセルジンガー用送血管を挿入して使用している．

　人工心肺を管理している臨床工学士は，脱血が良好かどうかの判断を静脈リザーバーに十分な血液があるか否かで判断していることが多い．したがって，人工心肺の予定流量が回せるなら脱血が必ずしも最高によくなくとも「脱血は良好です」と連絡を受けることがある．また，1本脱血で下半身脱血が良好であっても上半身は不十分なため術後に眼瞼浮腫を認めることがある．現在，日本国内で入手可能な脱血カニューレを考えると，いつでも上大静脈脱血を使用するか，必要に応じていつでも追加できる準備は必須であろう．

2）心筋保護

　心筋保護に関しては，狭いポートから深い術野を作り上げて行う手術で心筋保護液の再投与はストレスとなりがちである．そのため，1回投与で長時間の効果を保てる心筋保護液が好まれて近年del Nido液，Bretschneider液が注目されている．順行性のみの再投与の際，大動脈基部から空気を抜くなど細かな配慮が必要となる．

　筆者はこれまで研究して信頼度の高い従来の冷性血性心筋保護液を20分から30分ごとに再投与を行って手術している．また，胸腔内には開胸時から二酸化炭素を流し，心腔から全身への空気塞栓を予防する．

b. 術野展開とピットフォール

　僧帽弁の術野展開は，正中切開と異なり左室長軸に近い僧帽弁自体を観察するには自然なアプローチになる反面，胸壁のポートから距離が長くなり直接術者の指が届かないことが多い．したがって，スコープ鏡視下のモニター，シャフト型手術用具，ノットプッシャーなどが使用されるが，これらに熟練することは必須である．スコー

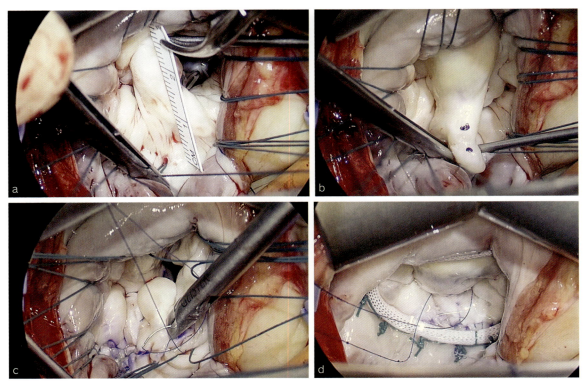

図　バタフライ法の適応例
a：後尖逸脱部 P2 の高さが 25 mm でバタフライ法を適応する．
b：前尖 A2 弁尖先端から 5 mm と 10 mm に印をつける（A2 depth indicator）．
c：5-0 Prolene で over-and-over にて弁輪部の defect を閉鎖する．
d：人工弁輪装着後の水テストで A2 にマークした 1 つのインクドットがかろうじて見えるため，約 10 mm の接合とわかる．

プガイド下の手術では，よい展開とモニター画像は得られるが，実際の大きさや高さはわからないということ，僧帽弁の視野の方向は，左室長軸により近いため一見見やすい印象を受けるが，逆に深さはわかりにくく錯覚しやすいということの2点を頭の片隅にとどめておくべきである．

モニター画面に映った僧帽弁の様子を単なる印象だけでなく直接弁尖の高さを測定することを怠らないようにしなくてはならない．

c．変性性僧帽弁閉鎖不全症（DMR）へのアプローチ

1）DMR における病変多様性

DMR では，僧帽弁の変性が個々の症例で異なる．また腱索の断裂や延長だけでなく弁尖の変形と組織余剰を伴い，その変性の及ぶ範囲が症例によって異なる．たとえば後尖中央の P2 の逸脱をきたす症例では，逸脱するセグメントの高さが正常の P2 と比較して高くなり（longitudinal redundancy），逸脱したセグメントの幅は広くなる（marginal redundancy）．さらに変性はときに隣接するセグメント（主に P3，ときに P1）に広がり，対側セグメント A2 に及ぶことがある（contralateral lesion）．加えて，正常僧帽弁や機能性僧帽弁閉鎖不全の症例に比べて弁輪は平坦化し拡大していることが多い．

2）形成セットアップ

このような個々に違いを持つ DMR に対し，筆者はいくつかのポイントを押さえてシステマチックに形成している．

まず確実な心筋保護のもと，右側左房切開を行い左房から僧帽弁を展開する．展開によって左房壁が P3 を隠すようになる場合，心房壁を横隔膜

5 変性性僧帽弁閉鎖不全に対するMICSによる形成術

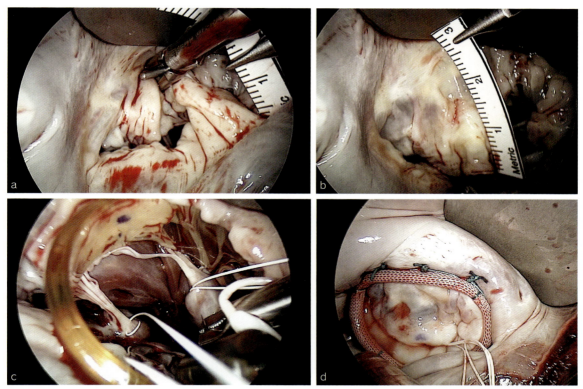

図2　PTFEのみの適応例
a：後尖逸脱部P2の高さが14 mmと正常で余剰組織の伸展なくPTFEのみの方法を選択する（バタフライ法禁忌）．
b：前尖A2弁尖の高さも正常でこの後A2 depth indicatorをつける．
c：前後乳頭筋それぞれにPTFE（CV-4）をfigure-of-eightでかける．
d：人工腱索の長さは人工弁輪装着後の時点で1つのインクドットが見える程度で最終決定する．

方向へ3-0 Proleneで牽引し視野づくりを完成させる．また，左上肺静脈にサンプチューブを入れベントサクションを効かせて血液や水テストでの視野不良を防止する．

神経鉤を用いて弁尖の評価をすべて行う．3 cmに切ったペーパースケールで，A2，P2，P1，P3の4つのセグメントの弁輪から弁尖先端までの高さを測定して記録する（図1a，図2a，b）．また，A2セグメントに関しては後に接合の深さを確認するときに有効となるインクドットを弁尖先端から5 mmと10 mmにマーキングペンで印をつける（A2 depth indicator）（図1b）．その後，大きな機械弁SJMサイザー（33 mmまたは31 mm）を僧帽弁輪に挿入して乳頭筋と腱索をすべて評価する．ときに後乳頭筋群が直接観察できない場合があるが，その際は横隔膜面にサクションを挿入して心臓下壁を挙上すると観察が容易になる．

あらかじめ手術プランにおいて人工腱索を考慮している場合はこの時点で適切な乳頭筋にPTFE（筆者はCV-4を使用）を装着しておく．筆者の人工腱索移植法は極めてシンプルでプレジェットは使用せずfigure-of-eightでかける（図2c）．

d. 弁尖変性に応じた実際の形成手技

筆者らの過去5年以上の測定によれば，正常な僧帽弁弁尖の高さはA2：24 mm，P1：10 mm，P2：14 mm，P3：13 mmが平均であるが，後尖逸脱を認める場合は高さの測定に応じて手技を選択している．

1）P2の高さが25 mmの場合の例

P2の高さが25 mmであれば（図1），まず健常で残っている腱索の付着部の間を三角切除

（first triangle）して，断端を 5-0 Prolene で結紮する．この時点で再度 P2 高を測定し出来上がりの P2 がおよそ 15 mm になるように弁輪に底辺を持つ三角形（second triangle）をデザインして弁尖の減高を行う（バタフライ法〔butterfly technique〕）[1-5]．この際隣接する P1，P3 の高さと P1-P3 との間の裂隙にも注目する．裂隙が深く，残す弁尖組織が少ない場合 second triangle の底辺は短く，裂隙が浅く隣接セグメントも逸脱はなくとも過剰に高い場合は second triangle の底辺が長くなるようデザインする．デザインした部分を切除した後もう 1 本の 5-0 Prolene で 2 つのコーナーを弁輪に寄せて 2 回結紮した後 over-and-over で弁輪部の defect を閉鎖し，弁尖間の defect を閉鎖する連続縫合の Prolene と弁輪の外で結紮する．これによって均一な正常な高さの後尖が形成される．この時点で水テストを行い，弁の接合が均一にかつ後尖弁輪近く（5〜10 mm）で形成されることを確認する．

また，あらかじめ前尖 A2 にマークした 2 つのインクドットが見えるかどうか確認する．1 つも見えないならば接合が 10 mm 以上であり，1 つだけ見えれば 5〜10 mm で，2 つとも見えれば 5 mm 未満の接合であることがわかる．弁輪形成の糸 2-0 Nesporen は弁輪全周にかけ，全周性の形成リング（Carpentier Physio II ring）を使用する．リングサイズ決定は，左室に水を満たし後尖中央の糸の根元を鑷子で上下させて弁輪前後径を変え，インクドットが 1 つのみ見える前後径となるよう人工弁輪サイズを選択する．これによりリング縫着後の接合面が SAM を生じず浅すぎない 5〜10 mm となる．この方法により，確実に SAM の発生を防ぎ，残存逆流の発生も最小限とすることが筆者らにはできている．

リング装着後，水テスト，インクテストを行い最終的な接合を確認して左房閉鎖を行う．人工心肺離脱時の経食道心エコーにて逆流が軽度未満であること，僧帽弁接合面が心室中隔から十分距離があり SAM を生じていないことを確認して手術を終了する．

2）P2 の高さが 20 mm 未満の場合

この場合は（図 2），弁尖の変性，余剰組織が限られているため三角切除のみまたは人工腱索（PTFE）のみの手技を用いることが多い．MICS アプローチでは胸壁のポートから僧帽弁までの距離が遠く，一般に切除と縫合は煩雑に感じることが多いため人工腱索のみでの形成は簡単に感じる．ただし，すべてを人工腱索のみで行おうとすることは，変性による余剰組織が大きく変形が著しい病変には不向きである．延長した高い後尖を人工腱索で深く左室側に沈める方法はそれなりに有効であるが，どの程度左室に沈めるかは経験ある術者の感覚にたよることが多く，変性が著しいときには不十分となることもある．その点，前述した A2 depth indicator はどんな手技を用いても水テストの盲点となる接合の深さを知る目安となるため，すべての形成を目指す外科医に勧めたい．正中でも MICS アプローチでも同様に行える有用な方法である．

MICS アプローチの形成術は，できるだけシンプルで正確な形成が求められる．弁尖高の直接測定や A2 depth indicator は，経験と印象や感覚にたよる形成術に対して，確実で再現性ある形成を施行する指針になる．

文献
1) Asai T : The butterfly technique. Ann Cardiothorac Surg 2015 ; **4** : 370-375
2) Asai T, et al : The new butterfly technique-a sophisticated repair method for posterior leaflet prolapse. Ann Cardiothorac Surg 2015 ; **4** : 380-383
3) Asai T, et al : Early and follow-up results of butterfly resection of prolapsed posterior leaflet in 76 consecutive patients. J Thorac Cardiovasc Surg 2015 ; **149** : 1296-1300
4) Asai T, et al : Butterfly resection is safe and avoids systolic anterior motion in posterior leaflet prolapse repair. Ann Thorac Surg 2011 ; **92** : 2097-2102
5) Asai T, et al : A novel design of posterior leaflet butterfly resection for mitral valve repair. Innovations (Phila) 2011 ; **6** : 54-56

C 三尖弁の手術：MICS 三尖弁形成術

岡本一真

　三尖弁形成はほとんどの場合，僧帽弁手術か心房中隔欠損孔閉鎖に併施される．右房を開ける手術になるため，上下大静脈のコントロールが必須となり，MICSではここが1つのハードルとなる．また，右房壁を展開して三尖弁の視野を得る際に工夫を要する．心房中隔欠損孔閉鎖（p168参照）とほぼ同じセットアップで左房鉤の補助で視野展開する．

a. 体位

　僧帽弁形成術や心房中隔欠損と同様に右側胸部を少し挙上した体位をとる．必ず2本脱血にする必要があるため，麻酔導入時に右内頚静脈に4 Frシースを留置し，術中にシースから上大静脈に留置したガイドワイヤーを用いて上大静脈用の脱血管を留置する．

b. アプローチ

　三尖弁形成を併施する場合，下大静脈テーピングや右房展開など，特殊な作業を要するため，慣れるまでは僧帽弁単独手術より大きい創にするべきである．

c. 体外循環・心筋保護

　体外循環確立に関しては心房中隔欠損孔閉鎖と同じセットアップとする．大動脈遮断や心筋保護については僧帽弁形成と同じ戦略をとる．

d. 右房切開

　三尖弁形成では，右房切開のライン決めと三尖弁展開が最も重要である．通常の開心術の場合と異なり，crista terminalisの近くを水平に切開し，洞結節に影響を与えないように途中から右心耳に向かって切開線を変更するラインをとる（図1）．右房を切開し，胸壁側の断端に牽引糸をかけ（図2），右房を固定しながら切開する．右房壁に牽引糸をかけたうえで僧帽弁鉤を用いて右房壁を展開する．

　最初の中隔尖弁輪に対する操作中は前尖弁輪に鉤をかけて上方に持ち上げると中隔尖弁輪が視認しやすい．前尖，後尖の交連付近に糸をかける場面では交連の少し外側に鉤をあてて展開すること

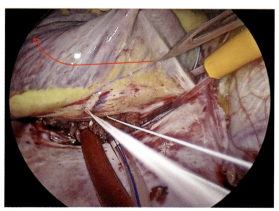

図1　右房切開
右房切開のラインは正中切開の場合と異なる．下大静脈付近を切開し，できるだけcrista terminalisの近傍を水平になるべく背側で切開し，左側で洞結節から離れるように右心耳方向に切開を伸ばす．

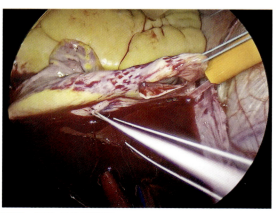

図2　三尖弁の展開①
右房を切開し，胸壁側の断端に牽引糸をかける．

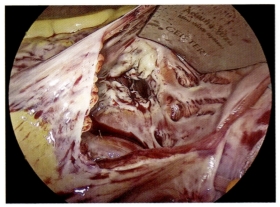

図3　三尖弁の展開②
牽引糸で右房壁を牽引したうえで，左房鉤を用いる．前尖と後尖の交連付近を展開するようにする．

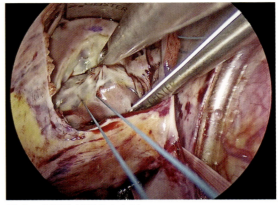

図4　中隔尖付近の糸かけ
中隔尖付近では，弁尖を鑷子で挙上しながら，バックハンドで糸をかける．この部位は脆弱なのでしっかり組織をとるようにする．

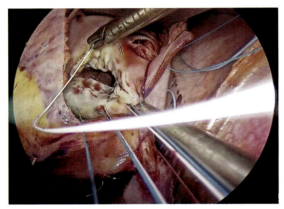

図5　後尖付近の糸かけ
後尖の弁輪は三尖弁輪形成で重要な役割を果たす．順手で運針する．

で，持針器のワーキングスペースを確保する（図3）．

e. 三尖弁輪への糸かけ

　三尖弁輪に弁輪形成用の糸をかける前に，三尖弁の三交連を確認し，インクで印を付ける．内視鏡下視野では容易に交連を誤認するので慎重なマーキングが重要である．

　中隔尖付近から反時計回りに糸をかける．脱血のコントロールが悪い場合はこの部位に血液が貯留して視認しにくいが，中隔尖弁輪に糸を1針かけて牽引することで視野はかなりよくなる．中隔尖付近では弁尖を鑷子で把持し，これを挙上しな

がらバックハンドで弁輪に運針する．この部位は脆弱なことが多いため，しっかり組織をとり，愛護的に運針する（図4）．

　後尖弁輪は人工弁輪を用いた弁輪縫縮で重要な役割を果たす．中隔尖と後尖の交連付近にかけた糸を鑷子で牽引して後尖の弁輪を直線にし，順手で運針する．弁輪組織を確実に捉えるようにしっかり運針する（図5）．

　前尖後尖弁輪の背後には右冠動脈が走行しているため，運針の方向に留意する．弁輪に対して直交する向きに針を刺入し，一度右室に出してから弁輪に戻ってくる運針を心がける．この動きのために持針器が動くスペースが必要なため，鉤を弁輪から離してスペースを確保する（図6）．

　前尖と中隔尖の交連付近には背後に大動脈弁がある．針を直角に刺入すると大動脈弁にダメージを与える可能性がある．弁輪と並行に近い浅い角度で刺入する（図7）．

f. 人工弁輪縫着

　適切なサイズの人工弁輪を選択し，縫着する．人工弁輪を降ろして弁輪にシートさせる過程で糸を強く引っ張りすぎると脆弱な弁輪組織が損傷することがあるため，愛護的に慎重に弁輪を降ろす．

　前尖付近の糸から結紮する．この部位はノットプッシャーを用いずに指で結紮できる．全周の結

C 三尖弁の手術：MICS 三尖弁形成術 155

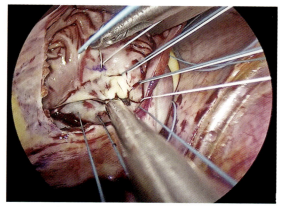

図6 前尖付近の糸かけ
前尖付近では持針器のワーキングスペースを確保するために僧帽弁鉤をさらに外側に移動させる．前尖付近には右冠動脈が走行しているため，弁輪に対して直交する向きで刺入する．

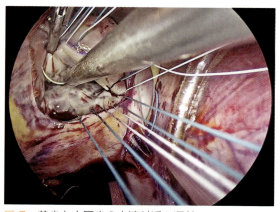

図7 前尖と中隔尖の交連付近の運針
前尖と中隔尖付近には背後に大動脈弁があるため深く刺入しないようにする．ここでは交連から離れる向きの順手の運針となる．

繋が終了したら水を入れて三尖弁の形や接合が問題ないかどうかを確認する．

g. 右房閉鎖

右房の壁は薄くて脆弱なことが多いため，二重の連続縫合で右房を閉鎖する．

h. 留意点

三尖弁形成は僧帽弁手術に併施されるが，僧帽弁の視野展開と三尖弁の視野展開は異なり，独特のコツを習得しないと意外と手術が難しい．しかし，それを理由に三尖弁形成併施の適応を変えるべきではない．右小開胸手術に慣れるまでは三尖弁形成併施を要する症例は胸骨正中切開で行うべきである．

D 冠動脈バイパス術（CABG）

1 MICS-CABG ① （一宮西病院）

菊地慶太

　低侵襲冠動脈バイパス術（MICS-CABG）の手技は，適した肋間を開胸し良質な内胸動脈を採取し，その後中枢側吻合と末梢側吻合を行うことで完結する．このプロセスを7項目（①体位と開胸，②内胸動脈採取，③心膜切開，④中枢側吻合，⑤心臓脱転のための準備，⑥末梢側吻合，⑦閉胸）に分けて具体的な方法を解説する．

a. 体位と開胸

　この内容は，左小開胸のアプローチ（p47）を参照されたい．

b. 内胸動脈採取

1）左内胸動脈（LITA）採取

　適した肋間の開胸後は多枝バイパスの場合には胸骨裏面の脂肪組織を広範囲に剥離する[1]．その後はLITA採取のための術野を展開する．ThoraTrak MICS Retractor System（Medtronic社）を用い開胸し，さらにThoraTrakをTractator Neo IMA Crane Retractor（GEISTER社）にて左頭側上方に牽引する（図1）．IMA Crane Retractorは患者の右側のベッドレールに固定する．患者の顎の横くらいの部位のレールに固定するとよい．これによりLITAを横から見る術野が展開され，中枢側から末梢側までの直視が可能となる．

　この術野が得られたらLITA採取を開始する．LITAは正中からの術野とは異なる分枝の走行をし，また末梢側は開胸部位に近づくように走行する．さらに第4肋間あたりから脂肪と胸横筋に覆われ透見できない．このことをよく理解して損傷をしないように丁寧に採取を開始する．最初に電気メスを用いてLITAを覆っている脂肪組織を除去する．また内胸動脈を覆っている胸横筋のみを切開しLITAを目視できるようにすると安心して採取できる．筆者は32 cmのDissecting hook-type Harmonic scalpel（Ethicon Endo-Surgery社）を用いてIMA採取を行っているので，これに準じて記載する．

　最初に開胸と同じ肋間に，切開から3〜5cm離れた部位に金属製のポートを挿入し，ここからHarmonic scalpelを挿入してLITA採取を開始する（図2）．Harmonic scalpelのレベルは3で使用している．MICS用のリング付きの先の繊細な鑷子を用いて壁側胸膜を牽引しながら，Harmonic scalpelを横方向に動かしLITAとLITVの間を剥離していく．基本的には鋭なフックの部分を用い組織を引っかけて剥離する．このときに分枝などを見極めることが重要で，ちょっとした抵抗を感じたら無理に剥離せず分枝として処理をする．また脂肪組織がLITA前面にある場合にはHarmonic scalpelをごく短い時間LITAに接触させつつ，右上方へ脂肪組織を払い上げるように除去する．通常の正中切開における採取のような，Harmonic scalpelをシャカシャカ動かすような動作は行わない．

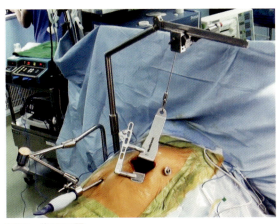

図1　術野展開

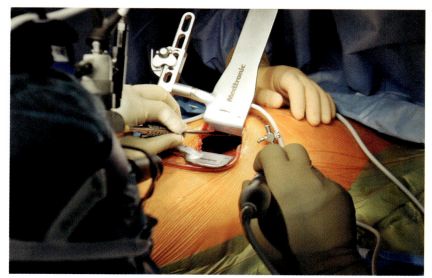

図2　内胸動脈採取

　分枝切断時はLITA本管から約2 mm離れたところでHarmonic scalpelのフック側で分枝を引っかけて，ほんの少し牽引し分枝内腔がシールされるまで5〜10秒待ち，その後切断する．また鈍な先端を用いての押し切りも行うが，滑ることもあるため，基本的には引き切りを行っている．通常よりも接触時間が長くなることから，本管から十分に距離をとって分枝を切離する．太い分枝に対してはクリップを用いることもある．

　以上の操作を繰り返し行いLITAを採取する．LITA採取中に出血した場合には，ガーゼを用いて圧迫止血を行い他の部位の採取を行う．また分枝からの出血の場合にはクリップを用いて止血を行うが，それが困難な場合には7-0モノフィラメント血管縫合糸を用いて縫合止血を行う．この場合にはA-K Knot Pusher（GEISTER社）を用いて結紮を行う．

2）右内胸動脈（RITA）採取[1,2]

　両側内胸動脈採取時は右内胸動脈から採取している．RITA採取のための術野展開ではThora-TrakをIMA Crane Retractorにて右頭側上方に牽引する．胸骨を持ち上げるように吊り上げるが，このときThoraTrakの長い歯がLITAを損傷しないように頭側へ角度をつけて，胸骨を右頭側へ持ち上げるように牽引するとよい．胸骨裏面の脂肪組織を十分に剥がしたところで，心窩部（胸骨下端から5 cm尾側）よりOctopus NUVO tissue stabilizer（Medtronic社）を挿入し，これを内視鏡固定アームで固定し，右肺を背側に押しつけて胸骨裏面の術野を確保する．十分に右内胸静脈（RITV）が目視できるところまで脂肪組織を剥離すると，通常のRITA採取の術野と同様の術野が広がる．

　通常のRITA採取のように第2肋間周辺の壁側胸膜を電気メスで一部切開しRITAの層へ入る．ここからはHarmonic scalpelを用いてLITA同様にRITAを採取する．最初は末梢側に向かい採取を行っていく．採取の手技は先のLITAと同じである．

　末梢側や中枢側へ採取部位を変える場合は，Octopus NUVOも移動させて術野を形成する．心臓が張り出してHarmonic scalpelに干渉する場合には，絹糸にて心膜を開胸部から背側に向けて牽引すると，それにより心臓が背側に牽引されて術野が広がる．末梢側の術野確保が困難な場合には，採取したいRITAの存在する右前胸部を，第一助手に部分的に圧排してもらうと，思いのほか良好な術野が展開される．器械による胸骨下端牽引も有用である．

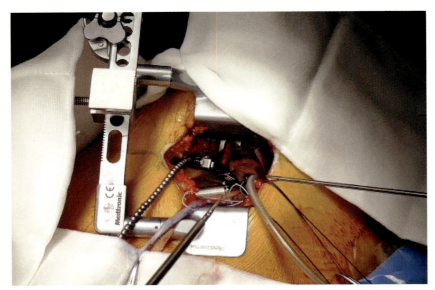

図3 中枢側吻合
(Kikuchi K, et al : Innovations 2017 ; **12** : 224-226 より許諾を得て転載)

RITA採取が終了したらLITA採取を行うが，その前に胸腺遺残組織を切開してRITAを最短距離でLADへ導くための道を作製する．このとき電気メスまたはハサミ型のHarmonic scalpelを用いて脂肪を切開するとよい．基本的にRITAは上行大動脈前面を通りLADへ吻合する方針としている．

c. 心膜切開

ITAの採取が終了したら心膜を切開する．最初にLAD近傍と思われる部位の心膜を電気メスで切開し，その切開を上行大動脈遠位部近傍まで切開する．次に先ほどの切開を左室心尖部近傍まで延長する．ここ心尖部の心膜をペアンなどで把持する．その後は横隔膜面に沿って心膜の右側縁まで十分に切開する．

d. 中枢側吻合

中枢側吻合は深い部位での吻合となる．ここで大切なことは落ち着いて吻合できる状態にすることである．部分遮断鉗子が外れず，血行動態も安定していれば少し時間がかかっても問題なく安心して丁寧に吻合できる．そのための術野の形成が鍵となる．開胸部を上行大動脈に近づけるように，ThoraTrakをIMA Crane Retractorにて右頭側上方に牽引する．次に上行大動脈心膜翻転部近傍の心膜を左右各々開胸部位へ吊り上げ上行大動脈を牽引する．その後心窩部から挿入したOctopus NUVOを用いて主肺動脈を尾側に牽引する．このときOctopus NUVOの先端は左側へ約45°，背側へ約60°の角度をつけて，主肺動脈を挟み込むように牽引する．この状態で上行大動脈と主肺動脈の間を剥離する．剥離しては牽引具合を変えて徐々に術野を形成する．このとき注意すべきことは，肺動脈を押さえるのではないということである．あくまで肺動脈の内腔を確保しながら尾側に牽引して大動脈基部周囲の術野を露出するのである．完全に剥離できたら血圧の下がらない程度で主肺動脈の牽引をしっかりと行う．この段階で上行大動脈はかなり露出される．

その後Cygnet flexible clamps Lambert-Kay Jaw (Vitalitec社) を用いて上行大動脈を部分遮断する (図3)[3]．このとき体血圧は100 mmHg以下となるように管理する．部分遮断鉗子をかける場合は，最後までしっかりと押さえつけるようにしてクランプするとよい．遮断鉗子をかけてから静脈などのグラフトをトリミングする．その間鉗子がずれていないか，血圧や心電図の変化がな

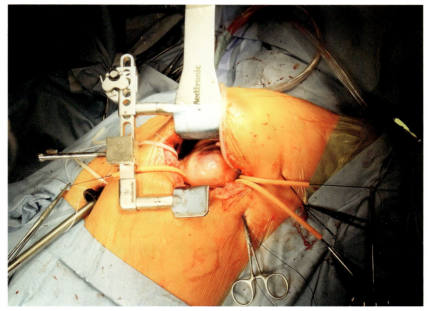

図4 deep pericardial suture による心臓脱転

いか確認する.

問題ないことを確認したのちに上行大動脈に吻合口を開けて吻合を開始する. 筆者は 10 mm, 1/2 サークル, 60〜75 cm の 6-0 モノフィラメント血管縫合糸を用いている. 持針器と鑷子は MICS 用の先が繊細なものを用いているが, 通常の中枢側吻合に用いるものを用いる外科医もいる. MICS 用の器械を用いる場合は, 把持した器械を創縁に置き, 軸を作ることで安定して操作できる. 縫合は図3のように右冠動脈へのグラフトは heel 側の7時から反時計回りに大動脈を内-外で吻合していく. 回旋枝へのグラフト吻合は大動脈を2時から大動脈を外-内で時計回りに7時まで縫合し, その後針を変えて大動脈を内-外で反時計回りに縫合していく. 縫合後はノットプッシャーを用いて結紮する.

e. 心臓脱転

末梢側吻合時の心臓脱転には3本の deep pericardial suture (DPS) を用いる方法と, Starfish Heart Positioner (Medtronic 社) を用いる方法がある. 最初に左側の心膜を2ヵ所で胸壁に牽引する. 1本は主肺動脈根部のレベルの心膜をポートの穴から胸壁へ牽引し, もう1本は心尖部近傍の心膜を第7肋間で胸壁を貫通して牽引する (図4).

1) deep pericardial suture を用いる方法

自在鉤と吸引管を用いて心臓を胸骨裏面に入れ込み, 胸骨切開による OPCAB のときのように, 左下肺静脈横, 下大静脈横, その間へと3本の DPS をつける. その3本の牽引する方向で心臓脱転の仕方が変わり, 回旋枝や右冠動脈末梢, 前下行枝領域の術野を展開できる.

2) Starfish NS Heart Positioner を用いる方法

心窩部から Starfish NS を挿入して心尖部に吸着し, 心臓を脱転する方法である.

3) 通常の OPCAB に用いる Starfish を用いる方法

筆者は Starfish のアームを取り外し, そこにテープを結び, 開胸部位や心窩部から心臓を牽引する方法を報告した[4]. 現在では DPS を用いた方法を主として行っているが, この方法を用いる

160　VIII. 手術方法・手術手技（冠動脈バイパス術）

と心臓の脱転は容易である.

f. 末梢側吻合

1）LAD 吻合

　開胸および心膜切開により，心臓は左胸腔へ偏位していることを念頭に手技を進める．筆者はスタビライザーには通常の OPCAB に用いるものをThoraTrak に固定して使用している.

　偏位した心臓を DPS にて元の位置にもどし，ターゲットとなる LAD の部位をスタビライザーで固定して冠動脈の剥離を進める．IMA の長さを確認し IMA を切開する．切開した IMA は 7-0 モノフィラメント糸を用い牽引して固定するとよい．冠動脈中枢側には鈍針のついたエラスティックスーチャーを二重に通して血流遮断ができる準備をして冠動脈を切開する.

　冠動脈をまん中で約 7 mm 切開し，適したサイズのシャントチューブを挿入して吻合を開始する．好みの縫合糸を用いて慣れた方法で吻合する．吻合に際しては術者の立ち位置が変わることで，通常と逆の向きでの縫合になる．冠動脈の性状にもよるが，いつもの縫い方にこだわるのではなく，容易で確実な運針ができる方法を考えて吻合することをお勧めする．筆者はグラフトのheel と冠動脈の heel から吻合を開始している．右側は冠動脈外内で，左側は冠動脈内外で運針する．基本的に反時計回りで toe を越えて縫合していく．吻合後は 7-0 糸でグラフトを心臓に固定する.

2）回旋枝吻合 OM

　心臓の脱転は DPS を用いる．3 本の DPS を創縁左側へ牽引して心臓を胸骨の裏に入れ込むことで OM 領域の術野を展開する．次に開胸器に固定したスタビライザーを用いて冠動脈を固定する．その後は通常の CABG と基本的には同様の手順で冠動脈のトリミングを行っていく．OM への吻合は AV groove 近くまで可能であるので吻合予定部位の術野展開はしっかりと行う.

　SVG の吻合の場合は SVG を心臓に固定する操作から始める．心臓脱転前にフィブリングルーま

たは 7-0 モノフィラメント血管縫合糸を用いて心臓脱転前にあらかじめ SVG を心臓に固定するとグラフトの長さを決めやすい．次に DPS 3 本を左側に牽引して心臓を脱転し，その後はスタビライザーを心臓に固定する．このとき心臓は滑るのでガーゼを用いて操作するとよい．左手で心尖部を傾け，右手ではスタビライザーの先端を大きいペアンで把持し，ターゲットの冠動脈周囲に位置する．このときスタビライザーの吸引を行ったまま位置決めを行っている.

　心臓表面に吸着したところで術野をさらに展開する．このときは術者の左手第 2，3 指でスタビライザーの先端を操作し，心臓の脱転具合と冠動脈固定部位の角度を調整する．このときしっかりと術野を展開することが極めて重要であるので，麻酔科医と血行動態を確認しながら一番よい術野を展開する．SVG は吻合予定部をピオクタニンなどでマーキングし，モスキートなどで創縁タオルなどに固定しておく.

　術野が展開できたら冠動脈の剥離操作を行う．吻合予定部の中枢側にエラスティックスーチャーを二重にかけて血流遮断できるようにする．その後冠動脈を隔離する．冠動脈切開はまん中で行うことが極めて重要である．MICS-CABG では術野展開が不十分であると，あたり前の操作が困難になってしまう．使用する剪刀の角度などをよく確認して術野展開することが肝要である．冠動脈切開後は適したサイズのシャントチューブを挿入する.

　吻合は冠動脈の性状や細さで使用する縫合糸を7-0 または 8-0 としている．基本的に LAD の吻合方法と同じでグラフト heel を内外で運針し，針を変えて冠動脈を内外で運針，そのまま反時計回りで SVG を外 − 内，冠動脈を内 − 外での運針を繰り返し，SVG を下す．針を変えて冠動脈を外 − 内，グラフトを内 − 外で時計回りに 2 針進んだところで再度針を変えて反時計回りに縫合していく．toe を 3 針超えたところで針を変えて冠動脈を外 − 内で縫い上がり，シャントチューブを抜去して糸を結紮する.

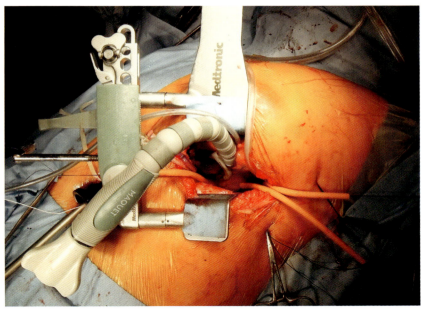

図5　右冠動脈への吻合

3）回旋枝吻合 PL

　DPS を用いて心臓を脱転する．左 PV 横と中央の 2 本の DPS を創縁左側へ，IVC 横の DPS は患者右尾側へ牽引して心尖部を垂直に立てるように脱転して術野を展開する．これは右冠動脈末梢吻合時と同様の術野展開である．このようにして PL 領域の術野を展開する．その後は同様に開胸器に固定したスタビライザーの先端を大ペアンなどで把持し冠動脈を固定する．また一度スタビライザーを固定したのちに再度左手第 2 指，第 3 指をスタビライザーの吸引部分に添えて心臓の表面との角度を微調整してさらに良好な術野を得る．

　その後は OM 吻合と基本的には同様の手順で吻合を行う．また筆者の経験では PL 吻合では時計回りに吻合していくと比較的容易に吻合できる．吻合方法で大切なことはあくまでも術野展開に即した運針である．通常の CABG での吻合方法をかたくなに守ろうとすると，極めて困難な吻合になることがある．冠動脈の性状にもよるが，冠動脈の角度やグラフトの向きや角度を考えて，どの手順が容易であるか術前からトレーニングしておくとよい．MICS では"いつものように"にこだわる必要はない．

4）右冠動脈末梢吻合 4PD，4AV

　RCA 末梢への吻合では SVG などをあらかじめ右室前面に固定しておくと脱転時に SVG の長さを調節しやすい．固定にはフィブリングルーを用いるか，7-0 モノフィラメント糸で固定するとよい．

　その後の心臓の脱転は PL と同様に左 PV 横と中央の 2 本の DPS を創縁左側へ，IVC 横の DPS は患者右尾側へ牽引して心尖部を垂直に立てるように脱転して術野を展開する（図 5）．スタビライザーは PL と同様に固定して術野を展開する．この場合に注意することは心臓を強く押しすぎると血圧が低下することである．術野展開はほどほどがよい．麻酔科医と相談しながらどの位置であれば問題ないか確認しながら術野を展開する．

　吻合は OM への吻合と同様に反時計回りの吻合を行っている．冠動脈の性状により 7-0 と 8-0 を使い分けている．

　また心臓の脱転には Starfish などの Heart positioner を用いることもある．著者は通常の Starfish の腕の部分を取り外して先端の部分にテフロンテープを結び心臓を牽引する方法（direct retraction technique）を用いることがある[4]．心臓

の脱転が難しいようであればこの方法を用いることも有用である.

g. 閉胸

すべての吻合が終了したらグラフトの血流を計測し，問題なければ吻合部の止血を確認し通常のOPCAB と同用量でプロタミンを投与しヘパリンを中和する．胸壁と IMA 採取部の止血を行い，心膜は心膜と脂肪を合わせるようにゆるく閉じる．また RITA を使用している場合は，胸腺遺残脂肪組織を閉じて RITA をカバーする．ドレーンは心窩部から胸骨裏面に 1 本，第 7 肋間から左胸腔へ 1 本挿入する．

傍脊柱管ブロックのためのチューブを挿入し，

その後マーカインなどを用いて肋間神経ブロックを行った後に閉胸する．また肋骨には糸をかけずに筋肉のみをしっかり閉鎖縫合する．皮下は二層で閉じ，皮膚は埋没縫合で縫合する．

文献

1) 菊地慶太：両側内胸動脈を用いた低侵襲冠動脈バイパス術（MICS CABG）．冠疾患誌 2016；**22**：70-77
2) Kikuchi K, et al：Minimally invasive coronary artery bypass grafting using bilateral *in situ* internal thoracic arteries. Ann Thorac Surg 2015；**100**：1082-1084
3) Kikuchi K, et al：Assistive techniques for proximal anastomosis in minimally invasive coronary artery bypass grafting. Innovations 2017；**12**：224-226
4) Kikuchi K, et al：Off-pump minimally invasive coronary artery bypass grafting with a heart positioner：direct retraction for a better exposure. Innovations 2015；**10**：183-187

2 MICS-CABG ② (兵庫医科大学)

坂口太一

　左小開胸による MICS-CABG は，McGinn らによって多枝 MICS-CABG の臨床成績が報告された 2009 年頃から再び注目を浴びるようになった[1]．近年 LAD 1 枝病変に対する MICS-CABG が class Ⅱa としてガイドラインにも記載されるようになり[2]，PCI とのハイブリッド手術も含め，その適応が今後拡大することが予想される．

a. 術前画像評価

　MICS-CABG を安全に行うためには，術前画像評価，特に CT による評価が重要である．筆者らは原則として全例に造影 CT を施行し，血管性状や胸郭形状などをチェックしている．その際の検討項目を表 1 に示し，以下で解説する．

1）上行大動脈の性状

　上行大動脈に中枢吻合を行う症例では，クランプ部位に石灰化や soft plaque などがあれば，MICS-CABG の適応外としている．

2）下行大動脈〜大腿動脈までの性状

　多枝 MICS-CABG では体外循環補助に移行する可能性を常に考慮する．大腿動静脈アクセスになるので，カニュレーション部位の血管性状に問題がある場合や，腹部大動脈に soft plaque があり，逆行性送血による脳塞栓のリスクが危惧され

る症例では，原則として多枝 MICS-CABG の適応外としている．

3）胸郭の形状や心臓のサイズ

　正中切開と異なり，MICS-CABG では限られた胸腔内スペースで心臓を脱転する必要がある．漏斗胸のような極端に胸壁が薄い胸郭形態は MICS-CABG に不適である．心拡大症例は LITA-LAD の 1 枝バイパスであっても，ITA の採取が困難になる可能性があるので注意する．

4）肋間と心臓の位置関係

　適切な開胸部位を決定するために，3D 再構築画像から肋骨と心臓の位置関係を把握する．一般的に上行大動脈への中枢吻合や LITA の中枢側採取には第 4 肋間開胸が，後側壁枝や後下行枝への末梢吻合には第 5 肋間開胸が有利である．ただし個人差もあり，症例ごとの詳細な評価が必要である（図 1）．

5）LAD の心筋内走行の有無

　LAD の心筋内走行をチェックしておく．心筋内走行が強く疑われる症例は MICS-CABG の適応外としている（図 2）．

b. 麻酔，体位の取り方

　ダブルルーメンチューブあるいはブロッカーを用いて右分離肺換気とする．過度にボリュームが入ると，胸腔内での心臓の脱転が困難になるため，麻酔はややドライ管理とする．体位は 15〜30° の左半側臥位とし，左上腕はやや背側に牽引して左前胸部の視野が十分確保できるようにする．左肩が過度に背側に牽引されると，腕神経叢麻痺などの合併症を起こす危険があるので注意す

表 1　術前 CT チェック項目
・上行大動脈の性状
・胸腹部〜大腿動脈の性状
・胸郭の形状
・至適開胸肋間の決定
・ITA の長さ・中枢付近の蛇行の程度
・RITA と胸骨後面との位置関係
・開胸肋間横断面における中心から LAD までの距離
・LAD 心筋内走行の有無（心臓 CT）

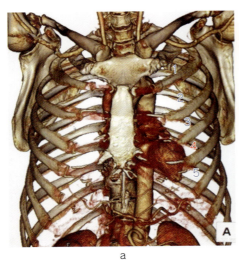
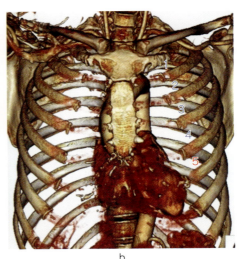

図1　術前CTによる開胸肋間の決定
a：第4肋間開胸，b：第5肋間開胸

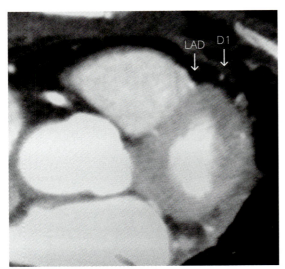

図2　術前心臓CTによるLAD心筋内走行の把握
LADは右室内腔に出るくらい深く心筋内走行している．併走するD1をLADと誤認しやすい．

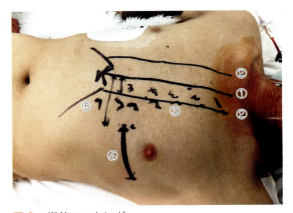

図3　術前マーキング
①正中ライン，②ITA，③肋間，④開胸部位，⑤正中からの距離

る．骨盤部はなるべく水平にして，体外循環移行時に大腿動静脈に容易にアクセスできるようにしておく．

正中部および肋間をマーキングしておく（図3）．

c. 手術手技

1）開胸〜LITA採取

目的とする肋間の上で左前胸部に約7〜9cmの皮膚切開を置く．術前CTにて開胸肋間レベルの横断面で正中からLADまでの距離を測っておき（だいたい6〜8cmになる）そこから外側に向かって皮膚切開を置いている（図3）．開胸器を入れ背側の胸膜を十分に剥離しておく．ケント鈎などを用いてThoraTrak MICS Retractor（Medtronic社）のlarge bladeを上方に牽引し，LITAの近位部の視野を確保する．

牽引する前にブレードの先端を胸腔内から観察し，LITAに接触していないことを確認する．これを怠るとLITAを採取する前にブレードによって挫滅損傷する可能性がある．ThoraTrak Retrac-

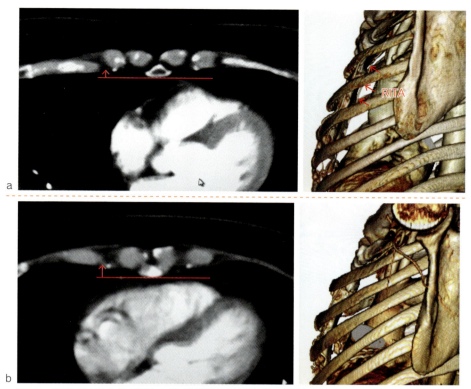

図4 術前CTによるRITAと胸骨裏面の位置関係の把握
a：RITAが胸骨裏面と同じレベルにあり，左開胸にて直視可能．
b：RITAが胸骨裏面より体表側にあり，左開胸にて直視困難．

torを適切に使用すれば，通常はLITAの近位部の視野は良好に確保される．

採取法は通常の慣れた方法で行うのがよい．壁側胸膜や胸横筋によってLITAの遠位側は確認できないことが多いので，視認しやすい近位側から遠位方向に剝離を進めるほうが容易である．また左肋間から見ると，LITAの遠位側は創部近くに向かって走行しているので注意する．

2）RITA採取

左開胸からのRITAの直視下採取は技術的なハードルが高く，その難易度は患者の体格によって大きく左右される．一般に扁平胸郭よりも樽型胸郭のほうが左開胸視野からRITAは直視しやすい．特にRITAの遠位側は胸骨に隠れて見えない場合があり，全長採取が可能か術前CTを参考にしている．胸骨後面よりもRITAが前方（体表側）に走行している症例は，胸骨が邪魔になりRITAの直視が困難になる（図4）．

in situ 吻合に必要な長さのRITA採取が困難と予想されれば，無理せずfree graftとしてSVGの上行大動脈中枢吻合部に吻合するか（V-graft），LITAに端側吻合してY-graftとして使用する．あるいはMICS-CABGの適応から除外するようにしている．

3）LITA-LAD吻合

LITA-LAD吻合を予定している症例では，中枢吻合や他の末梢吻合に先立ちLADへの血行再建を行うようにしている．心臓の脱転が不要で吻合時の血行動態の悪化の心配が少ないこと（ただしLADがRCAへのjeopardized collateralとなっている場合を除く），LAD血行再建による血行動態安定化のメリットが大きいことがその理由である．

まず心膜を心尖部から大動脈遠位翻転部付近ま

で切開する．LAD に加え側壁や下壁への末梢吻合がある場合は，さらに横隔膜面に沿って下大静脈付近まで心膜切開を延長する．これにより心臓の脱転が容易になる．また，この部位は心膜脂肪組織が多いので出血に注意する．LAD は心尖部まで確認し，最もよい性状の部位で吻合するようにする．第4肋間開胸した場合に LAD の遠位部が見えにくい場合があり，並走する Dx と間違えることがあるので注意する．

LAD の吻合にあたり，吻合部位が開胸部位の真下に来るように LIMA suture を置いたり，心臓底面や側面にガーゼを入れたりして，位置調整をこまめに行う．小切開手術では，視野の微調整を怠ると LITA-LAD とはいえ吻合難度が格段に上がってしまうので注意する．

4) 中枢側吻合

上行大動脈への中枢吻合は多枝 MICS-CABG における技術上の大きなハードルとなっているが，吻合そのものはロングシャフトの持針器の扱いに慣れていればそれほど難しいものではない．それには適切な術野を作ることが重要である．上大静脈付近の心膜の吊り上げにより，大動脈を術野に近づけることができる．肺動脈と大動脈の間を剥離後，Octopus NUVO tissue stabilizer（Medtronic 社）を用いて肺動脈を左側に圧排し，大動脈の視野を確保する．Octopus NUVO tissue stabilizer は剣状突起下や前胸部第6（7）肋間から本内に挿入するとされているが，小柄な日本人ではデバイスシャフトが心臓を圧迫する場合がある．筆者らは開胸肋間の背側を1cm切開し，そこから Octopus NUVO tissue stabilizer を挿入することが多い．その切開孔は後にドレーン挿入部として利用する．通常のスタビライザーを創外から入れてもよい．

大動脈のテーピングは必ずしも必要ではない．収縮期血圧が90〜100 mmHg 以下であることを確認して，サイドクランプをかける．筆者らは，その際 rapid pacing を行い収縮期血圧を60 mmHg 程度まで下げてからクランプしている．LITA-LAD 吻合を中枢吻合前に行うことにより，rapid pacing による血行動態の影響は最小限になると考えている．

吻合は通常の縫合方法で十分可能であるが，MICS 用の持針器やノットプッシャーが必要な場合もある．後の止血が困難なので，吻合後の止血は完璧にしておく．視野確保や出血に対する不安がある場合は体外循環補助を考慮する．ただし肺動脈や心臓が虚脱して視野は改善するが，吻合部までの距離はさほど変化しない．中枢吻合デバイスの使用は，上行大動脈を斜めに見上げるような視野になること，出血時の対応が困難になりうることから，その適応症例は極めて限られる．

5) 遠位側吻合

LAD（Dx）以外の吻合では Tentacles や Starfish（NS）などを用いて心臓を脱転する．HL，OM1 などは比較的容易に AV groove の近くまで視野展開することができるが，特に第4肋間開胸症例では PL，PDA などの視野確保が困難になることがある．

off-pump MICS-CABG においては，限られた視野の中心に冠動脈の吻合部位をいかに持ってくるかが，最大のポイントである．視野展開が十分に確保できない場合には，off-pump にこだわって不正確な吻合に終わるよりは，一時的にでも体外循環補助下に吻合を行うほうがよいと考える．閉鎖回路を用いた部分体外循環のみで，視野確保は格段に容易になる．

また，PDA へのグラフト長の決定は心臓の脱転前にしておく．側壁への吻合は，分離換気を中断して1回換気量をやや減じた両肺換気とし，右肺の張り出しを軽減することで視野が良好になる場合がある．

6) 閉胸

グラフト流量，止血を確認した後，心膜を閉鎖する．心膜は心尖部のみ閉鎖し，LAD 吻合部より頭側は開放として，グラフトを圧迫しないようにする．心膜閉鎖の際に相対する心膜断端を正しく寄せないと，閉鎖後にタンポナーデ様血行動態になることがあるので注意する．横隔膜面までを

広く切開した心膜断端をずれなく合わせるのは案外難しく，筆者らは切開時に相対する心膜断端をマーキングしている．心膜の脂肪組織を寄せてLITA をカバーし，肺の癒着を予防する．

RITA を in situ で用いた場合は，クロスオーバーした RITA が胸壁に近づかないように適切なルートを作製することが重要である．胸腺遺残脂肪組織を電気メスなどで切開するが，視野も悪く静脈などからの出血も多いところなので，ハサミ型の Harmonic scalpel などを用いるのもよい方法である．

ドレーンは胸腔のみ挿入している．

d. MICS-CABG のラーニングカーブ

Une らは 210 例の連続 MICS-CABG のラーニングカーブについて報告している[3]．それによれば，初期の off-pump 多枝 MICS-CABG 症例で胸骨正中切開への移行を 10 例に認めたが，手術死亡はなく，経験値の上昇と手術成績に関連は見られなかった．しかし off-pump 多枝 MICS-CABG の手術時間は，経験症例数と有意に負の相関を示し，CUSUM 解析を行うとその手術時間は 17 例目で unacceptable を脱し，44 例目で acceptable となった．一方，on-pump MICS-CABG では相関は認めず，初期の症例でも手術時間は acceptable であった．このことから，彼らは多枝 MICS-CABG を導入する際には，on-pump CABG から開始することを推奨している．

文献

1) McGinn JT Jr, et al : Minimally invasive coronary artery baypass grafting. Duar-center experience in 450 consecutive patients. Circulation 2009 ; **120** : S57-S84
2) Kolh P, et al : 2014 ESC/EACTS guideline on myocardial revascularization. Eur J Cardiovasc Surg 2014 ; **46** : 517-592
3) Une D, et al : Can minimally invasive coronary artery bypass grafting be initiated and practiced safely? : a learning curve analysis. Innovations 2013 ; **8** : 403-409

E 心房中隔欠損症手術

1 心房中隔欠損孔閉鎖

岡本一真

心房中隔欠損症に対する外科的治療の役割は縮小しているが，カテーテルによる欠損孔閉鎖が困難な解剖学的不適例，金属アレルギー症例や心房細動，三尖弁輪拡大合併例など，外科的欠損孔閉鎖の適応がなくなるわけではない．右小開胸による欠損孔閉鎖は原則として体重が40kg以上を対象する．末梢血管を用いた体外循環を安全に確立できる体重を40kgと規定しているためであるが，腋窩切開による上行大動脈カニュレーションなど，低体重患者に小切開手術を提供する余地はある．

まず正確な術前診断が重要である．経胸壁心エコー，経食道心エコーや心臓CTなどを駆使して，すべての肺静脈が左房に還流しているか，二次孔欠損という最終診断でよいか，他に合併する心疾患はないかなど詳細に確認する．一次中隔型，静脈洞欠損型，冠静脈洞型の心房中隔欠損は右小開胸では難易度が高い．

若い女性が対象となることが多いことから，大腿動脈のサイズ，動脈スパズムのリスクなど，体外循環確立に注意を要する．

a. 体位

僧帽弁形成術の場合と同様に，右側胸部を少し挙上することで右側胸部にスペースを作る．分離肺換気が可能な気管チューブを選択する．2本脱血を確立するため，麻酔導入時に右内頚静脈に留置した4Frシースからガイドワイヤーを用いて上大静脈へ脱血管を留置する．両下腿にrSO$_2$（組織酸素飽和度）モニターを貼付し，大腿動脈へのカニューレ留置後の下肢虚血を監視する．

b. アプローチ

乳頭下部5～8cmの右第4肋間小開胸とする．

女性では乳房下の皺（infra mammary fold）に沿って皮膚切開し，乳腺組織の下を剥離した後に開胸する．第4肋間の外側，中腋窩線付近にカメラポート（10mm）を，小開胸創より2肋間下に5mmポートを留置し，バスケット型ポンプサクションのチューブを通過させる．

右鼠径部斜切開で大腿動静脈を露出する．リンパ漏や感染の合併症予防として，動静脈の剥離を前面のみとし，最小限にとどめる．大腿動脈から腸骨動脈にかけてのスパズム予防として血管鞘にミルリノンを浸潤させている．

c. 体外循環・心筋保護

心房中隔欠損症の患者は，大動脈が細く，腸骨動脈や大腿動脈も細い．そのため，安定した大腿動脈送血を確立することが安全な手術の第一関門となる．また，十分な大腿動脈径があっても動脈のスパズムによりカニュレーション部位より遠位側の下肢虚血や送血圧の異常上昇が起こることがある．送血圧が高い場合は両側大腿動脈にカニュレーションし，2ヵ所に分けて送血する．大腿動脈もしくは鎖骨下動脈に人工血管を吻合し送血路として用いる，あるいは上行大動脈にカニュレーションするなどの代替策を迷わず選択する．

心房中隔欠損孔閉鎖では右房を開けるため上下大静脈のスネアが必須だが，大きめの血管クリップによる閉鎖でも代用できる．下大静脈と右下肺静脈の間を鈍的に剥離すると左房の背面にあるoblique sinusに入ることができる．大きめの曲鉗子で血管テープを把持し，oblique sinusに誘導し，右室と横隔膜の間に出す．このテープを下大静脈の腹側から鉗子で把持すると下大静脈のテーピングが完了する（図1）．逆向きにテープを通そうとしても大きい弯曲鉗子の取り回しが困

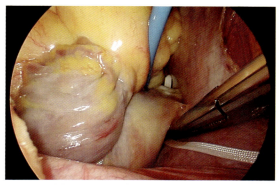

図1　下大静脈のテーピング
テープを鉗子に持たせ，下大静脈の手前から右室と横隔膜の間に出しておき，そのテープを鑷子でつかむようにしてテーピングする．

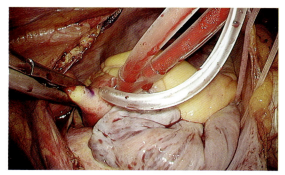

図2　右小開胸における上行大動脈遮断
大動脈を遮断する際には，上行大動脈の奥にある左心耳を損傷しないように注意する．肺動脈より頭側を剥離して遮断部位とすることも可能である．

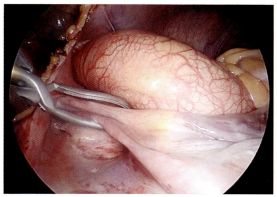

図3　上大静脈を血管鉗子でクランプしている様子
この方法ではテーピングが不要である．

難で大静脈損傷などのリスクがある．

　大動脈はテーピングしない．心筋保護液注入針を留置する際には針先で大動脈背側を損傷しないように留意する．特に大動脈が細い心房中隔欠損症患者では注意を要する．

　上行大動脈遮断は肺動脈より足側のtransverse sinusを利用する場合と，肺動脈より頭側を遮断する場合2とおりがある．transverse sinusでは大動脈の背側を剥離する必要がないが，大動脈弁に近いため遮断時に大動脈弁が変形し，心筋保護液注入時に大動脈弁逆流をきたす可能性と，遮断鉗子先端による左心耳損傷のリスクがある．肺動脈より頭側の大動脈背側では結合織を電気メスで剥離して大動脈背側にスペースを作れる．ここで大動脈遮断すると大動脈弁逆流のリスクが下が

り，左心耳損傷のリスクもない（図2）．

　Chitwood鉗子を用いると胸壁に創が増え，出血のリスクが増すため，筆者はワーキングポートを通過させるフレキシブルシャフトタイプのCygnet flexible clamp（Vitalitec社）を使用している．

d. 右房切開

　右房の切開線は通常と異なる．crista terminalis近傍を水平に切開し，洞結節に影響を与えないように途中から右心耳に向かって向きを変更する．上大静脈は血管クリップで閉鎖し（図3），下大静脈側はテーピングのみとする．下大静脈側カニューレは，先端が右房にある状態で右房を膨張させて切開する．脱血して右房切開すると脱血管が空気で閉塞され危険なため，体外循環技師との意思疎通が重要である．

　カニューレを下大静脈まで引き戻した時点で血管テープをスネアすると右房内は無血視野になる．下大静脈をスネアせず，下大静脈側カニューレの先端を右房に残し，open drainageとし，脱血の陰圧を調整することで右房内の無血視野を得ることも可能である．

　右房壁の展開にはコツがある．切開した右房断端の胸壁側に2針程度牽引糸をかけ，そのうえで僧帽弁鉤を用いて展開する．あるいは，右房壁の牽引糸を心嚢膜に結紮してしまう．右房の背側断端が視野の邪魔になるため，この断端を背側側の

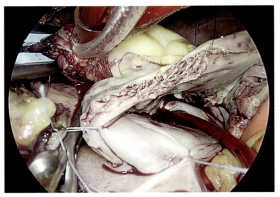

図4 右房壁の展開
右房壁は牽引糸を心嚢壁に縫合結紮するなどして視野展開した後に，必要であれば僧帽弁鈎などで補助して視野展開する．

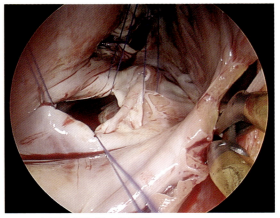

図5 心房中隔欠損の確認①
心房中隔欠損孔のリムを糸で4点牽引して縫合のターゲットをしっかり認識しながら運針する．奥に見えるのが三尖弁で，右側にクリップされている下大静脈がある．

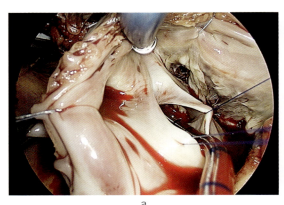

a

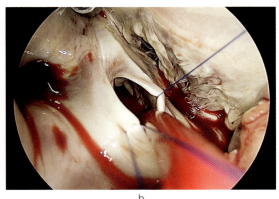

b

図6 心房中隔欠損の確認②
この例も下大静脈側のリムがほとんどないだけでなく，大動脈弁側もリムがないタイプである．三尖弁側と，手前側のリムに支持糸をかけて心房中隔欠損全体をしっかり認識するようにしている．

心嚢に縫いつける（図4）．右小開胸では心房中隔がワーキングポートからの視線と並行になるため，欠損孔が見にくい．心房中隔のリムに牽引糸をかけることで欠損孔を視認できる．

e. 欠損孔閉鎖

欠損孔を確認する．肺静脈から左房に還流する血液のため視野が悪い場合は，心房中隔欠損孔越しに左房にバスケットサクションを留置する．このサクションは必要最小限の吸引にとどめ，左心系に空気が入らないようにする．心房中隔のリムに牽引糸をかけて欠損孔の全貌を確認する（図5，6）．下縁欠損か，もしくは大動脈弁側のリムがないことが多く，欠損孔と周囲構造物の位置関係を確認することが重要である．

下大静脈に近い，心房中隔下縁の左房壁にしっかり針を刺入しながら連続縫合でパッチを縫いつける（図7）．心房中隔欠損の周囲の脆弱な一次中隔組織を利用すると縫合糸で組織が切れることがある．その周囲のしっかりした組織や裏側の左房壁を利用して確実にパッチを縫着する．

肺を膨らませて肺内の残存空気を抜いた後に縫合糸を結紮する．確認として再度肺を膨張させて左房内に血液を充満させてパッチのリークがないことを確かめた後に右房を閉じる（図8）．

1 心房中隔欠損孔閉鎖　171

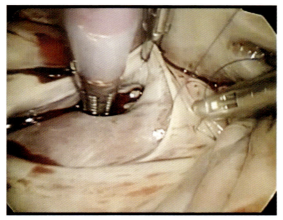

図7　下縁欠損型の心房中隔欠損孔
巨大な心房中隔欠損である．右側の下縁にあたる部位のリムがなく，右房壁が心房中隔を経ずにそのまま左房壁に連続しているがわかる．鑷子で把持しているのが心房中隔のリム（三尖弁側）．糸をかけているのが下縁で，右房壁から刺入して左房壁から針を抜く様式で連続縫合を用いてパッチを縫着する．

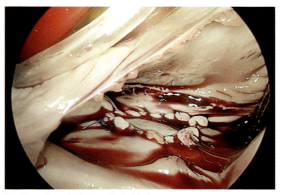

図8　パッチ閉鎖の仕上がり
自己心膜パッチが連続縫合で縫着されている．肺に圧をかけて遺残シャントがないかチェックしている．

f. 留意点

　心房中隔欠損孔閉鎖は，かつて，最もシンプルな心臓手術として修練者が最初に手がける手術だったが，現在は欠損孔閉鎖が難しく，三尖弁形成やMaze手術を併施する症例も多い．また，人工心肺確立に関するトラブルも懸念される．右小開胸手術の経験を十分に得て，トラブルシューティングが可能になった時点で取り組むべきである．

2 心房中隔欠損：小児における MICS

岡　徳彦

a. コンセプト

　小児における心房中隔欠損閉鎖術では，正中切開，右側方切開（図1），腋窩切開（図2）などさまざまなアプローチが用いられている．腋窩切開，右側方切開は正中に創が残らず，美容面で優れる．その反面，ともに右胸腔経由のアプローチであるため，心嚢内左側での手術手技には適していない．

　筆者らが最も重要視しているのは安全かつ低侵襲で，可能な限り美容的な手術を行うことである．このコンセプトを基に，切開創を乳頭の下縁を結ぶラインを上端とする皮膚小切開（図3），胸骨を逆L字型に切開する部分切開での手術を行っている（図4）．この手法のメリットは創部の小ささだけではなく，胸骨を全切開しないことによる胸骨動揺の予防，またより良好な視野が得られる胸骨全切開に切り替えることを可能とし，術中診断された他の合併奇形による術式変更など，不測の事態にもすばやく柔軟に対応できることである．

b. MICSの適応および禁忌

　他に合併心奇形のない心房中隔欠損症では，ほぼすべての症例でこの手法の適応となるが，幼児期のほうが皮膚の柔軟性，胸郭の深さの点からよりよい適応であると思われる．

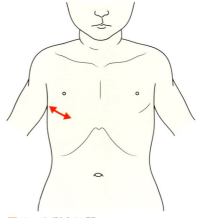

図1　右側方切開

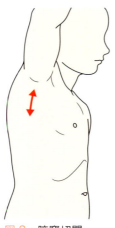

図2　腋窩切開

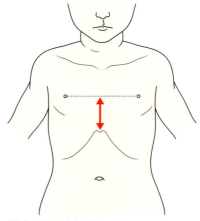

図3　正中小切開

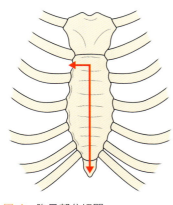

図4　胸骨部分切開

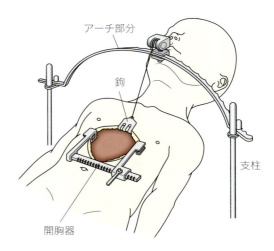

図5　ケント鉤による牽引

c. セットアップ

　小切開での心房中隔欠損孔閉鎖術では特に上行大動脈，上大静脈の良好な視野確保が重要である．通常の胸骨正中切開のセットアップに加えて，ケント鉤の使用で，より良好な視野の展開が可能となる．ケント鉤のアーチ部分が患者の頸部付近になるように，ドレーピングを行う前にクランピング（支柱の留具）を手術台のレール部分にセッティングしておく．ドレーピング後，体外循環のセッティングを行う前に支柱を固定する．体格に合わせた鉤を用いて切開創の上部を牽引することで，上行大動脈や上大静脈でのテーピングやカニュレーションをより安全に行うことができる．鉤の部分はあらかじめゴム手袋などでカバーをしておくことで皮膚の挫滅予防を行う．

　当院（群馬県立小児医療センター）では，大腿静脈から中心静脈ラインを挿入し，下大静脈からの脱血不良による圧の上昇をモニターできるようにしている．またrSO$_2$（組織酸素飽和度）モニターを頭部・体幹・大腿部で行うことで，下大静脈だけでなく，上行大動脈，上大静脈のカニューレの位置異常，体外循環中のトラブルをすばやく検知できるようにすることも重要である．

d. 手術手技

1）皮膚切開

　左右の乳頭下縁を結んだラインを上端とし剣状突起部までの正中ラインで皮膚切開を行う．大胸筋層直上の脂肪組織をできるだけ剥離して皮膚の可動性を得ることにより視野の確保に役立てる．

2）胸骨切開

　胸骨の正中部分で骨膜まで到達しマーキングを行う．第2肋間を触知し，胸骨右縁にマーキングを行う．次にスターナムソーを用いて第2肋間近傍部まで胸骨正中の切開を行い，第2肋間に抜けるように胸骨横切開を行う．第3肋間でも手術は可能であるが，上大静脈のダイレクトカニュレーションが困難になることがある．後述の理由により，上大静脈にはダイレクトカニュレーションを行っている．

　横部分の切開には脳神経外科手術で用いられるクラニオトームが便利であるが，幼児であれば直剪刀でも切開可能である．不測の事態の際に胸骨全切開に切り替える可能性を考え，スターナムソーは手術終了まで清潔野に残しておくことが重要である．

3）心膜切開，吊り上げ

　胸腺を十分に剥離および部分切除し，心膜の可動性を上げておく．心膜切開は正中よりやや右寄りにすることで，心嚢内右側の視野が良好となる．吊り上げの際に，大動脈心膜翻転部付近の心膜を前方にしっかり吊り上げることで上行大動脈

の視野が良好となり，カニュレーションが容易になる．また下大静脈付近の心膜横隔膜面を前方に吊り上げると手術操作が行いやすくなる．開胸器をかけたのちに，創部上縁にケント鉤の鉤部分をかけ，牽引する（図5）．

4）体外循環確立

確実な体外循環の確立のために上行大動脈，上下大静脈のテーピングは必ず行う．ヘパリン化後，カニュレーションを行い，上下大静脈のテープをスネアしてトータルバイパスとするが，この際にrSO_2の低下，中心静脈圧の上昇，脱血不良などの異常がないか必ず確認する．右房経由の上大静脈カニュレーションも可能であるが，予期せぬ上静脈洞型欠損や部分肺静脈還流異常への対応という点からは上大静脈へのダイレクトカニュレーションのほうが優れている．

カルディオプレジア針を挿入し，テープを持ち上げながら確実に大動脈遮断を行い，心筋保護液を注入する．心室粗動（Vf）を誘発し，Vf下に心房中隔閉鎖を行うことも可能であるが，無血視野の確保，確実な左心系からのエア抜きという点から当院では心停止下に行うようにしている．第2肋間までの部分切開を行えば，十分に大動脈遮断鉗子をかけるスペースを得ることができる．

5）心房中隔欠損孔閉鎖

右房を切開し，欠損孔，冠静脈洞を含めた心内構造を確認する．この際に冠静脈洞からの心筋保護液の還流も併せて確認する．あとは通常どおり欠損孔を閉鎖し，右房切開部を縫合閉鎖したのちに体外循環からの離脱を行う．

大動脈遮断中は心嚢内に二酸化炭素を充満させておく．また欠損孔閉鎖糸の結紮直前に加圧を行い，左房内のエア抜きを必ず行う．トレンデンベルグ体位にて大動脈遮断解除を行う．遮断解除の際に右冠動脈を圧迫することで，エアによる冠血流障害を予防する．さらに大動脈遮断解除後はカルディオプレジア針を用いたルートベンティングを行うことで，空気塞栓の予防を確実にする．

MICSに際して，重要視すべきことは安全性の確保であり，その範囲の中で可能な限り美容的な手術を行うべきである．特に心房中隔欠損症手術は手術死亡率，合併症発生率ともに極めて低い手術であることから，安全性の確保に細心の注意を払う．この点において，組織酸素飽和度モニターなど術中のさまざまな変化を察知し，不測の事態に対応する準備を整えておくことが重要である．

先天性心疾患においては，術前診断がついていなかった左上大静脈遺残（PLSVC）や，動脈管開存，部分肺静脈還流異常などが術中に発見されることもあり，あらゆる可能性に対応可能なアプローチを選択する．そのような不測の事態の場合はもちろんのこと，視野の悪さなど安全性の確保に少しでも不安を感じた際には，迷うことなく胸骨全切開に変更し，手術を続行することが大切である．

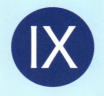

ピットフォールと打開策, 合併症と予防策

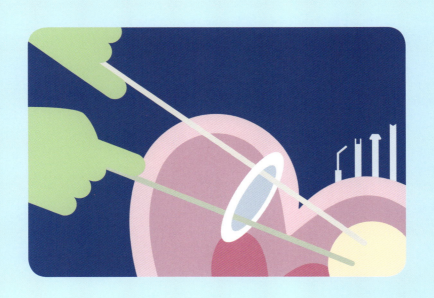

A 総論：右小開胸弁膜症手術における ヒヤリハット報告事例の解析

江石清行

2013年日本胸部外科学会の医療安全講習会にて，「ヒアリーハットから学ぶ新規手術の安全管理」を取り上げた（以下，本項では「ヒヤリハット」と記載する）．最近導入されつつあり，多くの施設でラーニングカーブの途上にある手術手技，右小切開心臓手術のヒヤリハット事例を，認定施設への無記名アンケート調査（図1）で集約し，会員全員でヒヤリハット事例を共有し，安全管理につなげていただく目的である．アンケート結果を中心に，安全管理の要点を報告する．

a. 方法

340施設にアンケートを郵送し，54施設から回答をいただき，48症例が報告された．そのうち今回の主旨に沿った事例39例を解析した（表1）．それぞれの事例の種類を11に分類し概要を把握した．さらに重複可能な13のキーワードで分類し，それぞれのキーワードにおける対応，要因，改善策をまとめた．

図 アンケート依頼と内容

表1 アンケート対象・回答結果概要
・郵送：340施設
　-心臓血管外科専門医認定機構・基幹施設
・返信：54施設
・有効回答：48件
・解析対象：39件

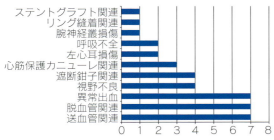

図2　ヒヤリハット39例の分類

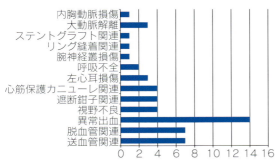

図3　ヒヤリハット39例のキーワード分類

b. 結果

39例の事例を11の種類に分類すると，送血管関連，脱血管関連，異常出血で半数を占め，心筋保護カニューレ関連，大動脈遮断鉗子関連等の体外循環確立に関するもので7割を占めた（図2）．さらに，1つの事例に複数の概要が関与している症例も認められ，重複可能な13のキーワードを設定すると，異常出血が14例と最多となり，送血管関連，脱血管関連が7例で，心筋保護カニューレ関連，大動脈遮断鉗子関連，視野不良の4例が続き，左心耳損傷，大動脈解離が3例であった（図3）．

1) 送血管関連

大腿動脈送血における下肢虚血が3例で，大動脈解離が2例発生した．また送血圧異常上昇，大動脈遮断後の体血圧（灌流圧）低下が報告された．送血圧が異常な場合は，両側大腿動脈からの送血，あるいは人工血管による送血等の改善策が示された．送血に関連した大動脈解離2例は，いずれも高齢者であり，術前画像で動脈硬化病変が認められており，逆行性送血により解離が生じた可能性が考えられた．

a) 大動脈解離

2例のうち例①は正中切開から弓部全置換術にて軽快し，例②は体外循環をただちに中止，TEEにてAR，冠動脈口に解離のないことを確認し，手術中止し閉胸した．偽腔は血栓，狭小化し救命しえた．

例①は弓部小弯側にエントリーを認めたが，術前CTにて同部位にPAUを認めていた．逆行性送血が誘引となり解離を発症したと考えられた．例②は腸骨動脈に蛇行と動脈硬化病変があり，カニューレ操作で解離を生じた可能性が示唆された．

対策として，強い動脈硬化の可能性のある高齢者では逆行性送血は避ける，術前，下肢造影CTを行う，大腿動脈カニュレーションは透視下で行う，挿入する長さは短くとどめるなどが提案された．

b) 下肢虚血

大腿送血による下肢虚血3例は，減張切開にて改善したもの2例，他の1例は一時的透析にて改善した．原因として，長時間体外循環，大腿深部動脈の分岐異常，大腿動脈攣縮，若年女性で大腿動脈径が細かったことなどが挙げられた．

対策として細いカニューレを両側に入れる，人工血管を建てる，穿刺による送血管挿入，術中体温管理などが挙げられた．

2) 脱血管関連

右内頸静脈カニューレの血管損傷，誤挿入3例と，大腿静脈カニューレによる腸骨静脈損傷2例が報告された．

a) 右内頸静脈カニューレの血管損傷，誤挿入

右内頸静脈関連では，カニューレの逆流がなく

SVC 周囲の血腫を確認したため，ヘパリンを中和し 30 分圧迫後に手術継続した 1 例，直接 SVC に脱血管挿入した 1 例，貫通した脱血管の周囲にタバコ縫合を置いてから脱血管を引いて静脈内へ戻した 1 例であった．静脈カニューレ挿入においては，ガイドワイヤーが正確に挿入されている場合でも，カニューレ自体がワイヤーを押し曲げて血管損傷，誤挿入を起こすことが示唆され，カニューレ自身の走行もエコー等により確認する必要性があると考えられた．

対策として，内頚静脈からの挿入は少しでもおかしな抵抗があったら SVC へ直接挿入，カニューレ挿入のときも TEE で SVC に内にカニューレが来るのを確認しながら挿入する，さらにカニューレを押す方向を正中側に向けるよう気をつけることなどが考えられた．

b）大腿静脈カニューレによる腸骨静脈損傷

腸骨静脈損傷は 2 例については，1 例では後腹膜腔にて修復して上下大静脈へ直接脱血管挿入し，他の 1 例では鼡径靭帯上で斜切開，後腹膜外アプローチで枝を修復した．原因としては，Two Stage 脱血管が太過ぎた可能性が指摘され，また他の 1 例ではガイドワイヤーが右房まで上がっているのは確認してあったので脱血管自体がワイヤーを押して枝に向いて損傷した可能性が指摘された．

対策として，脱血管の変更や，ガイドワイヤーが逆過していても脱血管による損傷は起きうることを念頭に置くこと，あるいはわずかでも抵抗がある場合はポータブル透視を使用することなどが報告された．

3）出血関連

エンドパス穿刺部からの出血，エンドパス刺入時の筋肉出血，ドレーン挿入時の右房損傷，大動脈切開部付近，右室脂肪からの出血，経皮的左房鉤の軸による内胸動脈損傷，心筋保護液注入針穿刺部の出血，1 週間目の胸壁血腫が認められた．

経皮的に糸を牽引するエンドパスによる出血が 2 例報告され，注意が喚起された．また，経皮的左房鉤の軸による内胸動脈損傷，心筋保護液注入針穿刺部の出血などが注意すべきポイントとして指摘された．経皮的左房鉤の軸による内胸動脈損傷では，IMA を上下で結紮した後，心停止下に内視鏡下に止血確認を行っている．浅めの鉤を選択したために軸が正中に近づきすぎたことが原因として考えられた．

対策として，大動脈遮断の前に IMA の位置を内視鏡で確認しておくことや，長めの鉤を使うことなどが考えられた．

心筋保護液注入針（CP）穿刺部の出血の例では，小開胸を延長し，胸骨横切開で右心耳根部，CP 針刺入部止血を行っている．右心耳根部からの出血は CP 針刺入部の止血に際し，右心耳を下に押さえ，根部に亀裂を生じたことが原因であった．

対策として CP 針を抜くときはポンプ流量を十分落として針を抜き，確実に止血する必要があると考えられた．

4）視野不良

視野不良のため予定手術が行えなかった症例，AVR 後の弁周囲逆流，三尖弁輪形成における視野不良，左房粘液腫切除の際の冠静脈洞損傷の 4 例が報告された．

視野不良のため予定手術が行えなかった症例は食道癌術後右開胸 AVR 予定であったが，弁尖形成術へ変更された．原因として，開胸部位と大動脈弁の位置関係の把握が不十分であったことが挙げられ，術前画像から詳細な手術計画が必要とされた．

MICS-AVR 後に弁周囲逆流を生じた症例は，血行動態的に問題なくフォローが可能であったが，原因として視野が限られ RCC のカニューレーションができず，手術手技を急がざるをえなかった点が挙げられている．28° までクーリングしておけばあわてずに済んだかもしれないと報告された．

redo MICS MVR TAP で三尖弁輪視野不良であった症例は，完全内視鏡下に糸かけを行った．原因として再手術例で右室が胸骨に癒着し三尖弁の視野が得られなかったことが考えられた．

MICS による左房粘液腫で正中切開に convert した症例は，粘液腫茎が冠静脈洞に近くパッチ再建が困難で正中切開となった．要因として，冠静脈洞周囲の良好な視野展開には経験を要する問題点が挙げられ，適応についても慎重な検討が必要と考えられた．

5）大動脈遮断関連

Chitwood 型遮断鉗子の操作上の注意点，鉗子による左心耳損傷の可能性，大動脈損傷等が報告された．

大動脈遮断鉗子（Chitwood 型）を開いた際に，奥にすべって肺動脈を損傷しそうになったという報告もあり，Chitwood 鉗子は短いものとし，皮膚切開は小さすぎないようにし，蝶番を皮膚切開部位より奥に入れて開くなどの注意が必要とされた．

MICS-ASD 術中に左心耳損傷した例では，大動脈後壁を展開し左心耳を縫合し対応しえた．原因として，鉗子が深く入り先端で左心耳を挟んだ可能性が考えられ，左心耳損傷を避けるために，小ガーゼを横洞に入れ左心耳を避ける工夫が紹介された．

MICS-AVR で遮断鉗子によって大動脈後壁を損傷した症例は体外循環下に何とか止血できたが，遮断鉗子の先端がちょうど大動脈後壁にあたっていたと考えられ，鉗子先端の確認が必要と報告された．

上行大動脈を損傷した例は redo 症例で，遮断が少し甘かったため少し押したところで出血し，正中切開で上行大動脈の損傷を修復した．大動脈周囲に癒着があり，遮断鉗子を少し強く押したことが原因と考えられる．心室細動下での手術も考慮すべきであったと報告された．

6）心筋保護カニューレ関連

心筋保護カニューレの不完全挿入，心筋保護カニューレによる上行大動脈損傷，および MICS-AVR の際の大動脈解離が報告された．

不完全挿入の例は，心筋保護用エラスタが大動脈よりはずれてしまい，再挿入を余儀なくされた．原因として，エラスタ外套にネラトンをストッパーとしているが先端が短すぎたことが考えられ，先端の長さを適切に調節し，十分な確認が必要とされた．

心筋保護カニューレによる上行大動脈損傷を生じた例では人工心肺下に止血しえた．原因としては，逆流がないので刺入し直した際に後壁を損傷したと考えられた．刺入部位の外膜をしっかり剥離しておく必要が指摘された．

挿入により大動脈解離を生じた 1 例は，正中切開で上行置換術を行った．

7）タンポナーデ

左心耳からの出血と思われる心タンポナーデの 1 例は，MICS，MVP，左心耳閉鎖後のもので，再開胸し心膜開放のまま閉創して，軽快している．左心耳閉鎖の針穴からの出血が原因と考えられ，内側から心耳の運針には，組織脆弱性を含め縫合ラインの選択を慎重に行うよう提案された．

8）肺・神経合併症

片側性の肺水腫および肺出血の事例が報告され，長時間の体外循環の影響，虚脱肺の愛護的操作の必要性等が報告された．

術後に右腕神経麻痺を生じた症例ではリハビリテーション継続が必要となった．原因として，左半側臥位で右上肢を巻き込み，右半身にピローを挿入していたが，巻き込みのタオルを少し強く後方から引きすぎた影響が考えられた．対策として，巻き込みはできるだけゆるくするなど，慎重な対応が必要と考えられた．

MICS 弁膜症手術でのヒヤリハット事例 39 例を対象に概要，対応，要因，改善策を検討した．患者に利益のある，安全な小切開低侵襲手術の普及に貢献できることを祈念する．

B 各論：独自の理論と打開策

1 MICS における出血コントロール

岡本一真

視野や作業空間の限られている右小開胸アプローチでは出血コントロールを誤ると胸骨正中切開への conversion に直結する．出血させない細心の注意と周到な戦略が必要である．最も出血が多いのは胸壁の stab wound からで，次は心膜切開時の胸腺や脂肪からである．

左房切開部縫合線からの出血は少ないが，三尖弁形成の右房切開からの出血は，ときとしてコントロールに難渋する．また，ノットプッシャーを用いた結紮に十分慣れていないと，不十分な結紮が原因で出血する．

出血コントロールに長けると右小開胸アプローチは非常に快適な手術である．出血の原因と対策を理解し正中切開 conversion ゼロを実現したい．

a. 縫合線からの出血

僧帽弁手術では右側左房切開を用いるが，右上肺静脈よりも頭側，すなわち左房の天井付近を視認して縫合操作を加えることは難しいため，切開線が同部位に及ばないよう切開ラインを工夫する．

右側左房切開の切開部位を通常より外側，肺静脈寄りにとり，そこから上下に切開を拡大する．右上肺静脈側では切開線を右上肺静脈寄りにカーブさせる．胸骨正中切開では僧帽弁の視野を確保するために，切開線を左房の天井向きに延長して右上肺静脈から離れることが多いが，右小開胸アプローチの場合は切開ラインを変える．

切開の足側断端は大胆に左房の後壁まで十分切り込んでも最終的な縫合閉鎖や出血コントロールに支障をきたさない．

縫合閉鎖には 4-0 ポリプロピレン糸の大きめの針を用いている．足側の断端から連続縫合で縫い上がり，頭側からも縫ってきた糸と結紮する．通常は一重に縫合するだけで良好に止血できる．

最後の止血確認時に切開線からの出血があった場合でも比較的簡単に縫合止血できる．この場合も大きめの針を用いる．

b. 心膜切離部，胸腺からの出血

心膜切開時に，心膜周囲の脂肪を切断すると閉創時に出血するリスクが高いため，脂肪の切断は極力避ける．脂肪を切開する際には脂肪からの出血を確実に止血しながら切離するように心がける．Enseal，Harmonic，LigaSure などのエナジーデバイスを用いると出血を最小限にできる．肋間筋や大胸筋の切離にも有効であるが，経済的側面からは推奨しづらい．閉胸時に視認して止血を確認することが重要である．

c. 心筋保護液注入針抜去部からの出血

心筋保護液注入針は，抜去後の止血を確実にしなければ大きな問題に直結する．実は，注入針を留置する前から止血は始まっている．

第一に，注入針を刺入する場所を，右小開胸創から最も刺入しやすい場所に決定する．右小開胸創から針をまっすぐ上行大動脈に刺入するため，その場所は必ずしも上行大動脈の腹側ではなく，側面である．大動脈基部近傍は動脈壁が薄いため避けるべきである．右心耳が被る部位もまだ刺入点としては低すぎる．それより末梢側では上行大動脈を横断する脂肪のリングがあるが，この大動脈表面の脂肪は糸かけ前に切除しておいたほうがよい．

第二に糸かけが重要である．断裂しにくいことと結紮時に増し締めできる点から Gore-Tex 糸の使用が推奨され，筆者らは CV-5 を用いている（図 1）．決して大動脈全層に糸を刺入することな

1 MICSにおける出血コントロール　181

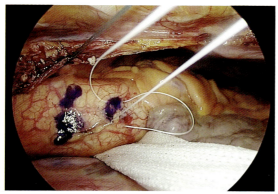

図1　心筋保護液注入針刺入部への糸かけ
結紮時に断裂しにくいことと，増し締めが可能なことから，CV-5を用いてU字縫合を置く．外膜のみとる様式で決して出血させないように気を配る．右心耳が被さって邪魔にならない部位を選択する．

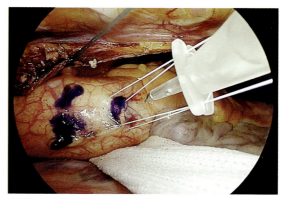

図2　心筋保護液注入針の刺入
U字縫合の中央に留置するように心がける．

く，adventitiaのみに糸がかかるよう注意深く運針する．U字縫合の幅は広めにし，中央に正確に注入針を刺入する．注入針は固定用翼を用いて確実に固定する（図2）．CV-5をスネアする際のターニケットはゴム製の柔らかいものでなく，塩化ビニル製の固いもの用いる．

注入針抜去時は，必ず完全体外循環下で脱血して行う．一時的にポンプのフローを下げ，注入針を抜去する．その後，すぐに糸を結紮せずに一旦ターニケットでCV-5をスネアする．その状態のまま，タバコ縫合を追加でかける．追加でかけた糸をスネアした状態で内側のCV-5を焦らずにゆっくり結紮する．その後に外側の糸を結紮することで，注入針抜去部からの出血トラブルを避けられる．

この外周をスネアしておいて除圧した状況で結紮するというテクニックは右小開胸アプローチのさまざまな場面で応用できる．

この部位の出血は体外循環中に完全止血するのが原則である．

d. ペーシングリード縫着部からの出血

ペーシングリードは右室の横隔膜面に縫着する．必ず心停止中に場所を吟味して縫着する．大動脈遮断を解除してから慌ててペーシングリードを縫着しようとすると急に心拍再開することがあ

り，出血など，トラブルが多くなるため，大動脈遮断して最初にペーシングリードの植込みを行う．心静止している状態で右室を愛護的に脱転し，右室横隔膜面にリードを縫着する．出血はまずないが，この状態で出血している場合は5-0 Proleneなど細めの糸で留置部からの出血をコントロールしておく．

心拍動が再開してから出血に気づいた場合は，完全に脱血し，右室を脱転して出血点を確認する．わずかな出血であれば圧迫によるコントロールが可能だが，縫合止血する必要がある．縫合止血の難易度が高いと判断される場合は再心停止も考慮する．

e. 右室前面もしくは背面からの出血

縫合線からの出血は問題なく，ペーシングリード刺入部や上行大動脈からの出血は認めないが，右室の背面に静脈性出血が貯留する場合には右室背面からの出血が疑われる．多くは心囊にドレーンを留置した際に先端が心臓背面を傷つけたためである．この場合の対応はガーゼやサージセルニューニットを用いた圧迫止血である．これで止血できない場合は胸骨正中切開へのconversionが必要であろう．

f. 胸壁からの出血

小開胸アプローチのメジャーな出血源は，胸壁の切開部やカメラポートなどのトロッカー留置

部，心膜牽引糸を胸壁に貫通させた場所などである．必ず分離肺換気にした状態で，内視鏡下に胸壁を観察する．

出血点を見つけたら電気メスで止血するが，電気メスよりもサクションボール・コアギュレーター（山科精器）を用いたソフト凝固による出血コントロールが有効である．出血を吸引しながら出血部位をゆっくり止血するデバイスである．胸壁からの出血や心膜周辺の脂肪からの出血に対してはこのデバイスを用いる．

サージセルニューニットを折りたたんで，胸壁を貫通させた糸によって胸壁に固定し圧迫止血する方法も有効である．閉胸後もサージセルニューニットの塊を胸壁に圧迫することができ，数日後にその糸を抜去する（p36 参照）．

g. 止血確認のタイミングと工夫

止血確認は体外循環を終了するとき，閉胸するときの二段階で行う．

体外循環を終了する前に，縫合線や大動脈など心臓周囲からの出血は確実に確認し，必要があれば縫合などの処置を行ったうえで体外循環を終了する．通常はこの部位からの出血が問題になることは少ない．出血部位を発見したら，可能な限り脱血し出血部位を減圧したうえでの止血操作を行う．

閉胸前の止血確認では縫合線だけでなく，胸壁からの出血も内視鏡で確認しサクションボール・コアギュレーターで凝固する（図3）．可能な限り片肺換気で行う．片肺換気が困難な場合は，止

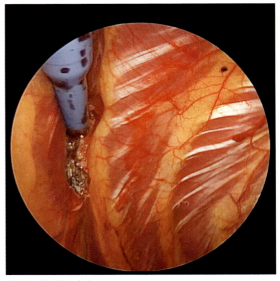

図3　胸壁の止血
胸壁からの出血はサクションボール・コアギュレーターを用いたソフト凝固により有効な止血が得られる．

血操作に難渋する．したがって片肺換気が困難なくらい呼吸機能が悪い場合は右小開胸アプローチを適応すべきではない．

右小開胸アプローチの際の胸壁からの出血は胸腔という大きなスペースに貯留するため，かなりの出血量にならないと出血に気づかない．また，胸腔内圧による圧迫止血の要素も期待できない．そのような事情からも，胸壁の出血は確実に止血しなければならない．また，胸腔に留置するドレーンは胸腔の背側に留置し，多少の出血でもドレーン出血として認識できるような工夫が必要である．

2 末梢血管カニュレーションの工夫と合併症の回避①（大阪市立大学）

村上貴志・柴田利彦

末梢（血管）カニュレーションには特有のリスクがあり，その適応や手技において極めて慎重な姿勢が必要である．末梢カニュレーションに一抹の不安がある症例においては，central cannulation を検討すべきであり，また MICS そのものの適応も再検討すべきである．胸骨部分切開では上行大動脈への送血管挿入は胸骨切開と同様に行われる．また，小開胸アプローチにおいても，8 cm 以上の皮膚切開では上行大動脈送血が可能である．

当院では MICS は主にハイブリッド手術室で行い，カニュレーションは透視下に行っている．

a. 脱血管

1）種類

QuickDraw をほぼ全例に使用している．当脱血管は側孔が多く，サイドホールの間にもワイヤー強化が施してあるため，屈曲に強く，安定した脱血が得られる，といった特徴がある．体表面積（BSA）1.4 m^2 以下では 22 Fr を，それ以上では 25 Fr を使用している．ASD 閉鎖術やや三尖弁形成術を要する場合には，SVC と IVC の 2 本脱血となるが，低身長の患者の場合 QuickDraw の側孔が体外に出てしまう危険があり，側孔の範囲が短めの脱血管（当院では BioMedics カニューレ，Medtronic 社など）を IVC 用に使用している．

当院では SVC へのカニュレーションは術野から通常の開心術で使用されるカニューレ（18 Fr DLP マリアブルシングルステージ静脈カニューレ，Medtronic 社）を直接 SVC に挿入している．右腋窩動脈送血を行う場合には，右腋窩静脈からの挿入も可能である．

2）挿入方法

大腿静脈は正面のみ露出することで，挿入時の counter traction が得られやすく，テーピングは不要である．そのため鼠径部の皮膚横切開は 3〜4 cm でよい．大腿静脈正面にタバコ縫合を置き，セルジンガー法で挿入する．

脱血管挿入に伴う合併症は，誤挿入や穿孔が多い．経食道心エコーガイド下に挿入される施設が多いと思われるが，透視下の挿入が最も安全と考える．実際に透視下にガイドワイヤーを挿入するとさまざまな所見が得られるが，TEE の限られた範囲の画像で挿入する際にも，以下の透視画像をイメージできることが重要と思われる．ガイドワイヤーの先端形状は，必ず J 型のものを選択する．細い枝への迷入を回避するためである．

1 本で脱血する場合は，脱血管の先端は，正確に SVC に留置することが必要であるが，ガイドワイヤーは右心耳，卵円窩などに引っかかることがあり（図 1），そのまま脱血管を押し付けると，右心耳の穿孔（図 2）や左房内への迷入につながる．さらに，肝静脈や右室内へのガイドワイヤーの迷入もよく観察される．ガイドワイヤーの先端が SVC に進んだ場合でも，過剰に押し込んだり，脱血管挿入時のワイヤー把持が甘いと，ループを形成したガイドワイヤーが右室内へ迷入する（図 1）．

2 本脱血が必要な場合，当院では術野から SVC にタバコ縫合を置き，DLP マリアブルシングルステージ静脈カニューレを直接挿入している．内頚静脈から挿入する方法に比べ，術野は煩雑になるが，急遽脱血管の追加が必要になった際にも対応できる．

胸壁を貫いてこの脱血管を挿入すると，その後の視野・操作の邪魔にならない．右腋窩動脈送血

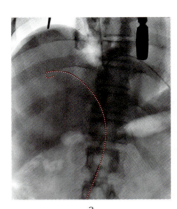
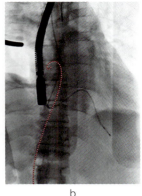
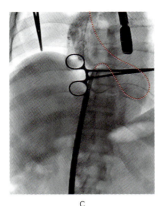

図1　脱血管挿入時の透視画像
a：肝静脈に迷入
b：右心耳に引っかかる
c：右室内へのたわみ

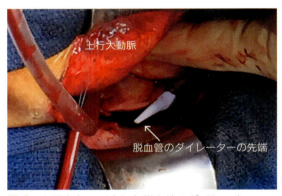

図2　心房から飛び出した脱血管のダイレーター

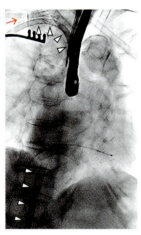

図3　右腋窩動静脈からのカニュレーション
矢印：送血管，矢頭：脱血管

を行う場合には，同一視野から右腋窩静脈からの挿入も可能である（HLS Cannulae MAQUET，図3）．右内頚静脈から挿入する場合には，麻酔導入時に穿刺を行っておく．

b. 送血管

大腿動脈送血に伴う合併症には，脳梗塞リスク，逆行性大動脈解離，下肢虚血などが挙げられる．

大腿動脈送血が脳梗塞のリスクを増すかどうかについては長年議論の対象であった．術前に造影CTを行うなどのスクリーニングにより，僧帽弁疾患でlow risk群に適応を限定すれば，脳梗塞のリスクは順行性送血と変わらないと考えられる．

逆行性大動脈解離を回避するには，術前の腸骨動脈の蛇行や石灰化のスクリーニングが重要である．逆行性解離が起こった際の被害を最小限に食い止めるため，大腿動脈送血を開始する際には，TEEモニター下にまず500 mL/minで送血を開始し，解離をきたさないことを確認しながら徐々に流量を目標まで増加するようにしている．

1）大腿動脈送血

下肢虚血はMICSにおいて頻度は少ないものの，一旦発症すると筋膜切開を要する重大な合併症となりうる．両下腿にnear infrared spectroscopy（NIRS）によるモニターを行い，虚血の術中評価が必要である．

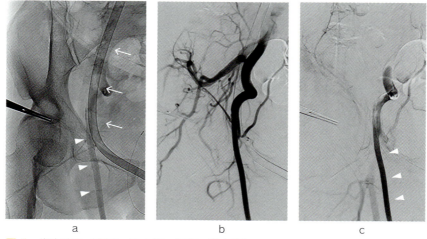

図 4　術中造影（矢頭：送血管，矢印：脱血管）
送血管による順行性血流の途絶と，側副血行路による SFA，DFA の描出（b は送血管造影）．

　大腿動脈送血カニューレのサイズに関しては，慶應義塾大学からの報告では BSA 1.45 m² 未満では 16 Fr，1.45 m² 以上では 18 Fr が使用されている[1]．筆者らは，従来さらに 2 Fr 太いカニューレを使用してきた．その状況下では，カニューレ挿入後に腸骨動脈造影を行ってみると，約 8 割で総大腿動脈の閉塞を認め，主に内腸骨動脈からの側副血行路から大腿深動脈（DFA），そして浅大腿動脈（SFA）が造影された（図 4）．それでも NIRS の高度低下（40％以下）を認めたのは 7.7％のみで，4 Fr シースによる末梢灌流で速やかに数値の改善を得た（図 5）．NIRS の低下が全例重篤な下肢虚血をきたすわけではないが，比較的容易な方法で NIRS の改善が得られるので，その閾値は低くおいている．

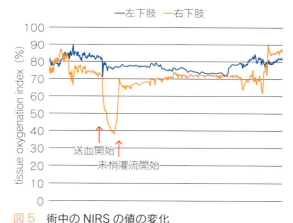

図 5　術中の NIRS の値の変化
術中に低下した右下肢の NIRS は，4 Fr シースによる末梢灌流により速やかに改善した．

2）腋窩動脈送血

　腋窩動脈送血は順行性送血に近い送血路であり，大腿動脈に起因する前述の合併症を回避できる有用な方法である．また，下行大動脈以下に粥腫や石灰化を認める場合にも，脳梗塞のリスクを上げない[2]．一方で，腕神経叢の損傷，大動脈解離など腋窩動脈に伴ういくつかの合併症がある[3]．また，術前計測上，十分なサイズが確保できない症例もまれにある．

　人工血管を端側吻合する方法と，直接カニューレを挿入する方法がある．人工血管を吻合する方法は，十分な径の送血路が確保できる確実な方法であるが，時間を要する点や縫合部位からの出血が問題となることがある．筆者らは，腋窩動脈の direct cannulation を行っている．direct cannulation では，動脈解離の報告が散見される[4]．腋窩動脈は大腿動脈や腸骨動脈に比べて脆弱であり，カニューレ挿入時やカニューレ先端によって損傷をきたしやすい．合併症を回避するためのいくつかの Tips がある．

　a）露出部位
　Deltopectoral groove で露出をする（図 6）．鎖

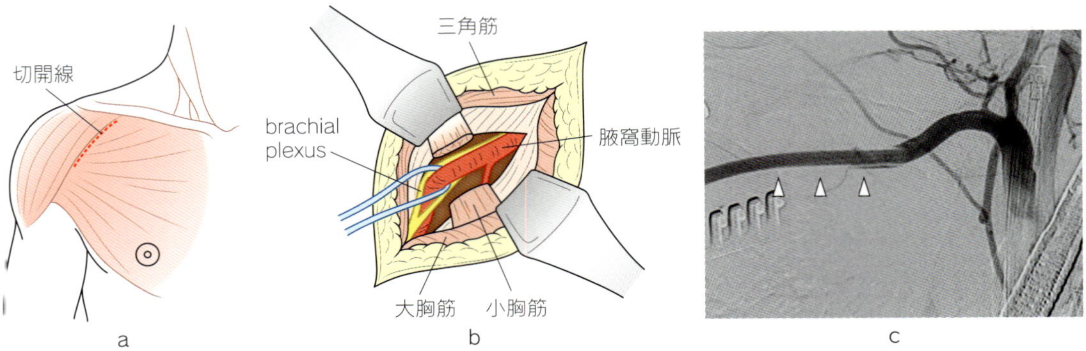

IX. ピットフォールと打開策，合併症と予防策（各論：独自の理論と打開策）

図6 腋窩動脈 direct cannulation
a：腋窩動脈送血の際の皮膚切開ライン
b：腋窩動脈の露出
c：右腋窩動脈に direct cannulation で挿入した送血管からの造影（矢頭：送血管）．

骨下に皮膚切開を加える場合と比べて，浅い部位で露出できるため，腋窩動脈とカニューレを平行に配置することが可能になり，カニューレ先端が腋窩動脈内膜に角度をもって接触することを回避できる．さらに，脇の下（腋窩）で露出する場合に比べて太い径を得られる．通常，16 Fr または18 Fr のカニューレを挿入可能である．しかしながら，術前造影CTにて，血管径，蛇行，石灰化　粥腫の有無の確認は必須である．

c）挿入方法
筆者らは透視下にセルジンガー法にて挿入している．透視下に確実なワイヤーの配置，先端位置の確認を行う．鎖骨下動脈の弯曲部位や腋窩動脈の蛇行部位で，カニューレ先端が血管に角度を

もって接していないことを確認する．血管損傷の不安が拭えない場合には，血管造影で確認する．

文献

1) Kitahara H, et al : Alternative peripheral perfusion strategies for safe cardiopulmonary bypass in atrial septal defect closure via a right minithoracotomy approach. Gen Thorac Cardiovasc Surg 2016 ; **64** : 131-137
2) Hosono M, et al : Right axillary artery cannulation in aortic valve replacement. Ann Thorac Cardiovasc Surg 2016 ; **22** : 84-89
3) Sabik JF, et al : Cannulation of the axillary artery with a side graft reduces morbidity. Ann Thorac Surg 2004 ; **77** : 1315-1320
4) Rokkas CK, et al : Acute intraoperative aortic dissection following axillary artery cannulation. Interact Cardiovasc Thorac Surg 2008 ; **7** : 288-289

3 末梢血管カニュレーションの工夫と合併症の回避②（千葉西総合病院）

中村喜次

MICS を成功に導くための最重要な手技が末梢（血管）カニュレーションによる人工心肺の確立である。末梢カニュレーションに関する合併症は当然ながら正中切開の心臓手術では起こりえない合併症だけに、絶対にそれを回避するという慎重な対応が必要である。

大血管手術では人工心肺の途中で central cannulation に変更することが多く、末梢カニュレーションの時間が短い。また大血管手術では全身冷却することも多く、それが下肢虚血に関連する合併症回避に有効であることはいうまでもない。これらの相違点が大血管手術より MICS での末梢カニュレーションのほうが注意が必要となる理由であろう。

a. 大腿動脈送血管

送血管のカニュレーションとそれによる逆行性送血は脳梗塞、下肢虚血の問題があり、その適応・合併症予防が重要な問題である。

1) 適応

a) 大腿動脈送血が可能かどうか

大腿動脈からの逆行性送血による脳塞栓症を回避する観点から適応を決める。送血部の大腿動脈から上行大動脈の性状を術前造影 CT でチェックする。以下の2点が存在する場合は、大腿動脈は使用せず腋窩動脈送血を選択するようにしている。

・石灰化：全周性あるいは 2～3 mm 以上の厚み

・血栓：1/3 周以上あるいは 2～3 mm 以上の厚み

この適応で当院 350 例の MICS の送血部位を選択した結果、カニュレーション部位は大動脈弁置換症例では大腿動脈：腋窩動脈＝6：4、僧帽弁症例（形成＋人工弁置換）では大腿動脈：腋窩動脈＝8：2 となった。また脳梗塞は 2 例に認め、1 例は上行大動脈に軽度の血栓を認めた症例であった。逆行性送血よりも大動脈遮断の影響が高いと考えられた。後遺症はなかった。もう 1 例は術後 3 日目の発症であり、同日生じた発作性心房細動が原因であった。

b) 送血管のサイズ選択

表 1 に示すように、回路圧 250 mmHg 以内でコントロールできる最小限のサイズを選択する。大腿動脈でも腋窩動脈でもこの選択基準を使用している。

350 例中 1 例（大腿動脈カニュレーション）で送血圧が高値となり両側大腿動脈送血を使用した。それ以外のサイズの内訳は平均体表面積（BSA）が 1.55＋/－0.2 の 350 例の患者群で実際に使用した送血管のサイズは 16 Fr が 203 例（58 %）、18 Fr が 129 例（37 %）、20 Fr が 18 例（5%）であった。

c) direct canulation かサイドグラフトかの選択

下肢虚血の観点から選択する。術前 CT で送血部位大腿動脈のサイズを計測し、大腿動脈の送血管を挿入した際の占有率（面積）が 50 % を上回る場合は 8 mm 人工血管のサイドグラフトを縫合し送血路として使用する。

2) 手技

a) 露出

皮膚切開は鼠径靱帯レベルで 2～3 cm とする。

表 1　MICS の際の送血管の選択（千葉西総合病院）

flow（L/min）	～3.8	～4.0	～4.2	～4.5
送血管サイズ（PCKC MERA）	16Fr	18Fr	18Fr	20Fr

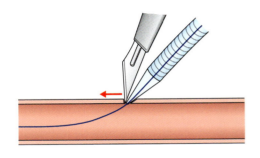

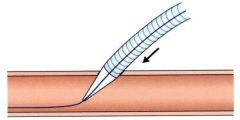

図1 direct cannulation の方法

表2 MICS 術中の rSO₂ 低下による対応法

rSO₂ 低下率	対応法
20～40％低下	血管拡張薬，ポンプ流量増加，冷却
40％以上低下	末梢側に5 Fr シースを挿入し順行性送血

皮下の剥離は最小限とし大腿動脈はテーピングしできるだけ頭側でカニュレーションする．可及的に小さな創で必要最小限の剥離にとどめることが術後のリンパ漏や創傷治癒遅延回避に重要である．

つ) direct cannulation

5-0 モノフィラメント糸で一重の縦長のタバコ縫合をかける．直視下に穿刺してカニュレーションを行う．ガイドワイヤーを挿入，その後に送血管を進め，動脈に接したら一旦止め，メスで直接 動脈を切開し送血管を挿入する（図1）．送血管の挿入は4 cm 程度にとどめ深く挿入しない．このほうが末梢の血流維持に有利である．

3) 大腿動脈送血の合併症

大腿動脈送血の合併症としては脳梗塞，大動脈解離，下肢虚血，鼠径部の創のトラブルなどが挙げられる．

Lamelas らは2645例の MICS での大腿動脈送血例の合併症を報告している[1]．それによると cerebrovascular accident は1.17％，aortic dissection は0％，Groin seroma/superficial infection が6.58％，femoral artery trauma は0.07％と報告されている．下肢虚血によると思われる com-partment syndrome は0.08％と極めて低い数字であった．しかし人工心肺時間は平均113分と短く，送血管は15 Fr か19 Fr を選択しており，アメリカ人の平均 BSA が2.0であることを考慮すると比較的小さい送血管を使用していることも下肢虚血に有利に働いていると考えられる．

MICS と正中切開による conventional cardiac surgery を比較した報告は多く存在するが，2010年以前のものでは MICS のほうが stroke の発症率が高いという報告が多い．しかしそれ以降のものでは MICS でも stroke の発症率は差がないか，むしろ低いという報告もみられる．その原因として2010年以降の報告では術前 CT で血管性状を評価しているものが多く，大腿動脈送血のための患者選択が適切に行われた結果であると推測でき，術前評価の重要性を表している．

4) 下肢虚血

カニュレーション側の送血管による大腿動脈内腔の占有が問題となる．予防の第一段階としては前述のように，送血管のサイズ選択を可及的に小さくすること，占有率が高い場合はサイドグラフトを選択することが重要である．

しかしこれらを行っても下肢虚血は発症しうる．筆者らは MICS 全例において両下肢に near infrared spectroscopy（NIRS）による評価を用いている．regional saturation（rSO₂）がベースラインの何％が持続的に低下したかによって対応を決める（表2）．

下肢の rSO₂ がどの程度まで低下すれば，筋肉壊死や神経障害などの不可逆的な変化をきたすのかはまだ明確にされていない．NIRS は以前より脳血流評価に使用されており，脳の rSO₂ が20～25％以上低下した場合に有意に有害事象が多かったという報告[2]が多く，下肢に関してもそれを目安に下肢の虚血の予備力を考慮し基準を設けて

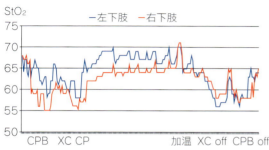

図2 術中のNIRSによる虚血評価
赤ライン：送血したほうのStO₂．最初，カニュレーションや希釈で低下する．その後，冷却により改善し，加温により少し低下して，最後にはまた戻るという動きを取ることが多い．これが本例のように低下したままとなるとまずい．

表3 大腿送血を行ったMICSの合併症（千葉西総合病院）

	例
大腿動脈送血例	229
両側大腿動脈使用	1 (0.4%)
順行性送血追加	12 (5.2%)
サイドグラフト	6 (2.6%)
合併症	
コンパートメント症候群	0
脳梗塞（有症状）	0
大動脈解離	0
大腿動脈損傷	0
リンパ瘻	2 (0.8%)
創傷治癒遅延	0

いる．

また，rSO₂は人工心肺開始直後と心筋保護液注入後，そして加温の際は血液希釈と代謝亢進により一般的に低下する（図2）．一時的に低下した場合でも対側との相対評価や回復傾向にあるかどうかをある程度の時間をかけて検討する．

以上の選択基準，予防策を使用した当院での大腿動脈送血でのMICS 229例の成績を示す（表3）．

b. 脱血管

脱血管のカニュレーションは軽視されがちであるが，挿入自体は送血管に比べ脱血管のほうがはるかに不安定な要素は大きい．検討すべき点は2点ある．1点目は，大腿静脈からの1本脱血のみとするか，SVCの脱血管（当院では内頚静脈経由）を追加して2本脱血を行うかであり，2点目は経食道心エコー（TEE）ガイドのみで行うか，透視を使用するかである．

1）適応（2本脱血か1本脱血か）

現在は1本脱血を第一選択としている．三尖弁輪形成が必要である症例でも2ステージのサイドフォールのカニューレ（Biomedicus，Medtronic社）を使用することで対応可能である．しかしながら例外も散在し，それらの症例では大腿静脈からIVCまでの挿入は比較的容易であるが，SVCまで挿入するのが困難となる（後述）．

また1本脱血で人工心肺の確立は可能であるが，視野は2本脱血のほうがよいと思われる症例も存在する．Bainbridgeらは内頚静脈からの脱血管を挿入することで1本脱血の場合より術野が良好に確保できたと報告しており[3]，特にMICSを導入した初期の場合は術野に集中できるように2本脱血を選択するほうがよい．

2）方法

a）1本脱血の挿入

大腿静脈は表面のみを剝離する．大伏在静脈の分岐部が狭窄が起きにくく理想的であるが必須ではなく，縦長のタバコ縫合を使用しセルジンガー法で脱血管を挿入する．TEEのbicaval viewで必ずガイドワイヤーと脱血管が右房からSVCに進行していくのを確認することが重要である．特にガイドワイヤーはJ型あるいはナックル型の先端が動いている状態がTEEで最も描写しやすい．またSVCに先端が入った後では右房内あるいは右室内にガイドワイヤーがたるんでいても発見できないことある．

b）TEEガイドのみか透視を使用するか

透視を使用する方法は確実な方法であるが，基本方針はTEEのみで行っている．その理由としては，①プロテクターの使用が必要であること，②ハイブリッド手術室が大動脈ステントやカテーテル的大動脈弁置換で使用されていることなどの

表4 ガイドワイヤーがSVCに進まなかった原因（12例）

右房，右室内でのループ（巨大心房例）	4
IVCから右室への進行不能（巨大心房例）	2
狭小IVC	1
対側の腸骨静脈への迷入	1
腸骨静脈損傷	1
不明	3

理由が主である．また前述のようにTEEでガイドワイヤーが進んでいる瞬間を描写するように心がけることで多くの症例では対応可能である．

3）2本脱血が望ましい症例

　TEEガイドのみで脱血管挿入が不能であった症例を350例中12例（3.8％）で経験し，Cアームでの透視を必要とした（表4）．慢性心房細動歴が長く右房，左房ともに著明に拡大した巨大心房症例で透視必要例が多い．このような症例では透視を使用してもガイドワイヤー，脱血管ともにSVCへの挿入が困難であることが多かった．

　その理由としては，①巨大な右房が横隔膜を押し下げるように存在し，IVCと右房の接合部位がオフセットな形態となる，②右房内では巨大な左房により心房中隔が後方から前方に斜めとなり，ガイドワイヤーをそのまま進行させると右心耳や右室の方向に向かいやすい，③このようなIVCからSVCまでの経路がジグザグとなっている場合は当然，脱血管も挿入困難となる．

　造影CTのsagittal画像が形態の把握に有効で

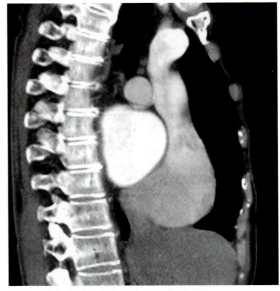

図3　脱血方法の検討のための造影CT

ある（図3）．最近ではこのような巨大心房症例は内頸静脈からSVCに脱血管を挿入し2本脱血を選択している．

文献

1) Lamelas J, et al : Complications associated with femoral cannulation during minimally invasive cardiac surgery. Ann Thorac Surg 2017 ; **103** : 1927-1932
2) Murkin JM, et al : Monitoring brain oxygen saturation during coronary bypass surgery : A randomized, prospective study Anesth Analg 2007 ; **104** : 51-58
3) Bainbridge D, et al : Percutaneous superior vena cava drainage during minimally invasive mitral valve surgery : A randomized, crossover study. J Cardiothorac Vascr Anesth 2015 ; **29** : 101-106

4 右小開胸MICS後の片側性肺水腫とその対策

坂口太一

a. 片側性肺水腫（UPE）とは

気胸や胸水に対するドレナージ後に再膨張性肺水腫（re-expansion pulmonary edema：RPE）が起こることはよく知られているが，右小開胸MICS手術後の重篤な合併症として片側性肺水腫（unilateral pulmonary edema：UPE）が最近注目されている（図1）．MICS後UPEは肺の再膨張だけでなく，さまざまな要因が関与しているので，本項では一般に使用されているRPEではなく，UPEと記述する．

この合併症は2009年にMadershahianらによって最初に報告された．肺高血圧症を伴う62歳男性に対して右小開胸MICS僧帽弁形成術施行後，UPEによって体外循環離脱困難となりECMOを導入したが，多臓器不全にて1週間後に死亡した[1]．本邦では2014年に金光らがUPEに対してECMOを用いて救命した1例を報告している[2]．

b. 発生頻度

MICS術後UPEの発生頻度は，UPEの定義によってさまざまである．Rahmanらは僧帽弁MICSの4％（20/843例）に48時間以上の抜管遅延が発生したと報告している[3]．胸部X線像における右肺透過性減少をRPEの定義とすると，その発生率は8％から20％との報告が多い[4,5]．一方，治療を必要としたRPEの発生頻度については，1～2％[6,7]との報告がある．

c. 原因

UPEの原因については，さまざまな因子が複雑に関わっており，詳細は明らかでない（図2）．Rahmanらによれば，肥満，高齢，術前肺高血圧，術後低心拍出量，人工呼吸器における1回換気量設定が高いこと，プラス水分バランスなどがRPEのリスクファクターになりうるとされている[3]．一方，Keylらによる484例のMICS症例の検討では，UPEのリスクファクターは麻酔導

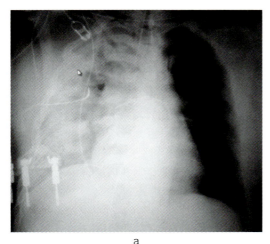
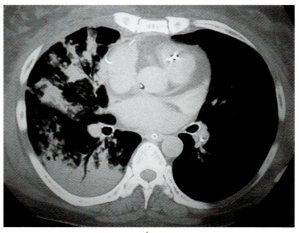

a　　　　　　　　　　　　　b
図1　MICS術当日に発症したUPEの胸部X線所見（a）と胸部CT所見（b）

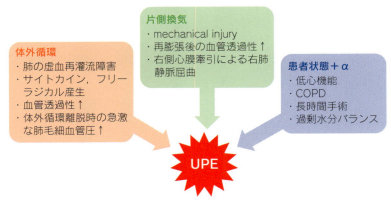

図2　MICS 関連 UPE の原因

入時のデキサメタゾンの不使用，糖尿病，平均肺動脈圧，新鮮凍結血漿投与であった[4]．

当院（心臓病センター榊原病院）における右開胸 MICS 381 例の検討では，UPE 発生率は 2.1%であった．UPE 発症例は非発症例に比べて，ステロイドなどの免疫抑制薬内服例が多く（25% vs 1%，$p=0.0056$），手術時間（388 ± 80 min vs 272 ± 61 min，$p<0.0002$），体外循環時間（253 ± 79 min vs 158 ± 50 min，$p=0.0009$）および大動脈遮断時間（162 ± 65 min vs 108 ± 38 min，$p=0.0020$）が長く，second pump run 症例が多かった（38% vs 1.3%，$p<0.0003$）．多変量解析によるリスクファクターは，術前免疫抑制薬内服（OR 87.6，95% CI 4.1～2463.8，$p=0.006$），大動脈遮断時間 156 分以上（OR 36.0，95% CI 4.8～731.4，$p<0.001$）であった[7]．

Moss らは UPE の原因として肺の虚血再灌流障害の関与を示唆している．彼らはロボット支援下僧帽弁手術連続 1494 例において，肺の虚血再灌流障害予防のために以下のプロトコールを導入した．すなわち，①術前血管拡張薬の投与量減量，②トロッカー挿入時の肺損傷予防のための一時的肺虚脱，③右胸腔内に送気する CO_2 の加温中止，④軽度低体温体外循環（28℃），⑤体外循環時の灌流圧 ≧65 mmHg の維持，⑥可及的早期の右肺換気および血流再開，である．UPE 発生率はプロトコール導入前 1.4%（15/1059）に比べて導入後は 0%（0/435）と有意に減少した（$p<0.02$）．特に麻酔導入後の肺動脈収縮期圧 35 mmHg 以上，体外循環時間 120 分以上を満たす 411 例を UPE ハイリスク群としたとき，UPE 発生率はプロトコール導入前 5.5% に比べて導入後は 0% とさらに減少した（$p<0.01$）[6]．

一般的に肺実質の栄養血管は気管支動脈とされているが，末梢レベルの酸素供給の主体は肺胞換気と肺動脈である．体外循環中はその両方がほぼ消失するため，気管支動脈からの血流に依存することになる．このことから灌流圧を高めに維持すること，そのために術前血管拡張薬の投与量を減量すること，軽度低体温にすることなどは，肺実質の虚血予防として理にかなっていると思われる．

さらに肺実質の過剰な炎症反応も UPE の重要なメカニズムである．術前患者背景，急激な再膨張による mechanical injury，体外循環による炎症性サイトカインの惹起や前述の虚血再灌流障害などが複雑に関与している．Renner らは術前 CRP>0.43 mg/dL は UPE の独立したリスクファクターであると報告している[5]．体外循環前のデキサメタゾン投与（1 mg/kg）によって UPE 発生率が 12.9% から 4.0% に減少したという報告や，好中球エラスターゼ阻害薬投与が UPE 予防に有効であったという報告もあり[8]，炎症反応を積極的にコントロールする治療戦略は有用と思われる．

d. UPE に対する治療

UPE の重症度は胸部 X 線像上右肺野透過性減

表1 UPE の予防と対策

1. MICS の慎重な適応
   - COPD, 肺高血圧, 低心機能, 長時間を要する症例の除外
2. 片肺換気時間の短縮
   - 持続低 PEEP, 間欠的換気, 緩徐な再膨張
3. 体外循環の影響軽減
   - 体外循環時間短縮, 薬剤使用 (マンニトール, シベレスタット, ステロイドなど), 軽度低体温 (右肺の加温予防), 高灌流圧の維持
4. 早期 UPE 診断と治療
   - 感染の除外
   - ステロイドパルス, 左右分離換気, 利尿薬, NO吸入療法, ECMO

少所見のみで臨床症状を伴わないものから, ECMO が必要になるものまでさまざまである. Moss らは重症 UPE の死亡率は 33% にのぼり[6], Renner らは約 10% に ECMO が必要になったと報告している[5].

筆者らの検討でも UPE 発症例の死亡率は 12.5% (1/8) で, 非発症例と比べて有意に挿管時間 (147±242 hr vs 8±54 hr, $p=0.002$), ICU 滞在日数 (9.5±8.5 day vs 1.5±0.9 day, $p<0.001$), 術後在院日数 (41±21 day vs 20±10 day, $p<0.001$) が長かった[7].

基本的に UPE の治療は ARDS に準じた対症療法になる. 片側性であることから左右分離肺換気

が有用とされ, 重症例は ECMO の適応となる. しかし何よりも UPE を予防することが重要であり, そのためには適切な症例選択および術中術後管理が求められる (表1).

文献

1) Madershahian N, et al : Unilateral re-expansion pulmonary edema : a rare complication following one-lung ventilation for minimal invasive mitral valve reconstruction. J Card Surg 2009 ; **24** : 693-694
2) 金光尚樹ほか：右小開胸僧帽弁形成術に合併した再膨張性肺水腫の1例. 日心外会誌 2014 ; **43** : 213-217
3) Rahman KY, et al : Acute lung injury in minimally invasive mitral valve repair surgery : identifying patients at high risk for acute respiratory failure following the surgery. Chest 2010 ; **138** : 498A (abstract)
4) Keyl C, et al : Unilateral pulmonary oedema after minimally invasive cardiac surgery via right anterolateral minithoracotomy. Eur J Cardiothorac Surg 2015 ; **47** : 1097-1102
5) Renner J, et al : Unilateral pulmonary oedema after minimally invasive mitral valve surgery : a single-centre experience. Eur J Cardiothorac Surg 2018 ; **53** : 764-770
6) Moss E, et al : Prevention of unilateral pulmonary edema complicating robotic mitral valve operations. Ann Thorac Surg 2017 ; **103** : 98-105
7) Irisawa Y, et al : Re-expansion pulmonary oedema after minimally invasive cardiac surgery with right mini-thoracotomy. Eur J Cardiothorac Surg 2016 ; **49** : 500-505
8) Yamashiro S, et al : Prevention of pulmonary edema after minimally invasive cardiac surgery with mini-thoracotomy using neutrophil elastase inhibitor. Ann Thorac Cardiovasc Surg 2018 ; **24** : 32-39

5 右小開胸 MICS における空気塞栓症とその対策

米田正始

a MICS における空気塞栓症

　MICS は術後疼痛の緩和，早期の仕事復帰や美容上のメリットなどで患者に喜ばれることが多いが，現代の正中アプローチ心臓手術の完成度よりは一歩劣るという意見も聞かれる．空気塞栓症の合併症とその対策も課題に挙げられる1つである．実際，MICS では CO_2 散布だけでは脳梗塞を防ぎきれないという報告がある[1-3]．

1）正中切開との比較：不利な点

　空気塞栓の予防において，小開胸 MICS はいくつかの点で正中アプローチより不利と言われる．それらを以下に挙げる．

a）左室のエア抜き

　正中アプローチでは左室内エアを心尖部から穿刺針で抜いたり，心尖部を挙上し振動させて上行大動脈へ抜きやすくできるが，MICS ではそれらはできない．

b）上行大動脈のエア抜き

　正中アプローチでは大動脈ルートカニューレを上行大動脈の最頂部（最前部）に置き，エア抜きの効率がよいが，MICS では上行大動脈前方に小さい空間しかないため，ルートカニューレを上行大動脈の右側面に固定しがちである．つまり，上行大動脈最頂部のエア抜きが不完全になる懸念がある．

c）左房や肺静脈のエア抜き

　正中アプローチでは左心耳や左右肺静脈，左房ルーフ（天井）などを用手圧迫振動などでエア抜きしやすいが，MICS ではかなり制約がある．

d）右心系のエア抜き

　正中アプローチでは主肺動脈や右室流出路から十分なエア抜きができるが，MICS では経右房的にしかできない．

2）正中切開との比較：有利な点

　一方，空気塞栓の予防で MICS が正中アプローチより有利な点として，CO_2 の術野散布が MICS の場合は効果的である点が挙げられる．正中アプローチでは空調の状況によっては CO_2 が吹き飛ばされることがあり，6 L/min 以上の多量の CO_2 が必要なこともあるが，MICS では閉鎖空間のため少量でも効果が出しやすい．

3）対応策

　これらの MICS の得失を考慮し，筆者らは上行大動脈エア抜きポートを正中アプローチのそれより追加するようにしている．

b. 空気塞栓対策とセットアップ

　まず空気塞栓対策だけでなく，一般術前評価として大動脈から両側大腿動脈までの造影 CT と，頭頚部 MRI，ABI などで動脈硬化や血栓などがないことを確認する．冠動脈の造影 CT またはカテーテルによる CAG は言うまでもない．

　MICS 僧帽弁形成術における当院（医誠会病院）のセットアップを記す．右腋窩下部にて長さ6〜7 cm の皮膚切開を置く．CO_2 カニューレを skin retractor の隙間から右胸腔に置き 6 L/min の十分な流量で持続散布する．散布は左房閉鎖完了時まで続ける．

　エア抜きは①大動脈ルートカニューレ，②左房左室ベント，そして③上行大動脈最前部（頂上部）に刺した先端屈曲 22 ゲージ針を用いて万全を期す．

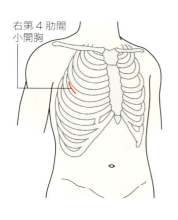
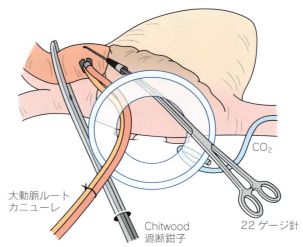

図1　右小開胸MICSと上行大動脈エア抜き
先端4～5 mmを45～60°に折り曲げた22ゲージ注射針は上行大動脈の頂上部（最前部）に容易に穿刺でき，その止血も容易である．止血には4-0 polypropyleneのマットレス縫合を用いている．またこの方法は大動脈遮断中の心筋保護液注入の際のエア抜きにも大変役立つ．

c. 手術手技の実際

通常右大腿動脈に送血管，右大腿静脈から右房あるいはSVC/IVCに脱血管，必要に応じてもう1本の脱血管を術野から入れる（図1）．体外循環開始後，大動脈ルートカニューレは術野から上行大動脈側面に，なるべく前方に入れる．左房－左室ベントはDavidの方法に沿って左房を閉鎖する直前に切開線越しに入れている．

Chitwood鉗子を用いて上行大動脈遮断し，ルートカニューレから心筋保護液を注入しつつ左房を右側切開する．2回目の心筋保護液注入時からはルートカニューレのやや前方の大動脈頂上部に先端屈曲22ゲージ針を刺してエア抜きをする．僧帽弁形成術や必要に応じてMaze手術あるいは心房縮小Maze手術，左心耳閉鎖ののち左房を4-0 polypropyleneにて閉鎖する．このとき，左房－左室ベントを縫合ラインから挿入し，仮固定する．

この際に1回目のエア抜きを施行する．両肺を加圧し，脱血を軽く絞ってルートベントからエア抜きをする．このときに，手術台を前後左右に傾けてエアの溜まりがないようにする．前述の22ゲージ針を上行大動脈頂上部に刺して万全を期する．

大動脈遮断解除後，間もなく両側肺で呼吸開始する．肺動脈圧を出すように前負荷調節を行う．経食道心エコーモニター下に2回目のエア抜きを1回目と同様に行ったのち，左房－左室ベントを抜去する．

部分体外循環を開始し，徐々にフローを下げる．灌流係数1.0で3回目のエア抜きを施行し，経食道心エコーで残存エアがないことを確認する．このときにも前述の22ゲージ黒針を併用し，刺入点からの出血を縫合止血する．エアが残存していないことを確認したのち体外循環を離脱する．

筆者らのチームで過去7年間に待機的初回手術を施行した207例の小開胸MICSを検討した．手術の内訳は僧帽弁形成術113例，Maze手術42例，大動脈弁置換術30例，その他であった．このシリーズに脳梗塞例はなかった．またエア抜き針からは37％の患者で大動脈遮断解除後にエアバブルの流出を認めた．

文献

1) Grossi EA, et al : Evolution of operative techniques and perfusion strategies for minimally invasive mitral valve repair. J Thorac Cardiovasc Surg 2012 ; **143** : 568-70

2) Murzi M, et al : Antegrade and retrograde arterial perfusion strategy in minimally invasive mitral-valve surgery : a propensity score analysis on 1280 patients. Eur J Cardiothorac Surg 2013 ; **43** : e167-172

3) Holzhey DM, et al : Learning minimally invasive mitral valve surgery : a cumulative sum sequential probability analysis of 3895 operations from a single high-volume center. Circulation 2013 ; **128** : 483-491

ロボット補助下僧帽弁形成術

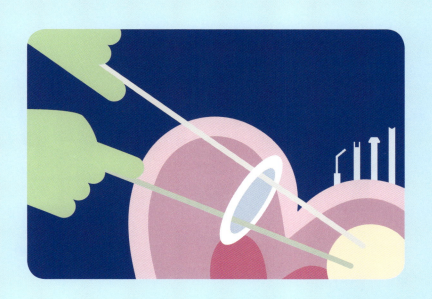

1 国立循環器病研究センターのロボット手術

藤田知之

ロボット補助下弁形成術は2018年4月に保険償還された．そのため，この手術手技は今後全国的に増加する見込みである．

a. コンセプト

ロボット手術は通常のMICS僧帽弁形成術とは，セットアップに関しては同じであるが，手技そのものは大きく異なり，ロボットを用いるという点において，ロボットの患者へのドッキングや触覚のない遠隔操作という点に習熟しないと難しいところもある．そのため，当院でのロボット手術の適応は僧帽弁後尖病変など比較的簡単な形成の症例に限って行ってきた．

da Vinci Surgical System（Intuitive Surgical社）は3つのコンポーネントからなっている．surgeon console（サージャンコンソール），patient-side cart（ペイシェントカート），vision system（ビジョンシステム）（図1）がそのコンポーネントである．surgeon consoleに外科医は座り，マスターコントロールを握り操作する．surgeon consoleでは術野カメラから送られてくる映像は3Dで現れる．そのため，距離感がつかみやすく，繊細な作業が可能となる．da Vinciの最大の弱点は触覚がないことであるが，実際に見るよりもクリアな3D映像によってそれを補っており，トレーニングにより繊細な弁形成や血管吻合などが可能となる．patient-side surgeonも非常に重要な役割を担っており，console surgeonを助けて結紮などを共同で行う．

当院ではまず，ロボットによる内胸動脈採取を行い，ロボットに慣れたところで僧帽弁形成術を開始した[1]．

b. ロボット手術の適応と禁忌

ロボット手術は心停止時間が長くなる傾向にあるため，比較的簡単に修復できる症例から開始するべきである．習熟すればより複雑な形成が可能となる．ただし，ロボット手術から通常のMICS

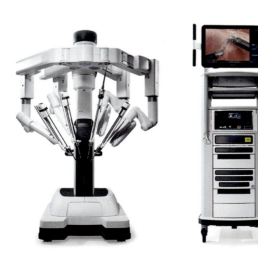
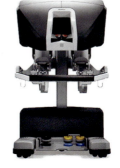

図1 最新型のda Vinci Xi
左からpatient-side cart, vision cart, surgeon console.

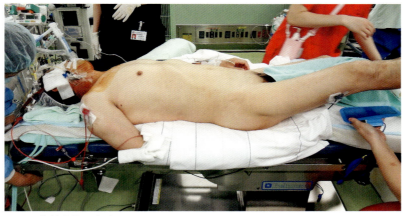

図2 体位を取ったところ
経食道心エコー，ダブルルーメン挿管チューブが口から，Swan-Ganz カテーテル，脱血管が右 IJV より挿入されている．腋窩が露出するように右前胸部挙上，右腕を下方に固定している．また，DC パッドも必須である．

へのconversionはすぐにできるため，基本的にはMICSが可能な症例はロボット手術も適応となりうる．

禁忌としては，動脈硬化が強く脳梗塞が危惧される症例などの下肢送血の危険な症例，分離肺換気が不可能な症例が挙げられる．また，ロボット手術では長時間心停止が危惧されるため，心機能が悪い症例も禁忌となる．

c. セットアップ

1）執刀までの準備

①気管挿管はダブルルーメンで行う．②経食道心エコープローブを挿入し，右内頚静脈（IVJ）から脱血管を挿入する．③右胸部を挙上し右腕は下に下げ右腋窩が露出するように体位を取る．ことが要点である（図2）．

脱血管は体表面積（BSA）に合わせて 17 Fr と 19 Fr の経皮カニューレを使用する．具体的にはBio-Medicus NextGen Femoral or Jugular Venous Cannulae（Medtronic 社）を用いる．同じカニューレサイズであれば短いほうが脱血効率はよい．経食道心エコーで先端がSVC内にとどまるように深さを調節した後はヘパリン入り生理食塩水をドリップし，内腔に血栓ができないようにしている．

2）皮切とカニュレーション

同時に行う．皮膚は第4肋間開胸できるように鎖骨中線から外側に約6 cm切開する（女性では乳房を避ける）．カニュレーションは右鼠径部を約3 cm弱斜切開し，大腿動脈（FA）を露出し，5-0 Proleneで purse string suture を置き，大腿静脈（FV）へは経皮的に6 Frシースを挿入する．ヘパリン投与後，送血管はBSAに合わせて19～21 Frのカニューレを，脱血管は22～25 Frのものを使い分ける．心膜を牽引する糸は中腋窩線上から出して心臓の展開を助ける．ロボットの左右のアーム用のポートは前腋窩線上に第3肋間，第4肋間から挿入される．心房リトラクターは第4または第5の傍胸骨肋間から挿入される（図3）．

3）体外循環

前述のようにFA送血，IVJおよびFVよりカニュレーションを行った後開始する．FVから1本の脱血管でも手術は可能であるが，CVPが上昇しないようにする目的で，また，当院では脱血効率を上げて肺静脈からのリターンを減らし，視野をよくする目的でIJVを併用している．心筋保護液は上行大動脈に挿入したルートカニューレから注入し，逆行性投与は行わない．

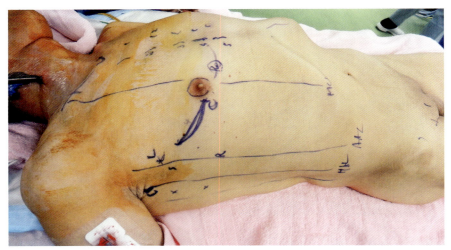

図3　ロボットポートと皮切位置

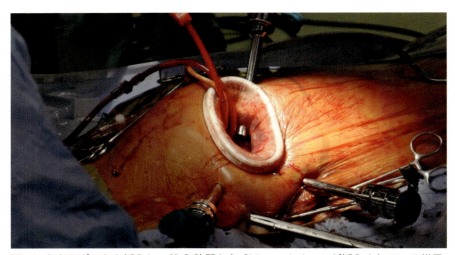

図4　左右のポートを挿入し，第3肋間からChitwood clampが挿入されている様子
サービスポートにはsoft tissue retractorがはめ込まれ，ルートカニューレがそこから挿入されている．さらに後ろには心房リトラクターのための第3のポートが挿入されている．

d. 手術手技

1）ロボットのドッキングまで

　ドッキングまでの手技は直視下で行う．皮切したところから手術操作を行う．心膜切開後，前述した位置に心膜を牽引する糸を出して引っ張る．必要に応じて2点で牽引すると視野がよくなる．
　前腋窩線上の第3肋間，第5肋間からアーム用のポートを挿入する．まずは大動脈遮断をChitwood clampを用いて行い心筋保護液を注入し，心停止を得る．Chitwood clampはポートと干渉しないように中腋窩線から挿入する．右側左房を切開し僧帽弁の位置を確認後リトラクター用のポートの入れる位置を第4肋間か第5肋間かを決定しポートを挿入する．その際，内胸動脈を損傷しないようにする（図4）．

2）ロボットのドッキング

　カメラの位置にロボットの中心線が来るように真横から行う．それによって左右のアームの可動域を最大化することができる．最新式のXiではターゲッティングレーザーシステムによってpa-

1 国立循環器病研究センターのロボット手術　201

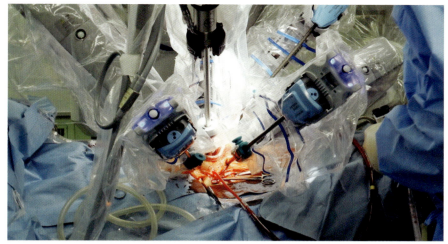

図5　手術開始前
サービスポートからカメラが入り，左右のアーム，第3のアームにそれぞれ鉗子が接続され胸腔内に入っている様子．

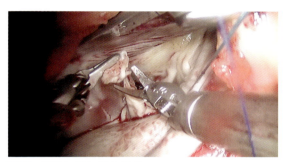

図6　切除しているところ

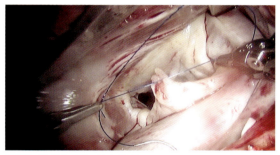

図7　結紮しているところ

tient-side cartの位置調整を，経験に頼ることなく行うことができる．カメラアームのドッキング後に，エンドスコープを標的部位に向けてターゲティングボタンを押すと，Xiは自動的にブームの位置調節を行う．左右のアームとカメラアームの距離は少し離しておくと可動域が広がる．

　通常の手術では左手に鑷子，右手にハサミか持針器を持って手術を行う．第4のアームには心房リトラクターを装着し心房を展開できるようにしておく（図5）．これらのインスツルメンツを体内に入れ，カメラで確認できたら，術者はsurgeon consoleに移動する．

3）ロボットの操作法

　カメラを通して行うが，クリアな3D画像であるため，想像よりも快適である．僧帽弁形成術で

は，まず逸脱部位を確認し，切除する（図6）．この場合，通常の手術のようにフックを用いて検証することはできないので丁寧に視認して切除範囲を決定する．その後は縫合するが，通常の手術と同じく単結節を用いる．糸の長さを7〜8 cmに切り機械結びをする．結紮の強度は目視でしか確認できないのでよく見て行う（図7）．また，通常は5-0 Proleneを用いるが，ブレイクを予防するために4-0 Proleneを用いることもある．

　図8は，後尖P2の逸脱病変に対し，切除縫合術を施し，水テストで逆流がないことを確認したところである．サイジングは水テストで僧帽弁を十分に張らせた後に僧帽弁にサイザーをあてて計測する（図9）．

　最後に人工弁輪を縫着する．当院では人工弁輪上から下→nativeの弁輪→人工弁輪下から上の

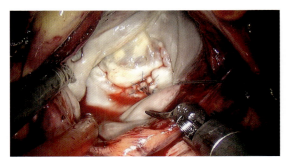

図8 水テスト
後尖 P2 の逸脱病変に対し，切除縫合術を施し，水テストで逆流がないことを確認したところ．

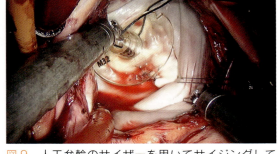

図9 人工弁輪のサイザーを用いてサイジングしているところ

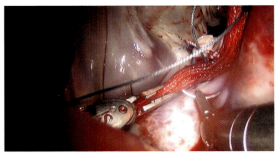

図10 人工弁輪を縫い付けているところ
1針ずつ弁輪にかけた後，人工弁輪に糸を通し結紮する．

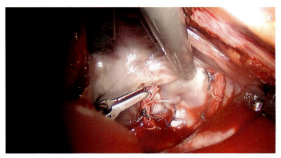

図11 僧帽弁形成術の完成図

順で糸を通し，1つずつ結紮する（図10）．通常の MICS のように native の弁輪に糸を通したのちに patient-side surgeon が体外で人工弁輪に糸を通し，そして弁輪を縫着する方法もある．この場合，海外では CORE-KNOT DEVICE（LSI Solutions 社）などの自動縫合器を用い，patient-side surgeon が結紮まで行うことも多い．そして，最後に水テストにより形成を確認する（図11）[2]．

e. ロボット手術の展望

da Vinci を用いた僧帽弁形成術の国内での治験は成功裡に 2012 年に終了した．海外においては，2012 年に Nifong らが発表した 540 例の da Vinci を用いた僧帽弁形成術の成績は非常に良好で，死亡数は 2 人，形成不全により再手術となった症例はたった 16 例であった[3]．最近ではヨーロッパ，韓国，アメリカからそれぞれ，134 例，200 例，1257 例の僧帽弁手術の成功が報告され[4-6]，症例数の増加に応じて人工心肺時間などが短縮すると報告されており，経験が重要であることが示された[7]．コストに関しては，より多くの症例（年間 50 例以上）を行うべきとの指摘もあり，今後の課題である[8]．

日本ではアメリカに次いで多くの施設で da Vinci が導入されており，現在 200 台以上の da Vinci が使用されている．da Vinci 手術は習熟した技術とチームが必要であるので，看護師や臨床工学技士，麻酔科を含めたチーム作りとトレーニングが成功の鍵となると思われる．

文献

1) Fujita T, et al : Initial experience with internal mammary artery harvesting with the da Vinci Surgical System for minimally invasive direct coronary artery bypass. Surg Today 2014 ; 44 : 2281-2286
2) Fujita T, et al : Irrigation device successfully tests valve competence during minimally invasive mitral valve repair. Innovations (Phila) 2017 ; 12 : e10-e12
3) Nifong LW, et al : 540 consecutive robotic mitral valve repairs including concomitant atrial fibrillation cryoablation. Ann Thorac Surg 2012 ; 94 : 38-42 ; discussion 43
4) Navarra E, et al : Robotic mitral valve repair : a Euro-

pean single-centre experience. Interact Cardiovasc Thorac Surg 2017 ; **25** : 62-67
5) Yoo JS, et al : Mitral durability after robotic mitral valve repair: analysis of 200 consecutive mitral regurgitation repairs. J Thorac Cardiovasc Surg 2014 ; **148** : 2773-2779
6) Murphy DA, et al : The expanding role of endoscopic

robotics in mitral valve surgery : 1,257 Consecutive Procedures. Ann Thorac Surg 2015 ; **100** : 1675-1681
7) Goodman A, et al : Robotic mitral valve repair : The learning curve. Innovations (Phila). 2017 ; **12** : 390-397
8) Moss E, et al : Cost effectiveness of robotic mitral valve surgery. Ann Cardiothorac Surg 2017 ; **6** : 33-37

2 ニューハート・ワタナベ国際病院のロボット手術

石川紀彦・渡邊 剛

　手術支援ロボットの開発は米国を中心に2000年ごろより始まり，急速に発展してきた[1]．筆者らTeam Watanabeではda Vinciを用いた心臓外科領域の手術を2005年より開始して以来，現在までに550症例を超え，術式は内胸動脈剥離術，心拍動下冠動脈バイパス術，心房中隔欠損閉鎖術，僧帽弁形成術，心臓腫瘍切除術，三尖弁形成術，Maze手術など多岐にわたっている[2,3]．その中でも僧帽弁手術関連の占める割合は4割を超えており症例数も多く，ロボット支援下心臓外科手術の最もよい適応の術式の1つと考えられる．

a. コンセプト

　ロボットを用いた僧帽弁形成術は極めて有効な術式である．胸骨正中切開を回避できること，また従来の正中切開やMICSよりもより生理的な角度から僧帽弁の観察が可能であり，加えて拡大視ができることなど弁形成の操作において明らかに利点を有している．ロボットを用いた心内手術は完全内視鏡下に施行できることがその最も優れた特徴と言え，合併症の軽減，輸血回避率，早期社会復帰に大きく寄与する[4]．

　後尖逸脱のような平易な手技ではあまり差が認められないが，Barlow症候群，複数の弁尖の腱索再建を要する症例，ループテクニックなどを用いる場合，ロボット手術では左室内まで拡大視でき乳頭筋を正確に把握できるため，人工腱索の正確な長さの把握，深い位置での糸かけなどがやりやすく，正中切開およびMICS手術をはるかにしのいでいる（図1）．また，手術手技がすべてモニター視できることは若い外科医に対する教育の面でも優れた手段であると言える．

b. セットアップ

1）麻酔と体位

　全身麻酔，分離肺換気として経食道心エコーおよび左内頚静脈よりSwan-Ganzカテーテルを挿入留置する．体位は約30°の左半側臥位とし，右上肢は体側に沿って右側胸部が十分に露出するように固定する（図2）．脱血カニューレを右内頚静脈より経皮的に挿入し，大腿動静脈より送脱血カニューレを挿入し体外循環の準備を行う．

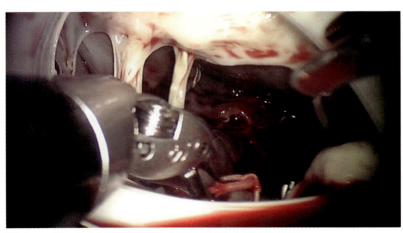

図1　ロボット支援下僧帽弁形成術における左室内の観察

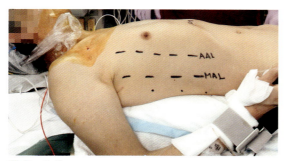

図2 体位

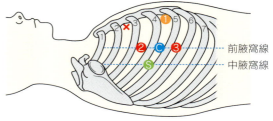

- C da Vinci カメラポート
- 3 da Vinci 左手ポート
- 2 da Vinci 右手ポート
- 1 リトラクターポート
- S サービスポート
- × 心筋保護針

図3 ポート位置

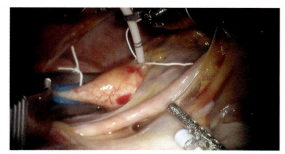

図4 大動脈遮断

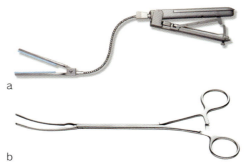

図5 遮断鉗子
a：Cygnet flexible clamps
b：Chitwood trans thoracic clamp

2）ポート位置

通常はカメラポートを前腋窩線第4肋間，その1肋間頭側に左手用ポート，1〜2肋間尾側に右手用ポートを挿入する．糸，サクションデバイスなどの挿入用サービスポートは中腋窩線第4肋間に作製する．心房リトラクター用ポートを鎖骨中線第4肋間に作製する（図3）．空気塞栓予防目的の二酸化炭素はカメラ用ポートの送気孔を用い胸腔に充満させる．

c．手術手技

1）大動脈遮断と心筋保護

ポート作製後，患者左側よりda Vinciを導入しロボットアームを接続する．このとき，心膜切開や大動脈周囲の操作時のアームの干渉を極力避けるためにリトラクター用アームは心内操作直前まで設置しないことが望ましい．

電気メスおよび把持鉗子にて横隔神経より胸壁側の心膜を切開し心臓および上行大動脈を露出，切離した背側の心膜を側方に牽引する．心筋保護液針は前胸壁第2肋間からangiocatheter（14G）を経胸壁的に直接上行大動脈に刺入し，サービスポートから挿入したフレキシブル遮断鉗子（Cygnet flexible clamps，Vitalitec社）を用いて大動脈を遮断する（図4）．以前はChitwood鉗子を用いていたが，Chitwood鉗子は専用のポートを必要とし鉗子の遮断部が金属むき出しとなる．一方，フレキシブル遮断鉗子はサービスポートから挿入可能であり，遮断部もラバーが装着され大動脈の損傷リスクが少ないと言う理由から最近は好んで用いている（図5）．胸腔内での取り回しを考えると遮断部の長さは66 mmのものが使いやすい．

また，心筋保護針刺入部はangiocatheter抜去後の止血を鑑み，ゴム糸を用いた処理を行っている（図6）[5]．

2）術野展開

体外循環が確立し心停止を得た後，右側左房を

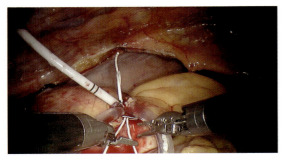

図6 心筋保護針刺入部の処理

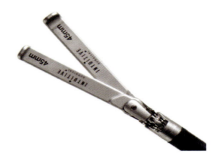

図7 EndoWrist atrial retractor

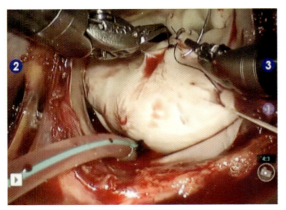

図8 resection-suture

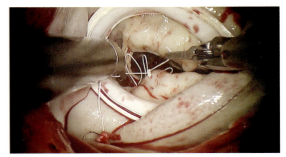

図9 ループテクニック

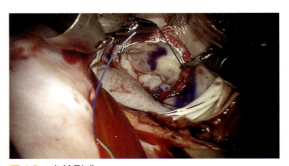

図10 弁輪形成

切開，EndoWrist心房リトラクターを用いて左房を胸壁側に牽引し僧帽弁を展開する（図7）．

3）僧帽弁形成術

基本的な術式は開胸手術に準じた方法と同様である．形成方法に関しては各術者の方法に従うべきと考えるが，当院では以前は後尖逸脱病変に対しては逸脱弁尖の resection-suture を行い（図8），前尖の逸脱病変には腱索再建として Gore-Tex 糸を用いたループテクニックを用いていたが（図9），最近は前後尖ともループテクニックを用いることが多い．

全例にリングを用いた弁輪形成を追加し手術を終了している．リングの縫着方法はいろいろな方法が報告されてきたが，近年海外では Cor-Knot（LSI solutions 社）を用いる報告が多い[6]．ただ，Cor-Knot は高価であること，現在国内では使用できないことから筆者らは 3-0 V-Loc（Covidien 社）を用いた連続縫合で弁輪形成を行い良好な成績を得ている（図10）[7]．

4）閉胸

弁形成後は水テストにて仕上がりを確認後，左室にベントチューブを挿入し心房を Gore-Tex CV-4（W.L. Gore and Associates 社）を用いて連続縫合で心房を閉鎖する．糸が滑るため扱いやすいことと切れにくいことが Gore-Tex 糸を用いる理由である．連続縫合の最後は基本的にロボットを用いて結紮するが，Figure 4 knot テクニックを用いて短時間で結紮している（図11）[8]．

経食道心エコーで僧帽弁などを十分にチェック

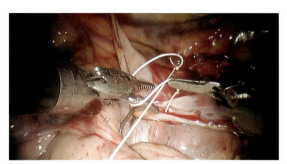
図11 Figure 4 knot テクニック

してから大動脈遮断を解除し閉胸を開始する．このとき心筋保護針刺入部，心房縫合部だけでなくすべてのポートを胸腔側から観察し止血を確認することが肝要であり，当院ではそのためにロボットカメラとは別に5mm内視鏡を用いている．ドレーンは術中肺損傷のリスクがなければ肺底に1本のみ留置している．

d. ロボット手術の今後

1）優れた点と当院での成績

ロボット手術は用手的な正中切開の手術と比較して糸の結紮や切離などにより時間を要し手術時間，人工心肺時間，遮断時間が長くなるとされている．しかしラーニングカーブを超えてしまえばその威力は非常に大きく，大きな術野を三次元画像下に得て正確な弁の形成ができ理想的な僧帽弁形成術を実現する．筆者らの経験上ラーニングカーブは50症例ごとに時間短縮を示している．

当院では2017年の1年間にロボット支援下僧帽弁形成術を29例（僧帽弁形成術単独17例，Maze併施8例，卵円孔閉鎖術併施3例，Mazeおよび三尖弁形成術併施1例）施行したが，手術時間186±33分，人工心肺時間124±22分，大動脈遮断時間73±16分であり，輸血症例は1例（3.4％）のみであった．これは一般の正中切開およびMICSでの僧帽弁形成術を凌駕する成績と考えている．

2）問題点と展望

一般的に手術支援ロボットの問題点としてロボット鉗子に感覚のフィードバックがないことが挙げられ，鉗子で把持した組織の硬さや把持の強さを調節することが難しい．しかし執刀医はそれまでの外科医としての経験と三次元高解像カメラが提供する術野映像からのフィードバックより多くの情報を得ることが可能であり，実際に感覚のフィードバックがないことを不利に感じることは少ない．

安全な普及に向けて，関連する日本胸部外科学会，日本心臓血管外科学会および日本ロボット外科学会が協力して「ロボット心臓手術関連学会協議会」を設置し，学会との協力体制のもとに施設・術者の認定や教育を行っている．

文献

1) Satava RM：Surgical robotics：the early chronicles：a personal historical perspective. Surg Laparosc Endosc Percutan Tech 2002；**12**：6-16
2) Watanabe G：Are you ready to take off as a robo-surgeon? Surg Today 2010；**40**：491-493
3) Ishikawa N, et al：Ultra-minimally invasive cardiac surgery：robotic surgery and awake CABG. Surg Today 2015；**45**：1-7
4) Nifong LW, et al：540 consecutive robotic mitral valve repairs including concomitant atrial fibrillation cryoablation. Ann Thorac Surg 2012；**94**：38-42
5) Watanabe G, et al：Alternative method for cardioplegia delivery during totally endoscopic robotic intracardiac surgery. Ann Thorac Surg 2014；**98**：1129-1131
6) Lee CY, et al：Comparison of strength, consistency, and speed of COR-KNOT versus manually hand-tied knots in an ex vivo minimally invasive model. Innovations 2014；**9**：111-116
7) Watanabe G, et al：Use of barbed suture in robot-assisted mitral valvuloplasty. Ann Thorac Surg 2015；**99**：343-345
8) Ishikawa N, et al：Figure 4 Knot：simple tying technique for robotic and endoscopic sutures. Innovations 2017；**12**：152-153

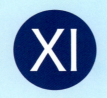

孤立性心房細動に対する MICS

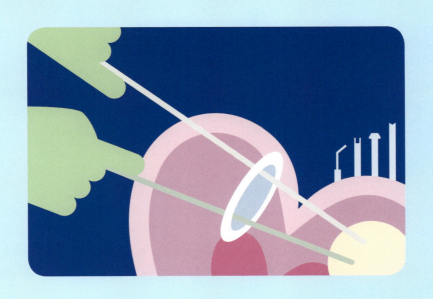

1 ポートアクセス完全内視鏡下手術（Wolf-Ohtsuka 法）

大塚俊哉

テクノロジーや手術手技の進歩とともに MICS による心房細動治療に対する貢献が期待されている．小さな開胸創から人工心肺を使用して行う MICS-MAZE[1]，小さな開胸創から人工心肺を使わずに肺静脈隔離等を行う手技[2]，計画的に MICS ＋カテーテル治療を行うハイブリッド治療[3] など多彩な治療法が考案されている．肺静脈隔離を迅速かつ確実な貫壁性をもって可能にするクランプ型のアブレーション装置[4]，左心耳を心外膜側から確実に閉鎖でき，抗凝固治療を離脱できるデバイスの出現によるところが大きい[5,6]．

低侵襲手術法の進歩はカテーテル治療で独占されていた孤立性心房細動治療を外科治療に誘導する有力な要因であるとともに，カテーテル治療では困難な症例に対する治療が可能になることにより，観血的治療の適応症例を増やし，患者の選択肢を広げることにつながる．

本項では，筆者らが行っている孤立性心房細動に対する MICS の一法である完全内視鏡下手術（Wolf-Ohtsuka〔W-O〕法）の手術法を解説し，次項で結果について報告して若干の考察を行う．

a. コンセプト

1）適応および術式選択

W-O 法は，アブレーションと左心耳切除の 2 つの手技からなる．アブレーションと左心耳切除を同時に行うのを W-O I 法，左心耳切除のみ行うのを W-O II 法と称する．

アブレーションを行う W-O I 法は有症状かつ抗不整脈薬に抵抗性でカテーテル治療が困難・不適当な患者を適応としているが，アブレーション治療を提示されても本法の利点（左心耳切除による脳梗塞予防と迅速な抗凝固治療の離脱）を好み W-O 法を選択する患者も少なくない．カテーテ

ル治療が困難な症例とは，左心耳内の血流が極度にうっ滞したり左心耳の先端に血栓が疑われるような症例が多い．腎機能低下やアレルギーにより造影剤が使用できない症例，抗凝固治療がさまざまな理由で困難な症例（カテーテル治療後のマネジメントが難しい）も W-O I 法のよい適応である．複数回のカテーテルアブレーションが不成功で W-O I 法独特の左肺静脈と左心耳を一括して隔離する方法（後述の en bloc 隔離法）の効果を期待されて紹介となるケースも増えている．

W-O II 法は，高齢者または心房細動歴が非常に長いなどアブレーション効果が期待できない症例で，抗凝固治療が困難な場合によい適応となる．抗凝固治療が困難な理由は多岐にわたるが，出血などの副作用，高齢，腎・肝機能障害のほか，認知症などによる継続的服用困難な患者も少なくない．また，抗凝固治療は多かれ少なかれ患者のライフスタイルに影響するので，前記のような臨床的な理由がなくても抗凝固治療の停止を求めて W-O 法を選ぶ患者も増えている．

2）適応外となる症例

低心機能症例（ejection fraction ＜ 25 ％），30 分以上の片側肺換気が困難な低肺機能症例，胸部や心臓の手術歴または結核などの炎症性疾患歴などにより内視鏡（または MICS）アプローチが困難な症例が挙げられる．

b. 術前検査

以下の①〜④の項目について術前検査を行う．
①血液凝固を助長する基礎疾患：血液疾患，炎症性疾患，感染症や糖尿病などの代謝異常疾患
②心疾患：心筋症など抗凝固治療を継続すべき病態

③非心原性脳梗塞の原因病変：大動脈-頸動脈-脳血管の動脈硬化性病変
④左心耳内の既存血栓

　血栓形成を促進する基礎疾患は術前に精査，治療し，左心耳切除後に抗凝固治療を離脱できるかの適否を慎重に判断する．③，④については画像診断（CT，MRI，心エコー）を適宜使用して評価する．脳梗塞リスクのある動脈硬化病変に対しては脳神経科による保存的または観血的治療，あるいは厳重な経過観察を行う．左心耳内部（基部-体部）に不安定な血栓の存在が疑われた場合は一定期間保存的治療を強化して再評価する．

c. 手術方法：W-OⅠ（アブレーション＋左心耳切除）

1）麻酔と体位（図1）

　分離肺換気用チューブにて挿管し，両側の腋窩を広く露出するよう両上肢を挙上した仰臥位とする．経食道心エコーを左心耳血栓の最終チェック，切除時のガイドとして使用する．中心静脈ラインは上大静脈隔離に備えて浅めに挿入する．

2）洞調律の確認

　長期維持型の心房細動症例の場合には，全身麻酔下に電気ショックを行い洞調律を確認する．安定した洞調律が出現しない場合には，術式はW-OⅡ法に変更する．

3）ポート配置（図2）

　5mmあるいは1cm長の刺創に内視鏡手術用ポートを両側の側胸壁に設置する（通常4ヵ所）．スコープ用のポートは第3肋間前腋窩線上，アブレーション用の器械およびステープラー用のポートは第6肋間中腋窩線上に置かれることが多い．

4）主な手術器械

　アブレーションはIsolator Synergy Clamps and Isolator Transpolar Pen（Atricure社），左心耳切除（内視鏡手術用ステープラー）はECHE-

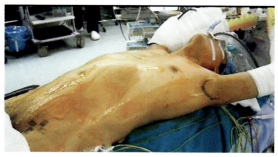

図1　患者体位
W-OⅠは仰臥位，W-OⅡは右側臥位．
分離換気用ダブルルーメンチューブで挿管し経食道心エコープローブを挿入．

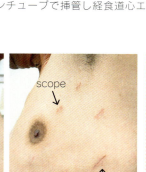
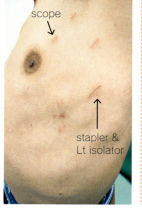
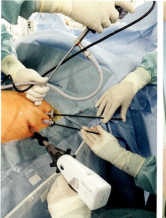
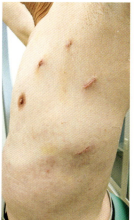

a　　　　　　　　　　　　　　b
図2　ポート配置（a：W-OⅠ，b：W-OⅡ）

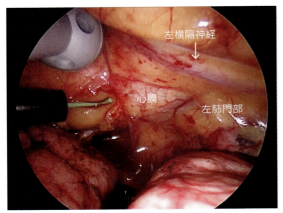

図3 心膜切開
左側は横隔神経後方，右側は前方にて心膜を切開する．

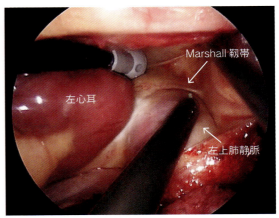

図4 Marshall靱帯切離および左上肺静脈上端の剥離

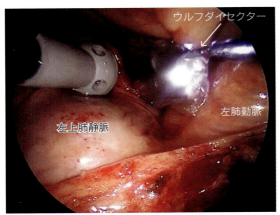

図5 ウルフダイセクターによる肺静脈の確保
先端の光源をガイドにしながら肺静脈を確保してテーピングする．

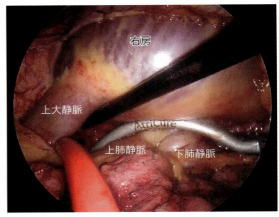

図6 右肺静脈隔離

LCN FLEX Powered ENDOPATH Stapler 60（Ethicon Endo-Surgery社）を用いている．

5）手術手技

a）心膜切開（図3）

横隔神経の1cm程度後方（左側）および前方（右側）で神経と平行に，肺門部の心膜を5cm程度縦切開する．神経を損傷しないようにくれぐれも注意する（必ず胸腔鏡視野の中に神経を視認しながら切開する）．

b）肺静脈周囲の剥離

左側は左肺動脈と左上肺静脈の間にあるMarshall靱帯を鋭的に切離し（図4），鈍的剥離により左房後方の心膜洞に至る．右側は下大静脈と右下肺静脈の間および右側左房天井部と右肺動脈の間を剥離し心膜洞に至る．先端に光源のあるウルフダイセクターを利用して上・下肺静脈を一括してテーピングする（図5）．

内視鏡アプローチでは術者の指先による触覚を使えないので，光が点灯している先端部分を視覚的に追跡，確認できるウルフダイセクターは非常に便利であり，操作法に習熟することは極めて重要である．

c）アブレーション

以上の剥離操作の後，クランプアイソレーターを使用して心外膜側から左側および右側（図6）肺静脈および上大静脈基部（図7）の電気的隔離を行う．

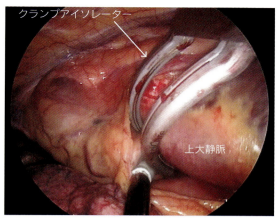

図7　上大静脈隔離

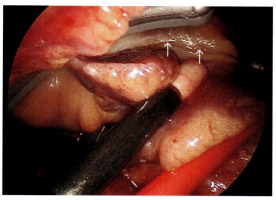

図8　左肺静脈＋左心耳一括隔離
↑：左心耳内側基部の一括隔離ライン．

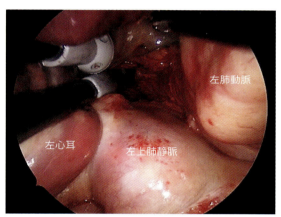

図9　左房天井部の線状焼灼

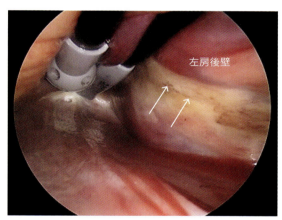

図10　左房後壁床部の線状焼灼
↑：線状焼灼

　左側は左心耳と左肺静脈を一括隔離するのがW-Oアブレーション・テクニックの特徴である（図8）．このテクニックにより，左心耳周囲やMarshall索，周辺の神経節叢を肺静脈とともに効率的に隔離できる．

　クランプによる隔離はジェネレーターの伝導曲線を参考にしながら1ヵ所につき2回の焼灼，クランプを少しずらすことにより二重の隔離（計4回焼灼）を行っている．さらにペン型プローブを用い，左房天井（図9）と床部（図10）に左右の肺静脈隔離ラインをつなげる，いわゆるlinear lesionのアブレーションも行う．第6肋間中腋窩線のポートにスコープを移動すると左房の後面を見ることができ，床部のアブレーションが容易になる．

d）左心耳切除（図11）

　左心耳の切離は，内視鏡手術用の自動縫合器を用いて行う．大きな左心耳の場合，両端に突起が残ることがある．この突起は内視鏡手術用の結紮器械（Endo-Loop）により簡単に塞ぐことができる．左心耳の肉眼的確認のみならず経食道心エコーで左心耳が最もよく描出される画像を参考にしながら，左心耳の根部からの切除を確認する．

d．手術方法：W-OⅡ
　　（左心耳切除のみ）

　左側胸腔のみの片側手術となり，体位は右側臥位である．手技の詳細はW-OⅠで述べた．

214　XI．孤立性心房細動に対する MICS

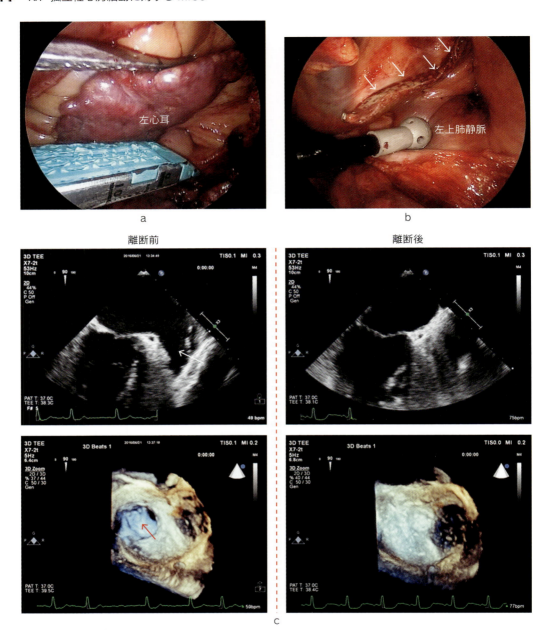

図11　ステープラーによる左心耳離断
a, b：離断の様子（→：左心耳切離ライン）
c：2D, 3D 術中経食道心エコー
左心耳（↑）が平坦に閉鎖されているのを確認．

e．術後マネジメントプロトコール

1）抗凝固治療離脱

　抗凝固治療が不可能でなければ，術後1ヵ月抗凝固治療（術前使用薬使用）を行い離脱する．抗血小板薬は使用しない．

2）抗不整脈薬

　ブランキングタイム（術後約3ヵ月）における抗不整脈薬の使用は心房細動のタイプによって異なる．発作性，持続性の心房細動症例では術前使用していた薬剤を必要に応じて使用する．長期持続性の場合にはアミオダロンを積極的に使用す

る．アミオダロン投薬が困難な場合には術前の抗不整脈薬を使用する．術当日に経静脈的にローディングし，術直後の 7 日間は 1 日量 400 mg，その後 3 週間は 200 mg，残りの 2 ヵ月は 100 mg 投与して休止し経過を観察する．

文献

1）Ad N, et al : Minimally invasive stand-alone Cox maze procedure for persistent and long-standing persistent atrial fibrillation : perioperative safety and 5-year outcomes. Circ Arrhythm Electrophysiol 2017 ; **10** : e005352.

2）Wolf RK : Minimally invasive surgical treatment of atrial fibrillation. Semin Thorac Cardiovasc Surg 2007 ; **19** : 311

3）Pison L, et al : Hybrid thoracoscopic surgical and transvenous catheter ablation of atrial fibrillation. J Am Coll Cardiol 2012 ; **60** : 54-61

4）Voeller RK, et al : Efficacy of a novel bipolar radiofrequency ablation device on the beating heart for atrial fibrillation ablation : A long-term porcine study. J Thorac Cardiovasc Surg 2010 ; **140** : 203

5）Ad N, et al : New approach to exclude the left atrial appendage during minimally invasive cryothermic surgical ablation. Innovations（Phila）2015 ; **10** : 323-327

6）Ohtsuka T, et al : Thoracoscopic stand-alone left atrial appendectomy for thromboembolism prevention in nonvalvular atrial fibrillation. J Am Coll Cardiol 2013 ; **62** : 103

2 Wolf-Ohtsuka 法の成績

大塚俊哉

a. リズムコントロール効果

左心耳＋左肺静脈を一括隔離する方法と左肺静脈を洞部（antrum）で隔離するスタンダードな方法による抗不整脈非使用の洞調律維持率（術後1，2年）を，①発作性（paroxysmal），②維持型（persistent），③長期維持型（long-standing persistent）において比較した結果を図1に示す．長期維持型心房細動において有意な洞調律維持率の向上が認められた．

b. 心原性脳梗塞予防効果

抗凝固治療は98％の症例において離脱し，平均3.0年の経過観察期間において心原性血栓塞栓症の発生は，W-OⅠ後（1430患者・年）が0.35イベント/患者・年，W-OⅡ後（590患者・年）が0.51イベント/患者・年であった．

c. 考察

W-O法における左心耳切除テクニックの最大の利点は「どのような形状・サイズの左心耳にも対応可能で常にその基部で切り取り平坦化できる」ことであり，他の閉鎖法では実現できない利点である．心房細動性の脳梗塞発症リスクは，慢性化による左心耳の拡大と相関することが報告されており[1]，大きな左心耳こそ危険であり，確実に閉鎖するべきプライムターゲットであると言える．

また，W-O法の症例には，高齢者など$CHADS_2$スコアの高い脳梗塞ハイリスク症例が多く含まれるが，それにもかかわらず，抗凝固治療を離脱したままで良好な脳梗塞予防効果が得られた（0.4イベント/100患者・年）．単純な比較はできないが，カテーテルでデバイスを移植して左心耳を閉鎖するWatchman法の脳梗塞発症が2.3イベント/100患者・年であることを考慮する

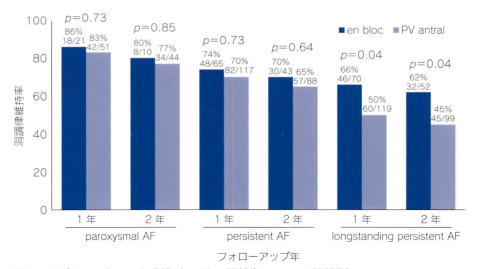

図1　リズムコントロール成績（en bloc 隔離術 vs antral 隔離術）

とW-O法の高い脳梗塞予防効果が示唆される[2].

　良好な洞調律維持効果の一つの理由として，左心耳やMarshall静脈など慢性化した心房細動の起源と言われている部位も一括して隔離していることも挙げられる.

文献

1) Lee JM, et al : Impact of increased orifice size and decreased flow velocity of left atrial appendage on stroke in nonvalvular atrial fibrillation. Am J Cardiol 2014 ; **113** : 963-969
2) Reddy VY, et al : Percutaneous left atrial appendage closure vs warfarin for atrial fibrillation : a randomized clinical trial. JAMA 2014 ; **312** : 1988-1998

編集後記

　日本低侵襲心臓手術学会でMICSの教科書を作ることが決まった2017年の時点では，保険収載の話はまだまったくありませんでした．2018（平成30）年4月に胸腔鏡下弁形成術（弁置換術）に対して新たにKコードがつき，正式にMICSが認められることになりました．また，ロボット支援弁膜症手術も保険収載が認められて今後の発展が期待される折に，この教科書を世に出すことには大きな意味があると思います．

　執筆依頼を快諾していただいた先生方の思いが強く，依頼した分より大幅に盛りだくさんの内容を寄稿していただきました．残念ながら紙面の都合で一部割愛せざるをえなくなりましたが，著者の皆様に御寛恕いただければと思っております．

　MICSが低侵襲であるためには合併症を起こさないことが大切であり，本書では安全に手術を行うための留意点について多くの内容が解説されています．本書が今後の日本での「MICSの道しるべ」となれば，編集者の一人として幸甚です．

2019年1月吉日

大阪市立大学心臓血管外科学　教授

柴田利彦

エピローグ

　各委員会の委員長が，澤　芳樹教授より口頭で指名され始めた．「○○委員会委員長は中央（官公庁）と関係が深い○○さん」．みなさん選ばれるだけの理由がなにがしかある．取柄のない僕は，他人事だと油断していた．「広報出版は元気のいい宮本先生」．えっ?!取り立てて，取り立ててもらう理由のないのは重々承知．そういうしかないですよね．気を遣わせてすいません，澤教授．突然の指名で面くらうかと思いきや，「そうだ，まずMICS の本を作ろう！」とすぐに思い立った自分はやはり元気がいいのだろう．委員の中でも柴田利彦先生に出版担当になってもらったのが勘所だった．僕の意図するところを柴田先生に伝えるとすぐに目次が送られてきた．こりゃすごい！　それがこの本の骨格になっているのはいうまでもない．すぐに一緒に編集をしていただくことに決めた．

　どこをどなたに執筆していただくかのなどの肉付けは，岡本一真先生，西　宏之先生，中村喜次先生に大いに助けてもらった．勢いご自身が執筆を担当せざるをえない（どちらかというと荷が重い）項目が生じてしまったのは申し訳なく思っている．また，何よりほぼ無茶振りで原稿をお願いした執筆者の先生方，本当にありがとうございました．そしてお詫び申し上げます．思いのこもった玉稿をただページ数の問題だけで，しかも僕ら（柴田先生と）のほぼ独断で大幅に割愛編集．南江堂の方が心配して，「ここまですると（怒って）原稿を取り下げる先生もいらっしゃいます．大丈夫でしょうか」と言ったほど．幸いそういう方はいらっしゃらなかったが，おそらく多少なりともはムッとされたに違いない．出来上がった本をご覧になって，この形にするための作業だったのかと諒解していただけるのを祈るばかりである．

　驚いたのは編集作業中に MICS の保険償還が突然決まったこと．そうなるとこの本の重要性が増す．導入しようとする施設が急激に増えるに違いないからだ．うまく MICSをするよりも安全に MICS を行ってほしい，執筆者全員共通のその思いでできているこの本の出版はもう必然としか思えない．

　最後に南江堂の枳殻智哉さん，僕とはまったく違う冷静なキャラクターでありながら本づくりへの情熱は相変わらずでしたね．そもそも僕が本を作らなければ，ではなくて作ろう！　と思ったのはかつて枳殻さんと一緒に辛くて楽しい本づくりをした経験があったからです．さあ次は何を企画します？

2019 年 1 月吉日

大分大学心臓血管外科 教授
宮本伸二

索　引

和文索引

ア・イ

アブレーション　210

陰圧吸引（補助）脱血　2,19,107,108,121
インクドットマーキング　128,151

エ

エア抜き　194
エアーノット法　102
腋窩切開（腋窩アプローチ）　41,42,112
腋窩動脈　116,186
　　―― direct cannulation　185,186
　　――送血　59,106,115,185,187
エナジーデバイス　180

カ

加圧バック　47,84
開胸器　66,68,79
開胸肋間から大動脈弁までの距離　45
ガイドワイヤー進行確認（迷入）　189,190
下縁欠損　170
下肢虚血（循環障害）　57,60,168,177,184,188
片肺換気　54,147
学会の定める指針　7
滑車（IVC を利用した視野展開）　131
カニューレ　66
カニュレーション　183,187
患者選択　14,52,106
完全内視鏡下心臓手術　33,204
冠動脈バイパス術　47,156,163
　　――, ラーニングカーブ　167

キ

気管支動脈　192
逆行性送血　25,52,59,62,177,187
逆行性大動脈解離　52,60
吸引凝固嘴管サクションボール・コアギュレーター
　　☞サクションボール・コアギュレーター
吸引嘴管　70
胸郭形状（変形）　38,54
胸腔鏡下弁形成術　2,5
胸腔鏡下弁置換術　2,5
胸骨から椎体までの距離　38,62

ク

空気塞栓症　194
クライオアブレーションカテーテル　55
クラニオトーム　173

ケ

経胸壁（大動脈）遮断鉗子　38,130
経胸壁心エコー　33
経食道心エコー　28
血圧管理　158
血管クリップ　168
結紮法　90,96,100
ケント鉤　173
顕微鏡下僧帽弁形成術　142

コ

鋼製小物　66,80
高速造影 CT　47
高齢者　115,144
交連部逸脱　135,136
コスト　14,202
コダマダイサクション　84
孤立性心房細動　210
コルダーゲージ　76,126

胸骨正中切開　18
胸骨部分切開　18,172
　　――, 下部　21,23
　　――, 上部　18,21,23
胸骨裏面脂肪組織広範囲剥離　47,48
胸壁止血　40
胸膜下への局所麻酔薬注入　36
虚血再灌流障害　192
巨大心房症例　190
近赤外線分光法　☞ NIRS
金属アレルギー　168

サ

再手術症例　☞ redo 症例
サイドポート　27
再膨張性肺水腫　191
　　――予防　119,136,147
サクションボール・コアギュレーター　29,182
サージセルニューニット　182
左心耳切除　210,214
左心耳閉鎖　55

左房（展開）鉤　66,73,80
三尖弁形成術　55,153
三尖弁輪拡大　168

シ

止血確認　119
　　──，タイミング　182
持針器　69,78
施設基準　6
斜視鏡　39
視野不良　178
手術用顕微鏡　142
出血合併症　178
出血コントロール　180
術後鎮痛　148
術前造影 CT　53,116,163
上下大静脈スネア　168
心筋保護　52,62,138,149
　　──カニューレ関連合併症　179
心筋保護液注入　30
心筋リード　30
人工血管サイドグラフト　187
人工腱索　125,134,138,151,152
　　──，結紮　102
人工心肺　☞体外循環
心臓脱転　159
心タンポナーデ　179
心房細動　168
　慢性──　190
心房中隔欠損症　168,172
心膜牽引糸　118
　　──胸壁貫通部の止血　36

ス

スパズム予防　168
スリップノットテクニック　94,97,98

セ

正中切開への conversion　14,57,180
鑷子　69,78
前尖病変　54
前側方開胸　44,45,115
剪刀　78
前方切開　44

ソ

造影 CT　115
　　──，sagittal 画像　190
　高速──　47
　術前──　53,116,163

早期社会復帰　12
送血管　122,184
　　──関連合併症　177
　　──サイズ　107,122,187
送血路選択（送血プラン）　107,144
総大腿動脈閉塞　185
送脱血管の選択　58,106
僧帽弁逸脱　125,135,151
僧帽弁形成術　10,125,149,191
　　──，基本ストラテジー　133
　　──，ロボット手術　198,204
　顕微鏡下──　142
　内視鏡下──　130,138
僧帽弁フック　70
組織酸素飽和度　28,59,106,168,174
　　──低下による対応法　188
　　──，虚血評価　189
組織余剰　135,150

タ・チ

体外循環　106,108,121,138,149,192
　　──確立　52,174
　　──時間　58,202
　　──流量　52
大腿動脈径　168
大腿動脈送血　177,187
　　──合併症　188
大腿動脈のスパズム　28,168
大動脈解離　177
大動脈基部　115
　　──圧　53,60
大動脈遮断解除　32
大動脈遮断鉗子　66,72,79
大動脈遮断関連合併症　179
大動脈遮断時間　58
大動脈遮断部位　63,79,115
大動脈弁逆流　53
大動脈弁狭窄症　18
　　──，先天性二尖弁による　119
大動脈弁左側偏位　63
大動脈弁置換術　12,18,41,42,44,112,115
　　──，禁忌（除外基準）　62,115
　　──，手術視野，手術難度に影響する因子　45
　　──，症例選択　58,62
　　──，人工心肺接続　117
　　──，体位　117
　　──，体外循環　58,121
　右腋窩切開──　41,62
　右肋間小開胸──　44
大動脈弁閉鎖不全症　18

多枝 MICS-CABG　166
脱血　149
　　1本——　189
　　2本——　190
脱血管　183
　　——関連合併症　177
　　——サイズ　122
　　——，透視下の挿入　183
　　——，右腋窩静脈からの挿入　184

超音波破砕器　115

テ

低侵襲心臓手術　☞ MICS
適正灌流量　58

ト

透視　116
　　——，脱血管先端の位置確認　117
疼痛　12
動脈硬化合併症例　25,52
トロッカー　70

ナ

内視鏡　74
　　——，操作のコツ　140
内視鏡下心臓手術　4
内視鏡手術用支援機器　☞ da Vinci Surgical System

ニ

日本成人心臓血管外科手術データベース　10
日本低侵襲心臓手術学会　4

ノ

脳梗塞　195,216
　　——リスク　59
ノットの形成　92
ノットの締め方　93
ノットプッシャー　66,71,80,82,90,96,100,115,119,
　　127,180

ハ

ハイブリッド手術　163
バタフライ法　150,152

ヒ・フ

左冠動脈回旋枝　55
左小開胸直視下 MICS-CABG　47,156,163
左線維三角　31
病変多様性　150

分離肺換気　27,116

ヘ

ペーシングリード　181
変性性僧帽弁閉鎖不全　149
片側性肺水腫　191
　　——予防　193
弁輪リングサイジング　134

マ

末梢血管カニュレーション　183,187
末梢血管からの人工心肺（体外循環）確立　28,52
慢性心房細動　190

ミ

ミオコール　122
右腋窩切開大動脈弁置換術　41
右冠動脈　154
右鎖骨下動脈送血　29
右小開胸僧帽弁形成術（僧帽弁手術）　27,33,37
　　——，（完全）内視鏡下　33,37
　　——，内視鏡補助直視下　27
　　——，リスク評価　52,56
　　——，理想的な患者像　56
右小開胸大動脈弁手術　41,44
右小開胸弁膜症手術　176
右線維三角　31
右肋間小開胸大動脈弁置換術　44
水テスト　128,140

ヨ・リ

4K 内視鏡システム　39

両尖病変　54
両側大腿動脈カニュレーション　29,52,106
両肺換気　114,119,136,147

ル・レ

ルートカニューレ挿入，抜去　146
ルートベント　195
ループテクニック　125,204,206

連続縫合による弁輪形成　206

ロ

ロシアン鑷子　80,113
肋間開胸　37
ロボット支援心臓手術　5
ロボット手術　6,198,204
　　——，適応と禁忌　198

―――，ラーニングカーブ　207
ロボット心臓手術関連学会協議会　7, 207
ロボット補助下弁形成術　6,198

ワ

ワーキングスペース　38
ワーキングポート　27
ワッカ　132,145

欧文索引

A・B

A2 depth indicator　151,152
Adams-Yozu イントロデューサー・トロッカー　29
Adams-Yozu Cygnet 遮断鉗子　29
Adams-Yozu Mini Valve System　30

Barlow 症候群　204

C

CABG　☞冠動脈バイパス術
Chitwood 遮断鉗子　72,205
chordal foldoplasty　134
control reperfusion　32
crista termnalis　153
CUSA　113,115,118
Cygnet flexible clamp（s）　115,169,205
　　―― Lambert-Kay jaw　85

D

da Vinci Surgical System　5,198,204
deep pericardial suture　159
Deltopectral groove　185
direct cannulation　188
　腋窩動脈――　185,186

E

EndoWrist 心房リトラクター　206
epiaortic echo　53

F・G

Figure 4 knot テクニック　206
Flexpander system　74,125
free graft　165

Gore-Tex 糸　180

H

Harmonic scalpel　85,156
height reduction 法　129,134

I

indentation 閉鎖術　135
ink dot marking　☞インクドットマーキング
IVC を滑車とした視野展開　131

L

LITA 損傷予防　48

loop in loop 法　128
loop technique　☞ループテクニック
Lt-RA 圧と中枢圧との圧較差　123

M

Maze 手術　55
MICS（minimally invasive cardiac surgery）　2
　――，患者説明　57
　――，禁忌　52
　――，適応　14,18,25,58,130,142
　――，デメリット　11,14
　――，同意取得　57
　――，メリット　11,12

N

needle side arm 法　128
NIRS　122,184
non-everting mattress　20

P

PEEP　118
port-access システム　2

R

redo 症例　64,143,179
reference 腱索　126
Restoration 法　143,146
RPE（re-expansion pulmonary edema）　☞再膨張
　性肺水腫

rSO₂　☞組織酸素飽和度

S

SAM 予防　129,134,152
Sondergaard's plane　30
Starfish NS Heart Positioner　86,159
supra-annular position　20

T・U

terminal warm blood cardioplegia　32
ThoraTrak MICS Retractor（System）
　48,84,156,164
3D 画像　201
3-port 法　33
2-window plus one port 法　35

UPE（unilateral pulmonary edema）　☞片側性肺
　水腫

V

VAVD（vacuum assisted venous drainage）　☞陰
　圧吸引（補助）脱血
V-graft　165

W・Y

Wolf-Ohtsuka 法　210,216

Y-graft　165

低侵襲心臓手術の基本と実践―始めたいひとも，始めたひとも

2019年2月20日　発行	編集者 日本低侵襲心臓手術学会
	発行者 小立鉦彦
	発行所 株式会社 南 江 堂
	〒113-8410 東京都文京区本郷三丁目42番6号
	☎(出版)03-3811-7236　(営業)03-3811-7239
	ホームページ https://www.nankodo.co.jp/
	印刷・製本 横山印刷
	表紙原案 宮本伸二
	装丁 渡邊真介

Textbook of Minimally Invasive Cardiac Surgery (MICS) for Starters
© Japanese Association for Minimally Invasive Cardiac Surgery, 2019

定価はカバーに表示してあります．　　　　　　　　　　　Printed and Bound in Japan
乱丁・落丁の場合はお取り替えいたします．　　　　　　　ISBN 978-4-524-24536-9
ご意見・お問い合わせはホームページまでお寄せください．

本書の無断複写を禁じます．

JCOPY 〈出版者著作権管理機構 委託出版物〉

本書の無断複写は，著作権法上での例外を除き，禁じられています．複写される場合は，そのつど事前に，
出版者著作権管理機構(TEL 03-5244-5088，FAX 03-5244-5089，e-mail: info@jcopy.or.jp)の許諾
を得てください．

本書をスキャン，デジタルデータ化するなどの複製を無許諾で行う行為は，著作権法上での限られた例外
(「私的使用のための複製」など)を除き禁じられています．大学，病院，企業などにおいて，内部的に業
務上使用する目的で上記の行為を行うことは私的使用には該当せず違法です．また私的使用のためであっ
ても，代行業者等の第三者に依頼して上記の行為を行うことは違法です．